中國近代中醫藥期刊彙編
第一輯

23

中西醫學報

上海辭書出版社

目録

（第一期）

宣統二年四月十五日中西醫學研究會出版

中西醫學報

總發行所上海新馬路昌壽里八十一號無錫丁廱

一

上民政部稟

爲立會研究醫學、呈請立案事。敬稟者。竊維吾國醫學發明最早。自後世私立門戶。各守師說。不知集思廣益。以合乎世界公理。遂致日形退化。有今不如古之慨。考日本近四十年來。所以日見發達者。由於全國醫生、多立學會、互相研究之效。上年五月間、生福保奉
端督帥盛宮保札委赴日本考察醫學。抵東後。周諮博訪。略有所得。於以歎彼國醫學進步之速。非無因也。請就醫學會言之。卽東京一區。有國家醫學會、東京醫學會、日本藥學會、明治醫學會、濟生醫會、奬進醫會、齒科學會、皮膚病醫會、小兒科學會、解剖學會、陸軍軍醫會、東京顯微鏡學會、日本眼科學會、日本外科學會、耳鼻咽喉科學會、胃腸病研究會、衛生事務協會、傳染病研究所同窗會、產科婦人科研究會、順天堂醫事研究會

等。不下數十種。有以一人進十餘會。既研究傳染病解剖學胃腸病。又研究兒科產科婦人科以及眼科軍醫等者。其他關於醫學之報章。多至數十種。故每一醫會。得一新發明之學理。輙登醫報。暮達通國。聞見既廣。自無故步自封之弊。生等從事醫學。歷有年所。生福保譯著醫學書籍已刊行者有三十餘種。尚有未刊者十餘種。藉以灌輸新學說。謀醫學之普及。業經稟蒙　前兩江督憲端批示嘉奬。札飭上海道出示保護版權在案。惟是書籍之流傳。猶不若實行研究之爲得。爰自籌經費。糾集同志。就上海派克路昌壽里地方。設立醫學會一所。名曰中西醫學研究會。以實行研究關於醫學各學科。並將研究所得。發行中西醫學報。藉供遠近醫界之觀摩。茲因入會者日益夥。發行之報亦日見推廣。基礎已立。亟應稟請立案而垂久遠。伏查近年各省學界商界創設會所。均經稟奉學商各部

大憲立案。今 生等 所設之中西醫學研究會。似於醫學衛生。不無裨益。核與各省設會之案相符。爲此抄錄會章。呈請

部憲大人察核批示祗遵。所有 生等 設立醫學會、禀請立案緣由。理合肅泐禀陳。敬請 崇安。伏乞 垂鑒。

生員福保等謹禀

計呈會章清摺一扣

民政部 批

據禀及章程均悉。該生等研精醫理。設會講求。萃中西之學說。謀醫學之普及。熱心公益。深堪嘉尚。所請立案。自應照准。此批。

右批生員丁福保等准此

兩江總督部堂張 批

據禀已悉。該生等聯合同志。設立中西醫學研究會。係爲維持公益。鄭重

衛生起見。志甚可嘉。察閱章程。亦尙妥協。應准立案。卽由該會自刊鈐記開用。以資信守。仰上海道轉飭遵照。仍候

撫部院批示。此批、稟抄發。

江蘇巡撫部院寶　批

吾華醫學。迄無進步。皆由不能集思廣益使然、所見甚是。該生等自籌經費。糾集同志。組織醫學研究會。將以中西各學說、供遠近醫界之觀摩、用意至善。所擬章程。亦尙妥協、應准如稟立案。仰上海道查核明確、飭縣妥爲出示保護。至此等會所。近來有無由官頒發鈐記成案。所請能否照准。並卽由道查議詳復飭遵、仍候

督部堂批示繳、摺存。稟抄發。

民政部督院撫院批准立案

中西醫學研究會簡章

第一章　定名

第一條　本會定名中西醫學研究會。

第二章　宗旨

第二條　本會以研究中西醫藥學。交換智識。振興醫學爲宗旨。

第三章　會所

第三條　本會會所權在上海英租界派克路昌壽里八十一號門牌。

第四章　會員

第四條　本會由同志數百人組織成之。其有振興醫學之志。願爲本會會員者。即將詳細履歷寄下。本會認可。編入會員題名錄內。入會後或有事故而欲退會者。均可隨時出會。本會亦不登報聲明。

第五條　凡非本會會員。有以財力（捐助經費）學力（寄贈著作）贊助本會者。均推爲名譽贊成員或名譽會員。

第五章 會務

第六條 本會事務以關於醫學爲範圍。其應辦之事。分列如左。

(甲)編輯醫學書籍 (乙)編繹中西醫學報

(丙)圖書儀器藥物陳列所

第六章 職員

第七條 本會各會員。一律平等。故永遠不設會長。卽以發起人擔任會中一切事務。別爲名譽會員、名譽贊成員、普通會員、評議員、調査員、庶務員、會計員、書記員、編輯員等。

第八條 本會職員之職務。分列如左。

(甲)發起人有經理會中一切事務之責。 (乙)名譽會員、名譽贊成員、普通會員有扶持本會之責。 (丙)評議員評議本會所議一切事件。 (丁)調査員調查各省藥品及醫生之優劣以報告於本會。而勸其改良。 (戊)庶務員掌本會圖書儀器之採辦收藏及其他各雜務。 (己)會計員掌關於本會一切經濟問題。及報告帳畧等事。 (庚)書記員掌本會往來文牘及各項記錄等事。(辛)編輯員掌本會發行之書籍及中西醫學報與調查報告等事。

第七章　會費

第九條　本會經費以左列甲乙二項收入充之。如不敷開支。由發起人籌墊。

(甲)各會員擔任之款。(卽入會者每年會費一元)　(乙)名譽贊成員或名譽會員自願捐助之款。　(丙)經費之收入。統存信成銀行。

第八章　開會

第十條　本會以實行研究爲宗主。苟研究有得。卽召集同志開會以決是非。凡各會員已經決定之新學說。卽登諸醫報。以供衆覽。各會員於醫學中如有獨得之處。可投書本會。俟開會時提議。

第九章　會員之權利

第十一條　本會會員應享之權利。分列如左。

(甲)著作之登載及評議演說談話等　(乙)質問簡易之病理

第十章　附則

第十二條　本會簡章。得改隨時良。

中西醫學研究會名譽贊成員及發起人

庚辰科狀元翰林院侍讀學士黃思永　翰林院庶吉士前河南唐縣知縣沈同芳

舉人度支部郎中廉泉　法政科進士大理院推事廉隅

分省補用道黃秀伯　河南候補道楊壽標

分部主事楊壽柯　二品蔭生分省通判吳曾志

舉人外務七品小京官路濬　舉人外務部七品小京官張大賓

舉人揀選知縣俞復　舉人劉成志

舉人沙曾詒　現任上海縣教諭杜學謙

重慶格致學會講員羅子昌　禮部司務王斌

義寧州優附生選舉孝廉方正徐舒蕚　湘鄉羅春馭

平湖江忠孝　南滙生員許銘麒

正太鐵路法文譯員鄒魯　南洋及兩淮考取最優等醫士袁焯

揚州衛生醫院醫員吳鶴齡　揚州衛生醫院醫員王繼恒

中西醫學研究會名譽贊成員及發起人

南洋大臣考取醫士卜世良
南洋大臣考取最優等醫士陳澤
金山內科醫士何錫琛
揚子附生阮錄傳
南京陸軍工程營軍醫生董定森
泰興貢生曹國枬
直隸財政處籌欵股書記李壽培
候選運同董國藩
保定東關二鎮醫院醫員盧謙
近畿陸軍軍醫長鄭子才
近畿陸軍副軍醫官陸文郊
候選鹽大使甯爾信
震澤廩生吳蒙
浙江鹽大使周超

秀水貢生吳鼎元
湘潭長老會醫院醫員汪仲鼎
嘉興附生張豐祺
江蘇陸軍步隊軍醫長周鏡夔
杭州廣濟醫院畢業生吳筱谷
南河候補同知吳讜堂
候選運同毛禮裕
揚州內外科醫士劉炳然
福州禪臣洋行電機處總理魏繼道
近畿陸軍軍醫長胡廼楨
試用巡檢徐文海
瑞安附生潘壽權
會稽史德美
候補州同沈文彬

十

泰州附生江祖韓
順德胡蓮伯
兩淮運憲考取上等醫士孔慶銓
震縣戚同復
臨平內科醫士勞勤培
龍門師範畢業生何繼休
川沙廳內外科醫士黃孝三
金山內外科醫士徐廷樑
歸安蔡繼興
德化內科醫士陳震
眼科專科醫士張德榮
旌德內科醫士江華
嘉善貢生屠士芳
內閣中書銜就職訓導馮銘

南洋步隊軍醫生楊長天
陽湖布衣顧寶
宜興內科醫士周葆良
臨平傷科醫士鄔履祥
金壇內科醫士錢國寶
內科醫士劉道周
浙江法政學員沈鏞
吳江錢祖翰
德清賈其章
西醫朱華封
京口步隊軍醫張青選
埭溪監生沈山封
江都內科醫士莫秉楠
施南胡安信

揚州內外科醫士張楚珍
江西師範學堂畢業生胡雪
紹興醫學會副會長駱秉鈞
紹興醫學會評議員何拯華
紹興何光華
常州丁同育
兩淮運憲考取最優等內科醫士兼南洋大臣考取優等內科醫士楊寶善
前福建順昌縣知縣姚景沂
吳縣兒科專科醫士李煒
金山倪畏三
紹興醫學會評議員汪家振
德清增生錢選
元和附生顧培吳
崑山附生錢立體

河南法政畢業生王玉琴
江西師範學堂畢業生黃夢庚
紹興醫學會正會長附貢生何炳元
紹興駱秉彝
紹興姚文煊
兩淮運憲考取最優等醫士孫功軸
南洋大臣考取優等內科醫士馮薇馨
南昌醫士吳紹棠
儘先補用縣丞曾敎華
平湖醫士韓溥
祥符監生程錫祚
崑山附生馬壽亞
松江江銓

金山實枚學校畢業生侯誠孚
舉人學部小京官錢文選
金山內外科醫士朱樹璋
平湖內外科附貢生陸元復
陸軍部小京官王治燾
美國醫學博士郵傳部高等實業學堂醫員俞慶恩
蘇州福音醫院醫員楊野王
靖江王繼新
中日醫學校學生吳淇
中日醫學校學生何鉞
南洋考取優等醫士俞鼎勳
內科醫士謝濟蒼
分省補用鹽大使許鴻賓
中書科中書祝廷棻

浙江鄞縣廩生董聖輿
吳江凌乃耕
南洋考取優等醫士李豫貞
上虞內科醫士附生俞鏡元
禮部司務曹載幬
金山附生劉自開
中日醫學校學生徐璧韓
中日醫學校學生毛宗玠
內科醫士王復培
舉人內閣中書王敬禮
舉人郵傳部小京官海寬
議敘通判附貢生汪一鶚
舉人學部小京官韓嘉樹

中西醫學研究會名譽贊成員及發起人　　十四

舉人內閣中書王珽
舉人度支部主事鄭祖康
舉人農工商部小京官何鴻璟
舉人直隸知縣蔡璐 原名寶瑞
軍醫副軍校湯用彰
內閣中書鄭滋蕃
舉人農工商部小京官張鍾霖
舉人學部小京官張承樞
舉人吏部小京官陳惪愷
舉人法部主事宋庚蔭
舉人學部小京官王建中
中書科中書符定一
陸軍部諮議官憲政籌備處坐辦上行走步科正軍校丁錦
副貢生丁寶書

吏部員外郎李棨澂
舉人陸軍部小京官黃濬
禮部司務郁振域
舉人內閣中書孫百英
舉人陸軍部主事湯用彬
中書科中書秦炳漢
中書科中書周淸
舉人內閣中書黃康年
舉人禮部小京官裘毓麟
舉人禮部小京官謝開棨
舉人學部主事秦錫銘
民政部小京官丁永鑄
南洋大臣考取最優等醫士生員丁福保

中西醫學研究會出版醫書目錄

總發行所上海新馬路昌壽里八十一號門牌無錫丁寓及
上海棋盤街文明書局外省買書者書欵從郵局亦可匯寄

歷代名醫列傳每部五角
傷寒論通論每部二角
刪定傷寒論每部二角
腦髓與生殖之大研究每部四角
醫學指南每部二角
普通醫學新智識每部四角
公民衛生必讀每部二角
新內經每部一元四角
無藥療病法每部四角
子之有無法每部三角
家庭新醫講本每部四角

內經通論 難經通論 合編每部三角
古方通今每部二角
丁譯生理衛生教科書每部五角
南洋醫科考試問題答案每部二角
續醫學指南每部三角
實驗却病法每部三角
公民醫學必讀每部二角
醫學綱要每部一元二角
胃腸養生法每部八角
實驗衛生學講本每部一元二角
看護學每部七角

產科學初步每部七角
育兒談每部四角
藥物學綱要每部一元五角
化學實驗新本草每部一元四角
初等診斷學教科書每部七角
新萬國藥方每部三元
赤痢新論每部四角
人體寄生蟲病編每部七角
內科學綱要每部二元五角
實扶垤里亞血淸療法每部五角
霍亂新論 瘧疾新論 合編每部二角
肺癆病預防法每部五角
姙娠生理篇部每七角

竹氏產婆學每部六角
普通藥物學教科書每部一元六角
藥物學大成(七月出書)每部四元
家庭新本草每部四角
診斷學實地練習法每部一元
德國醫學叢書每部三元
新纂兒科學每部一元二角
醫學補習科講義正續編每部三元
內科全書每部二元
喉痧新論每部二角
新傷寒論每部五角
花柳病療法每部五角
分娩 產褥 生理篇每部八角

身之肥瘦法○中外醫通○中西醫方會通○診斷學大成○新撰解剖

學講義○新撰病理學講義○新脉經○新撰婦人科學講義○診斷學一夕話○赤痢實驗談○病理學材料實地練習法○神經衰弱預防法及治療法○家庭侍疾法○肺癆病之大研究　●以上各書現已付印

欽命二品頂戴賞戴花翎江南分巡蘇松太兵備道蔡　爲

給示諭禁事宣統元年四月二十五日奉

督憲端　批無錫縣學生員丁福保呈送譯撰醫書請准保護版權由奉批據呈並該生譯撰各種醫學叢書本部堂詳加披覽具見覃精醫理確有心得若鍥而不舍必能融貫中西利濟民物所請保護版權自可照准仰蘇松太道核明給示給諭並行該生時照稟抄發等因到道奉此除行無錫縣轉諭知照外合行給示諭禁爲此示仰坊賈人等一體知悉毋許將丁生所編各種醫書翻印漁利違干查究切切特示

宣統元年五月十三日　示

函授新醫學簡章

報名處在上海新馬路昌壽里八十一號中西醫學研究會

第一條　仿實業函授學校之例。以通函教授法。教授各科淺近普通新醫學。故定名爲函授新醫學。

第二條　函授期限定爲一年。

第三條　學科以解剖學、生理學、病理學、藥物學、內科學、外科學、眼科學、婦人科學、衛生學、爲範圍。又另編最淺近之講義。如家庭侍疾法。肺癆病之大研究。神經衰弱之大研究。赤痢實驗談。西藥實驗談。診斷學一夕談等。凡十餘種。皆淺近易曉。爲門徑中之門徑。階梯中之階梯。

第四條　寄上之講義。及選定之書籍。倘有疑義。可通函質問。

第五條　西藥實驗談一書。大都皆特效之方。屢試屢驗者。方內所引用之藥品。可由敝處代購寄上。其如何用法服法。均詳載無遺。學者如已有此藥。則不寄。

第六條　無特效藥之疾病、及疑難險症。用函授法。殊多隔膜。概從刪削。

第七條　程度以漢文清順者爲合格。年齡概不限制。

第八條　學費每月二元。講義費七角。郵費三角。每月合計三元。一律按月先繳。書籍費藥費。臨時按原價照算。

第九條　學者試習一月。或以此法爲不善。或毫無心得。或別有事故。均可隨時退學。

第十條　每月寄講義書籍藥品。或一次或二次。隨時酌定。本章程他日如有增删。再行奉告。

無錫丁福保仲祜謹擬

陳也愚來書

仲祜先生大人鈞鑒。久耳英名。時深仰慕。敬維提倡醫學。拯救羣黎。曷深欽佩。賢幼時喜習醫學。曾肄業於昭陽學校。去冬畢業於蘇省簡字師範。十年來、每有暇、咸涉獵醫書。兼研究普通生理衞生等學。（敝校生理衞生講義即係先生所編者）每嘆內難經諸書謬誤者多。嘗思專脩西醫。奈無門可入。及至去歲。佳著行世。遂喜躍購讀數種。細玩之餘。獲淺實非鮮。然終恨不能親聆教益。負笈從遊。今歲設醫學講習所。賢亦欣躍欲往。惜家道寒素。口能言而身不能行。志有餘而力不能逮。幾有望洋之嘆。焉特不揣冒昧。修函投前。懇祈仿歐美函授例。用通函教授法教授。俾賢得藉郵筒之便。而受教誨之方。賢以爲一由教師編印講義。而非由教師口授講義。一由學生默誦講義。而非由學生聽受講義。其法雖殊。其獲益則一也。況不能感受教師智識之生徒。雖日對教師。亦難期進步。先生素來熱心教育。未知見許否耶。如蒙俯允。賢當具呈履歷及受業券。其章程擬請仿講習所例。以中醫爲用。西醫爲體。補助舊學之不足。其課程擬請核定。先習何書。次習何書。按月由先生命題考試。考卷寄呈斧政。讀書中倘有疑質處。隨時呈請指示。其修脯費及郵費書籍費。均乞裁酌。事關求學。故敢妄瀆。是否。敬乞示覆。爲禱。回示請寄鎮江西門外小碼頭雲台山下元壇宮西三區簡易學校教員陳也愚收。肅此敬請道安。

覆陳也愚書

丁福保

也愚仁兄大人執事。日前奉手簡。獎借逾量。慚戢無已。貴校所用之生理衛生學講義。卽弟曩時在京師大學、任生理學教授時所編之講義也。迄今已七年矣。其學說已舊。故別編生理衛生學教科書。今已發行。執事篤志醫學。欲使弟仿歐美函授例。用通函教授法教授。弟自維貲性椎魯。學且不逮。曷敢言教。惟近數年來。在西藥之經驗上。往往有一得之愚。如某某藥、可以退熱。可以安睡。可以止頭痛、胃痛、四肢骨節痛。可以化痰止咳。可以通利大小便。可以止血、止痢、止氣喘、退水腫等。皆各有特效之方。擬將各方及方內之各藥性。編為講義。用函授之法。每月寄呈一次。尊意以為何如。凡藥品。各處可以購辦。如內地無東洋藥房者。敝處亦可代買。至疑難之症。一因學術謭陋。且非懸揣所能診斷。憑慮往復轉多疑誤。有此諸阻礙。姑擬從闕。如為局外商確集思廣益弟亦不敢避嫌也。所詢課程先讀何書。次讀何書。及月脩郵費等。弟當另編章程。竢印成後。即行寄上。來函謂當具受業劵。孟氏云、人之患在好為人師。弟何人斯。敢犯孟氏之戒乎。凡願讀通函教授之講義者。義本切磋。一律以友朋相視。弟曩時曾為竢實學堂算學教習者三年。又在京師大學、教授算學生理學者亦幾三年。聽講者恒數百人。從未敢以師自居。以弟子視人也。況僅在郵筒往來。而敢儼然以師自居乎。覼縷奉覆。敬候福履。馳企之抱。難以言宣。

函授六便

藉郵筒之便。施教授之方。直使千里朋交。如在一堂晤對。就近從學。能令不出戶庭。而得灌輸西學。其便一。以公餘之暇。研究學術。其便二。譯成漢文。雖未諳外國文字者。皆能了然。其便三。不限程度。年齡。俾有志者。不至向隅。其便四。縮短畢業期限。不必入校肄業。而亦有速成之效。其便五。學費無多。不至。如措辦出洋資斧者。諸多困難。其便六

有此六便凡所以爲學界計者亦云至矣此李先生平書沈先生信卿創辦函授實業學校之言也余於函授新醫學亦云

函授問答

或問曰學校教授所以增進人之知識啓發人之思想尤貴耳提面命師弟晤對方可收啓迪之功若函授之法無乃嫌其疏而不切近乎　答曰唯唯否否若以函授之法爲不足尙則世界通行之報紙往來之郵筒皆屬無效焉以報紙爲無效必也每事親訪而後可以郵筒爲無效必也造廬敘談而後可是直謂一切印刷品繕寫品皆可付諸東流矣吾知其必不然也今卽以入校諸生而論其所以有進步者豈日對教師之肉體而然乎抑感受教師之智識而然乎如必晤對教師之肉體何以在校學生雖受教師之約束亦有未見進步者且比比皆然也反是以思自不待辯而明矣故吾函授學校專以智識啓人是由教師編印講義而非由教師口授講義並由學生默誦講義而非由學生聽受講義其法雖殊其獲益則一也況在歐美各國函授學校之盛求學者奚啻數百萬人所以補助國中實業教育之不足至精且備安得以函授爲疏而忽之哉(錄李平書沈信卿兩先生實業函授學校問答語)

肺病約言（錄青年）

美國肺病防免會書記員花蘭德原著

（一）肺病之廣延　世界上之死人。凡十人之中。必有一患肺病者。此爲最少之數。（或猶不止此數。）凡十五歲至四十五歲之間病死者。因肺疾而致命約三人而一。據美國一國而言之。因肺病而死者。一年約十五萬人。故估計財政上所耗失者。每年約逾三萬萬金圓之數。

（二）肺病之原因　德國名醫古弗氏。於一八八二年。攷得肺病之源。確因肺中生有一種細菌。其形如桿。故曰桿狀黴菌。與菌同爲寄生植物。而甚細小。汚穢暗濕之處。最易發生。遇日光與熱及種種消毒藥則死。桿狀細菌乾之可久而不死。人身爲桿狀細菌寄生之地。頗宜。而肺尤甚。患肺病者。所咳出之痰中。有無數桿狀細菌。痰乾則桿狀細菌。與灰塵共遊離於空氣之中。人呼吸時。遂自口鼻入肺。如人體。適合其境況。則細菌卽寄生。細菌發生之法。乃一分爲二。二分爲四。故其數之增極神速。肺中細菌蔓生。則生一種塊。是曰肺結核。肺結核腐爛。則挾數千萬之細菌而排出體外。細菌生長之時。更發一種毒質。（西名曰托克新。）此毒入人之全體。使人患熱病。而荏弱。呈肺病之一切現象。

(三)天然抵制細菌之方　造物備有抵拒細菌之法。入口鼻時有被阻而逐出者。在體內有被細胞所尅制而卽消滅者有爲淋巴核所制而無害者。故尋常人身中天然抵制細菌之法已足使之無立足地而不能發生。惟人之體氣欠佳時則天然抵制之法功用有缺而細菌遂得發生。

(四)肺病爲傳染病　患肺病者之呼氣中未嘗含有細菌。惟吐痰噴嚏及別種排泄物中含之。細菌必入人之身內而後能致疾。故患肺病者之一切排泄物均須消滅是爲至要其所吐之痰尤甚。凡染肺病者大率俱因痰中所挾之細菌也。故患此病而能自知戒忌則可不害人。惟無知妄行之病人則爲傳染之源耳。

(五)肺病非遺傳病　此說已經名家考定衆意僉同。肺病者之兒女易患肺病。因其所居之處多有細菌也。肺病者之兒女體氣大率柔弱故易爲細菌所侵。肺病者之子女如能居於無細菌之空氣中則可不患此病。

(六)養成肺病之境地　居處不講清潔則細菌易生。居室臥室黑暗汚穢居人過密。大市中貧戶叢集之處細菌最多。患肺病者已居之室如不用完密之消毒法則經多年之後尚有病毒。肺病者居室病也故滌除居處爲最要之保安法。凡足以減弱人身之事俱助細菌之生長　缺少新鮮空氣爲致肺病之大源於臥室尤有關係　飲食不精運動不足酗酒縱慾缺眠多勞俱損人之精神故俱足以引起肺病

(七)肺病防免法　首宜注意者即在除去痰唾　隨意吐痰爲害最大　家庭私室及公衆之處俱不當吐痰於地　有人未現肺病之狀然其痰中每挾有無數細菌自知患肺病更當切戒吐痰於地必備置痰盂內加消毒之藥或吐於帋巾布巾內用後燒燬　焚除爲滅痰第一善法　人人俱宜時時有新鮮之空氣以防免肺病之相侵　臥室之中窗宜恒開不閉　節欲養身以培元氣是爲治本之計　有咳嗽不止消瘦失肉等現象急宜調治不可怠忽　有病當就明醫診治勿妄施藥石輕聽人言

(八)肺病爲可治症　病方初起而能合法調治大率可癒　治法以空氣新鮮食物精美居處安適爲首要尤不可無嚴密照料之人　凡報中告白招售之治肺病藥無問丸散膏丹俱無治痰之功用之或反有害也

(九)餘論　統世界而計之肺病已在漸衰滅之勢　即如美國紐約一市言之二

十年來。因肺病而死亡者。已減三分之一。如合衆力而用善法。則此害不難除盡。現今文明各國。俱有志士合羣以研究抵制此惡症之方法。蓋除肺病。卽普世講求衛生之一方面也。凡有識之士。於是等事。必當協力贊成。

不潔之空氣。殺人甚於刀劍。（司美士）

肺病譚（錄青年）

不染。可防。可治。三者。爲肺病。要綱

患肺病者。較患喉痧。荳症。紅熱症。百日咳。風痧等症。合計之數。尤衆。計世界死者十之一。爲肺病。美國一年中。死於肺病者。約十五萬人。所耗。不下十萬萬金。

肺病原於桿狀微菌寄生肺膜。所致腐爛結塊。因成肺核。患者咳嗽吐痰。微菌自內洩出。痰乾飛揚。他人悞吸。若體弱不克抵制。亦罹此症。故肺病散布大半以此。

食品如肉類牛乳等。若有桿狀微菌寄生其上。則烹調不合熱度。未足。體弱者食之。卽易染得肺病。故肉食牛乳等物。均須加熱至法倫表一百六十七度。煑之二十分鐘之久。庶幾無妨。

凡人卜居通都大邑。每分鐘所吸入之微生物（一作拔古台利亞）約自十至四百不等。其。中。難。必。無。致。病。微。菌。如。桿。狀。菌。之。類。然。人。之。呼。吸。系。已。天。然。設。有。捍。衛。之。具。如。鼻。毛。液。膜。淋。巴。核。及。肺。管。中。之。纖。毛。等。均。足。抵。制。使。不。得。逞。惟。人。若。患。病。體。弱。則。此。種。器。官。卽。失。其。功。用。故。喉。痧。紅。熱。症。百。日。咳。等。症。均。足。爲。肺。病。之。媒。平。日。必。善。自。攝。生。使。體。質。健。碩。則。體。內。之。境。地。不。合。細。菌。發。生。雖。然。悞。吸。亦。無。慮。焉

却。除。肺。病。之。大。要。在。得。清。氣。故。當。多。居。戶。外。

不。論。冬。夏。家。居。外。出。均。宜。洞。開。窗。戶。多。受。清。氣。日。光。

夜。間。睡。眠。亦。宜。開。窗。惟。身。體。當。溫。煖。勿。令。受。寒。且。勿。緊。對。窗。戶。使。風。直。吹。人。身。當。知。淸。氣。不。論。燥。濕。均。屬。有。益。呼。吸。當。純。由。鼻。孔。不。宜。用。口。

當。謹。防。塵。埃。掃。除。之。際。宜。先。灑。水。勿。使。飛。揚。或。以。濕。木。屑。或。紙。屑。散。布。地。上。使。粘。附。易。掃。窗。戶。几。案。宜。用。濕。布。揩。抹。不。宜。用。拂。

偶。患。傷。風。咳。嗽。等。症。不。宜。疎。忽。

肺。病。之。散。布。旣。在。痰。中。微。菌。故。家。中。如。有。患。者。其。痰。務。使。吐。入。痰。壺。隨。時。焚。化。切。勿。隨。意。涕。吐。或。吐。於。手。巾。置。之。牀。頭。卽。不。得。已。偶。然。用。之。亦。當。卽。行。焚。燬。吐。壺。最。妙。以。硬。紙。製。成。用。畢。卽。可。火。之。幷。須。加。蓋。以。蠅。類。棲。止。出。行。不。便。可。以。紙。帕。或。信。封。代。之。

肺病識

病者吐痰切不可咽下當不俟乾燥即行焚去

病人日用器具如牙刷盃箸等他人均不可移用須常以熱肥皂水洗之

病人宜獨居一室不與他人相混其居處尤不宜有地氈窗帘蚊帳書畫楹聯等易積塵埃之物

病室宜用藥水消毒如加波力克酸福美林等大率每水百分入藥五分

兒童不可與病者親近病者咳嗽時尤宜遠避

不可與病者接吻(以上皆預防肺病之要點幸勿忽之)肺病之現狀頗不顯著屢屢傷風咳嗽乏力消瘦均爲朕兆即當延醫診察切勿蹉跎悞事近日發明查驗血液之法取病者血液置顯微鏡下窺之是否肺病即可以有無微菌爲斷

病者若經醫者查驗確爲肺病其第一事即當立志求痊不可灰心失望世之患肺病獲痊者衆矣則若所患未必不治

肺病之痊否大半在病者小半在醫藥若病者不盡力則名醫良藥均無所用

病者當謝絕俗事惟求休息庶幾痊愈較速

肺病之治療惟在清氣藥石之力甚少故病者當常居戶外多得清氣不論寒暖燥濕

均可惟身體宜求溫煖冬勿受寒夏勿過熱夜間宜睡戶外或廊下或幕中不然以床臨窗開窗而睡風雨之夕則以帆布爲簾蔽之若冬令畏寒可於褥下多置新聞紙并以法蘭絨爲寢衣毛絨爲襪及小帽夜穿以睡再覆羊毛氈即不畏寒且無衾重之慮

病者更衣沐浴宜在溫煖之室

病者宜早睡多睡即多得休息

病者飲食以雞子牛乳爲最宜因最易消化故不論嗜否當強啖之

病者切不可飲酒不論何種均宜戒絕蓋酒非食品飲之有害無利

凡廣登告白之治肺藥品病者不可購服登報揚名之醫不可延聘徒耗資財無裨實際

痰沫最易散布肺疾故病者涕吐宜慎

病者咳嗽打嚏時宜以紙帕掩覆口鼻以免微菌揚飛病者笑語咳嗽打嚏均宜遠避他人

病者當學識寒暑表以便隨時測量己身熱度報告醫士因與病情頗有關係

病者。受。寒。或夜出虛汗。尤宜。多睡。休息。

肺病。最忌。憂忿。故病者。宜。常愉快。取樂。而醫者。所囑。尤宜。切遵。

病者。家族。均當。延醫。診驗。有否病菌。蓋肺病。初起。治之。甚易。久則。較難。

質言之。未患。肺病者。愼勿容他人。以肺病。爲贈品。已患者。愼勿。以已病。贈人。謹愼。涕吐。力求。淸潔。庶幾。此病。不致。蔓延。而病。原。亦可。漸絕也。

伍廷芳之養生術

駐美公使伍公秩庸。近日迭謂伊已發明長生之法。其法祇在於飲食上講求。如能依定章實行可得壽二百歲金山大埠有人聞之。作函至華盛頓使館。詢問其法。伍公爰將生平所履守者。覆之如下。

一　余不食早餐。每日祇食午餐。與晚膳。

二　戒食葷。余所食者。飯耳。出外赴席則食麥粉。麵包。鮮菜。生果及殼果。

三　余不食珈琲。茶。可可。酒。及一切肥膩。

四　余不食鹽。鹽能使人骨硬。

五　多用。牙力。咀爛。食物。然後下咽。

六　餐時不飲水餐前或餐後一點鐘乃飲水

七　練深長之呼吸

八　練平和之體操云云

節食養生法

強魄

世人種種疾病以食料不得合宜之同化食料不足食料不佳三者爲其最大原因各國志士仁人迭次與此惡習奮鬬以期減少世人疾痛之苦惱近年來美國耶魯大學諸教授如吉敦盾氏孟德爾氏安德生氏俱嘗研究此事自前年有美人佛賚乞氏至該大學演說己所發明之新理解而諸人研究此事之興味爲之益增

佛氏之爲人曾閱百端之經歷爲晚近之偉人生平所執之業甚衆爲捕鯨之漁人爲探極之勇士爲開鑛之工役爲銃獵之佃戶爲運動之好手爲轉運之商賈爲四方之旅客爲高談之哲學士爲施濟之慈善家爲著書之作者卒爲倡佛賚乞說之新發明家世人之知氏者以末一項爲最著所謂佛賚乞新說者卽食物完全嚼透之轉語也此理一經道破人每輕忽之不加諸意孰知其中頗含有新哲理佛氏素多微恙年五十歲始持此食物之新主義日食二餐其量亦較常人爲少嚼之至爛而後下嚥諸病

因此旋愈不復發體氣亦堅實強壯耐苦佛氏心奇之知此理之有益人世故往各處與格致名家相商確以得其定論如英國江橋大學生理學大家福士達俄國生理大家屋祿以大利國生理大家孟瑣等氏皆嘗與討論益信己所得者為養生之至理因到處演說以傳於世一千九百零二年始來美國耶爾大學發揮其理論勸有志講求養生者不可不一試之耶魯之師生頗韙其說因決實驗之議

當日初發此議之日新聞界多不贊成尋常之人亦絕不加意彼吉敦盾諸氏之為此實驗也亦無前人之舊說為之基礎惟自行奮勉以驗此新理之確否而已新法何謂即謂尋常人之所食不免太過科學士所定食量平均數不免太高於肉類與卵類更甚今若加節省則與健康經濟時間三項俱大有裨益蓋少食而每食必緩嚼細咀使之極爛然後下嚥則於嘗味之樂既得其全而入於腸胃之中並無齟齬故全體膂力因之有增心力因之而高昇人納食料過度與爐中入煤過多勢正相仿俱足以損傷其細巧之機件而促短其運用之時期也

當佛氏以自身實驗此理時每日食物之價祗值美金一角一分之數（約合墨銀二角二分左右美國百物昂貴一人每月食料至廉省亦非三十銀元不辦今按佛氏所

食。則月費六圓六角。是極少之數。美人聞之。莫不稱異者也） 葢祇。牛乳。楓糖。及穀米。類少許而已。行之數日。其體重量一百六十五磅。全無所損。其臟府。用力不已。而身體之健康。亦一無所減。雖努力運動。而並未覺有痠痛。反因其食物之少。咀嚼之細。而衰老之病。夫轉而爲活潑之壯者。

一千九百零二年。吉敦盾氏乃自驗之。日用食料。由漸減少。一二月後。早食戒絕。僅珈琲一小杯。午後一時半。小食。晚六時半。所食畧豐。每日食料之數。遽減。尤在肉食蔬菜之量。所減不多。氏本有風濕骨痛頭痛。至是。絕不復發。膂力運動不損而反增加。日常功課不忒。是其效也

是後。五年之中。實驗此理者不一。而足。先則耶爾大學之師生長幼五人。驗之。以表其與心力之相關。次美國陸軍醫院之職員十三人。試之六月。次精於運動之學生八人。試之。次犬若干頭試之。以表專於食肉之動物。如給少許蛋白質之食料。觀其効驗如何。

費禧耳更熱心於此事。出一已之私費。以行實驗之舉。第一次用學生九人。第二次用四十九人。其半爲素日多食肉類之運動手。其半爲向日少食肉類之運動手。第三次

試驗於少食肉類不多運動之人三次試驗俱足徵常人日食之肉類平均量可減少一半而體力反可有進

要之佛氏之說其著意處卽在細嚼食物使之全體消融如有絲紋不受咀嚼者則待其味盡出後自口中取出棄去不使入胃又一切飲料亦宜緩緩小口喝入腹內吉敦質氏謂尋常身重一百五十磅之人祇需蛋白質(卽肉類)六十擀拉姆便已足用凡人飲食勿隨習俗勿隨大衆乃宜自行選擇從己所好以單簡與節省二者爲定例則養生之道思過半矣

大哲學家康德之衛生

強魄

德人康德氏之哲學論固爲世所共認矣而其養生之精嚴或爲學子所未知葢氏最注意於一己身體之健全每於晚間就臥之際捲被作一裹鑽身其中遮肩露首如蠶在繭中嘗語友人曰當余如是卷臥牀中之時每自語曰世上更有比余健康之人否康德元氣本厚加以謹慎衛養故三十年每晨必應時而起不差一分葢氏加意講求養生之方不僅爲健康起見亦明知夫哲學之探討與身體之健全有重要之關係云康德遇有世俗慣行之事而與己養生有碍者毅然獨立不爲衆人所撼戒飲啤酒卽

其一端蓋德人之飲啤酒相沿成習與吾華之飲茶無別康德獨不沾唇然又飲茶吸烟亦不可解每日止午正一餐早晚不進食物日間演講或著作晚間閱書自六時至十時聞者常以爲奇事然一餐之風歐洲文士多有行者如英人哈茂敦氏所記謂親見一人四十年來日止一餐而其體之健全絲毫不忒心力亦甚强固

康德臨寢前十五分時不用心力以防有妨熟寐蓋彼深見夫晝間之操心事業深有賴於夜晚之休息　康德每日下午必出戶外步行風雨不更又喜獨步不願與人同步以爲與人談話則冷氣入口中有損衞生其說頗可失笑食則必求伴侶不甘獨食以談話養胃且可增長識見也　康德日行規則守之劃一以養身無病達其研究哲學之目的故生平不作旅行以旅行中决不能作一定不移之功課也又終身不娶以一有室家則其守規則之嚴正萬不能逮孤身之時也觀康德之養生法可見心力與體力之關係而習俗之不當盲從大足爲後生師法然其墨守成規日日不變甚至因此而不作旅行不娶妻室雖康德固已行之然非尋常之士所宜遵倣者矣

無錫之長壽者

居于仁字長公善病嘗訓里中十二孺子月輪具餐一孺子家甚貧父母以粃糠餬口

于仁憐之謂曰吾久病胃戒勿葷羶日具白粥白飯而已卽鹽豉毋及也如是月餘而于仁宿病頓除眞氣充盈深悟茹素食淡之理因稱三白道人五年中舉三子戒不與鹽豉咸無豆患而神氣異他兒于仁年極高無疾終

百二歲翁陳復我少攻醫尤精痘症不飲酒而善飯五十年不御女周文襄公以國者旌之

九十七翁王靜軒弘授經黃藻岸過氏教其家祖孫三世歷五十年食淡而惡豕肉無大喜怒好勸人清修惜福

房屋冬煖夏涼法

有德國人創一新法設水管於屋內使房中涼煖如意其法以水管盤在房中地板底下及房頂天花板內用水先灌進平放之管然後通入直裝之管使之川流各管夏季以涼水用氣壓進管中流過各管後牆壁頓涼而管中放出之水比進管時溫煖多矣以其沿管收吸房中熱氣也冬季嚴寒之時以水燒至百度由地板下之管灌進平頂流過一遍水中熱氣滿留房中放水之時水已冷至四十度矣屋中房間溫涼度數均恃管中之水運流遲速而定也

（第一期）

中西醫學報

宣統二年四月中西醫學研究會出版
宣統三年七月再版

總發行所上海新馬路昌壽里五十八號無錫丁廌

中西醫學報第一期　四月發行

美國醫學界之新流派

謝洪賚

謝君洪賚精英文博通各科學而立品尤純粹無疵在蘇州博習書院卒業後任上海中西書院敎席者十餘年近世最有名之算學理化等書經謝君譯出者有二十餘種之多因用功過甚患肺癆咯血之症戊申冬赴美國養病至己酉九月病愈回國此篇卽在美國時所作者刋入青年雜誌鄙人與謝君別數年矣每懷叔度惄若輖饑爰誌數語以慰離索

泰西醫學昉自希臘中古時代罕有進步近三周間乃突臻於完善然生理醫藥各科學實祇牣得大畧未嘗深探精奧研思之士每引以爲歉輒有先世俗而發駭異之議論者迨實驗既久而後羣情始能翕然當其未抵定論之時代指摘者固不可以數計也美人之俗尚不憚眩奇故醫家之新宗派較之他國爲盛畧疏見聞所及者若干家以告留意攝生者

一　水療派　此派專以水治百病（本草述各種水可治諸病則涉於迷信與此逕庭矣）其淵源由來歷年已久傳言奧人某氏者農夫也嘗見山鹿傷足就溪水中浸之既而傷退腫消心輙奇之後某氏之脛爲車輪所損因仿鹿之法治之亦愈既而由

馬上下墜折其肋骨醫來言恐成殘廢不可治某氏因却醫祗用冷水浸布迭貼傷處久之亦愈緣此各水之功用益堅會村中來一牛醫能以符呪接牛足骨斷核其實則賴冷水消腫之功符呪特依託以欺愚氓者某氏之父歆其人得利之厚因輸重幣請以術授其子於是某氏遂爲人治牛棄農不務矣居久之本其心得兼以水療人疾屢奏奇效門庭如市名聞於奧之政府特簡委員檢查之見其成效新彰非欺人之術返報奧廷因錫某氏醫學博士文憑氏以不學鄉氓未經攷試而得此蓋異數焉其後遠近宗之設水療院以待病者德奧二國山水佳處尤多著名之院患痼疾者不殫千里踵門求治云今則美國多仿之者各處大養病院（養病院與醫院不同多設於山川勝地屋宇安適飲食精美多爲久病及體羸者而設非有力者不易居也）無不備有水療專室其法甚繁即浴之一法不下數十種如全體浴半體浴針浴雨浴行浴坐浴足浴土耳其浴等不可枚舉大旨在藉水之冷性與熱性以救正內體之缺少理似平而實奇將來必當廣行可無疑也

二　洗腸派　此派與上節水療法彷彿而根據之理不同其大意謂人食之物經消化之後轉入大腸積滯其中未化之物與化餘之渣俱因醞釀而腐敗遂生無數細菌

及毒液大腸時時吸收之通入血內爲百病之根致老之原今如以水自肛門每日衝入洗之使之一齊瀉出爲之無間則病可滅而壽可延美國某醫士專門提倡此議製造洗腸之具出售今之講衛生者大都已深韙其說矣傳言有醫生名賀爾者年二十九病肺癆殆甚一旁之肺已去其半其弟亦先以同病死去醫者均嘆爲不治賀氏用此洗腸之法每日不間卒得無恙壽且至八十云

三　電療論　此說之理不易通俗說明之然大旨不外人身之健康多有賚於太陽之光線其功用頗元妙人造之光惟電可以代之外膚內臟以定期受電光之直照則有起廢振弱之功故有電浴諸法俱以精巧之器具爲之曩在美之盾弗耳市見一醫以電照肺經治結核病頗有奇效

四　正骨派　此派瓶於美人史低爾君（其人年已高今猶生存）治病與常醫異不多用藥石治人之病率由於骨骼之失其常位如診知而移正之其疾卽自愈故專重解剖之學其說初無人信久而頗有效驗漸有求學者史氏設學校以授世肄業者恆千人焉今美之各大市多有此派之醫士懸壺問世而正途之醫士輒訾爲妄而犄逆之

五　治心派　以心爲百疾之源。心正且壯。則病可除。爲此派所根據之學理。美之各處有二種人專持此爲人療疾。一曰基督教科學。則依傍教會者也。一曰新思想家。則獨立門戶者也。正途之醫師。因其多所附會。往往誤人。亦深惡之。

五　天然派　近年以來。講治病者。漸知藥石之不足恃。久用無不爲害。故多主離去人爲而切近天然。則疾病可減。而人壽可延。向年治肺結核者。多用魚肝油及結麗阿曹篤。今則幾全廢去。惟恃空氣飲食運動三者爲之主治。治其外諸病。亦多仿此意。如治肺炎熱症（傷寒症之一種）之新法。乃令病者安臥戶外。吸取清潔空氣。甚有奇效。此派中人之積極者。且謂自此以後。金石刀圭。殆將盡廢不用云。

六　絕食論　昔年美之名醫杜偉氏。治人之疾。每令人絕粒若干日。待飢甚而後進食。考其所記醫案。有餓至四十餘日者。氏又戒人毋食早飯。每日二餐。至以爲足。其持論。以爲人身有疾。則精神衰微。更無餘力用以消化食物。故宜絕食。庶一身精神。可用其全力以療病。反之者。病不易治。嘗見一人。祖述其說。著書勸人。謂購書者。依其中之法。一月後。而體不加健者。可向著者索還書值。其自信之深。如是。

七　素食論　古今養生家。於人之宜食葷素。二面各有。崇論宏議。迄無定論。今在美國醫士斥肉食爲百病之媒而堅持茹素之論者其勢頗盛尤以葛樂克氏爲之中堅。氏幼時父設肆售茶食糖餌肉食恣其果腹至十四歲遂多疾病體寖弱一日讀甘樂漢氏之書備知飲食之宜忌決意改革舊習茹素節食四十餘年今已六十餘歲精力絕人所主戰溪大養病院醫生看護婦及役人共計不下千餘員俱不食魚肉而健康之平均數較他處爲高氏之感動力也食素者以棗栗杏仁胡桃落花生等爲養生之上上品。

日本醫學記

丁福保

日本帝國醫科大學、及官立私立之醫學專門學校。皆所以授正規之醫學者。醫學關於人命之學問。一切貴乎實驗。故因學生之實地練習。凡醫學校皆有附屬之病院。醫科大學有三。一在東京。一在京都。一在福岡。須自中學畢業、經過高等學校、大學豫科第三部、（三年）始得入學。修業年限爲四年。官立醫學專門學校在千葉、仙臺、金澤、岡山、熊本等各地。凡中學卒業生。卽可入學。修業年限、亦爲四年。修業年限既滿。卽行卒業試驗。及第者稱爲醫學士（大學）或醫學得業士。可得醫師之開業免許。私立醫學專門學校其制雖與官立者相同。然修業四年後。仍須受醫術開業試驗。若不及第、則不得爲醫師。此異於官立之處也。此外又有開業醫師、特欲選某科目而修業者。因大學中之選科。有每年得許若干人入學。又於其病院、圖實地講習之便者亦不少。

病院者。居住病人、爲之療養看護一切之處也。但有欲受一應診察、而入院居住者。兼有爲外來之患者診察者。至於府縣之公立病院。則有應病家之求、而派醫員往診之義務。其種類。分爲官立、公立、及私立三種。官立則有附屬於醫科大學、及醫學專門學校者。又有附屬於傳染病研究所者。又有陸軍海軍之衛戍病院、永樂病院等。公立則有府縣郡市所立之病院。而衛戍病院、收軍人之有病者。永樂病院。屬於內務省直轄之所。又有避病院、則爲收容傳染病患者之所。私立病院中。有兼內外之全科者。有屬於專門者。專門病院。有皮膚病院、梅毒病院、胃腸病院、眼科病院、耳鼻咽喉科病院、產科婦人科病院、精神病病院等。赤十字社病院、與慈惠病院。雖均爲私立。然赤十字社病院。則以料理戰時之受傷者爲目的。於平時得許軍人及一般人民入院練習。慈惠病院。在東京芝區內。各病院之組織。雖因規模之大小而異。然大抵皆有正副院長各一名。其下則有擔任一部之醫員及助手。少則數名。多則數十名。又有看護婦及附添之人。應患者之所求而事之。官立公立病院之院長。多爲醫學士或醫學博士。院長若為內科專門。則副院長必主任外科。其設備雖因病院而異。然必備許多病室。及外科手術室、外來患者控室、及診察室、實驗室、藥局、器械室、浴室、運動場等。此在稍完全之病院。當無不備。就中最重要者、為外科手術室。此室之光線。當透明而格外清潔。故其設備最宜小心。凡可稱完全之病院。其用費必鉅萬云。實驗室、為糞、尿、血液、痰等之分析、或顯微鏡檢查之所。器械室、為藏各種治療器械之所。入浴為患者最緊要之一療法。故西洋各國之病院。凡溫浴、冷水浴、蒸氣浴、雨浴等各種浴法。均有特別浴室。其規模頗宏。而於日本、則尚未見有如斯之宏規者。運動場及庭園、雖為患者之散步而設。然日本之病院、計及此者尚少。又在眼科等之病院。則須別具暗室。精神病病院、則有慰藉患者之娛樂室、集會室。至於醫學校之附屬病院。或欲備醫師醫學生之實地練習、及兼養成看護婦之病院。則有講習室、解剖室、與其他之設備。凡病室有為一層樓者。有為二層樓者。因欲防天災或火災、時救出患者之需。故必於近窓備救助袋、與救助網。此乃一定之規則也。凡入院之患者、及附添之人。必當謹從院中之規則。以消患於無形。慎勿稍事粗疏。致釀災害而求救也。患者入病院。大抵須於願書紙上寫患者及保證人之姓名、族籍、住址、職業等。使保證人畫押於其上。然後方許入院。入院時、必付一定之銀圓。入院費有三等、二等、一等之別。此外尚有設特等者。病室及食物。均因等級而異。所費之數。雖隨地方之生活程度而千差萬別。然繁盛都會之病院。通常三等自五角至一圓。二等自一圓至三圓。一等自三圓至五圓。特等自三圓至七圓以上。大抵每一星期或十日一付。此入院費、爲藥費食費及患者一身之費用。若在二等以上。則往往尚須加添一人之食物。故院中之規則。必當豫爲留心也。在私立病院。雖能使一看護婦、獨事一患者。而於官立病院。則不能。但許患者自行別僱看護婦、以事一患者耳。若有奇病。可爲講學之助者。則病院亦許其自行入院。凡入院之患者。日受擔任醫之診察或手術。又定日有院長之回診。及受每日通行規則之看護。且得醫員臨時之處置。故比之於自宅療養。大爲完全也。在傳染病。則尤以速入病院爲要。退院之次第。與入院時同。大抵自費之患者、雖可聽其自便。然往往不許其自由退院。恐病勢反復也。病院之設。西洋自古卽有之。在日本。則松本順於文久元年、受幕府之命而赴長崎。就和蘭人撲佩氏修醫學之際。始請於幕府、而有治療所之設。自是以後。佐賀、福井、金澤諸藩。遂於大阪漸次設置。至明治維新後。諸府縣乃各立病院。至於今日。無不立病院之府縣矣。又私立病院。亦逐年增加。爲醫學上所需之看護婦。亦隨病院之發達而大加。此乃由大學病院與赤十字社病院所養成。近今又有私立之看護婦協會起矣。故現今之看護、凡病院及病家所以求之卽至也。

新難經十條

丁福保

余所著之新難經、其前章述人體所以發熱之原理。已刊入初等診斷學教科書。茲將殘稿數則附刊於此。以就正焉。

第三十難曰。患傷寒者。左胸何以疼痛。　答曰。因脾臟欲腫大故耳。

第三十一難曰。患傷寒者。其皮膚呈蒼白色。此何以故。　答曰。傷寒當發熱期間。其赤血球減少。更乘皮膚血管之血流不足。故雖至恢復期。其皮膚亦呈蒼白色。

第三十二難曰。患傷寒者在第二週末。或在第三週時。其糞便中含有血液者何故。

答曰。回腸之最下端。有多數之潰瘍。本為窒扶斯菌蝟集之區。至二週之末或第三週時。其潰瘍面之痂皮剝落。則潰瘍內之動脈管或靜脈管（古書謂之絡）或毛細脈管（古書謂之孫絡）每有因之而破裂者。故血液卽從脈管破裂處溢出。

第三十三難曰。糞便中之血。有紅色有黑色。何以故。　答曰。血液自腸中排泄於外。為時未久。則其色鮮紅。若出血緩慢。留滯腸間。則漸變暗色。終成黑色。

新難經十條　十

第三十四難曰。患傷寒者在病症極重時。每患輕微之咳嗽。呼吸音亦有變化。或發濁音、及響性水泡音等。此何以故　答曰患者因常爲仰臥之位置而呼吸不足肺下葉之含氣量減少血液鬱滯心臟之作用衰弱故氣管枝發輕微之炎症則患咳嗽若炎及肺臟則呼吸音等均有變化若炎症劇烈時往往起炎性水腫於數時內即能致命

第三十五難曰患傷寒者發熱、頭痛、肢痛、眩暈、薦骨痛以及直視譫語。項背强直。兩眼半啓。或暴躁不安。屢欲遁於室外。或昏懵甚者。每以兩手撮空摸牀。或重聽或大小便不自知。此何故歟。　答曰。窒扶斯菌所製之毒質。有發熱之作用。入於骨髓。則發疼痛侵及神經系統(卽腦氣筋)卽發眩暈譫語强直暴躁撮空等種種精神症狀。此皆窒扶斯菌之毒質所致也。

第三十六難曰。傷寒退熱之後。往往反覆者何故。　答曰。傷寒之反覆。非因新傳染而起。皆因第一次所得之免疫性爲賸餘之細菌破壞而然也。惟反覆者多在輕病之後因病輕則所得之免疫性亦輕。故易於再發。若善攝生者不使食傷不使精神身體之過勞。可不助賸餘之細菌以破壞其免疫性也。

第三十七難曰。患下痢者。有時覺裏急後重。此何以故。　答曰。腸內發炎延及直腸部。

故也。直腸。部。發炎。則多生。惡液。體。故時。時。排泄而覺。裏急、後重。直腸部者。近肛門。處。也。

第三十八難曰。患痄腮者有時兼患疝氣此何以故　答曰。痄腮卽流行性耳下腺炎。爲傳。染。病。之。一。種。有病毒。從耳。下。腺經。鼠蹊。腺。（卽發橫痃之處）以入。於睪。丸內。故發睪。丸。炎。腎。囊。所以。腫大非疝氣。也。

第三十九難曰。除痄腮外尚有能令睪丸發炎者否。　答曰。有之。或因。外傷。或因。淋疾。或因痘瘡或因腸窒扶斯除受傷之外皆有病毒由淋巴腺而入。睪。丸。之故。

第四十難曰。患水。腫。之。人。有先。從。脚。部。腫。起。者。有先。從。頭。面。腫。起。者。此何。以。故。　答曰。因心。臟病而來。水。腫。先從。脚。部。腫。起。（心臟有。病則。血。液。之。循。環。障礙。故脚。部。血。液。內。之。水。分先行。滲出而積。於組。織內）以漸。及。於他。部。因腎臟。炎。及惡液性疾。患而來。之。水。腫。先從。眼。瞼。顏。面。腫。起。以漸。及。於。陰。部。下。肢。等。

論笑之益

丁福保

塵。世。一。苦海。也。人生。一。悲劫。也。沈浮。靡。定。成敗。無常。憂。嗟。之。時。多。歡娛。之。事。少。一年。之。中。囅然開口而笑者。能有幾日。古人曰。人自呱呱墮地卽挾畢生之憂患而俱來。諺有之曰。人生。不。如意。事。恒。十。居。八。九。以是而思盛孝章之。多。憂。阮嗣宗之。痛。哭。豈無故。哉。

雖然。決不。可。憂。決不。可。哭。且。當。以。快。樂。代。憂。嗟。以歡。娛。代。悲。哀。以嘻。笑。代。號。咷。人而。能。是。天壤。間。何。事。不。成。何功。不。就。哉。

西國有樂天家台莫克嗒其人者。天晴亦笑。天雨亦笑。得志亦笑。失志亦笑。中國有樂天家汪介人其人者。其言曰。余平日有喜色。無愁苦色。有笑聲。無嗟嘆聲。竊謂。屈原。之。九。歌。梁鴻。之。五噫。盧照。鄰。之。四愁。六恨。賈誼。之。長太。息。揚雄。之。畔牢、愁。殷深。源。之。咄。咄。怪。事。皆其。方。寸。傴、仄。動與。世。懟。惜不。與。介。人。同。時。爲作。曠。蕩無。涯。之。語。以。廣。之。之二人者。吾何。間。然。哉。雖然。世。固。有。蹭。蹬。抑。落而。快。鬱而。嗟。傷甚。至。發。癲。癇。而。畢。世。者。人何。術而。能。免。是無他。一笑。而。已。矣。

笑。也者。人生。之。一。服清。涼。散。也。烈日。當空。炎威。如炙。流金。鑠石。神憊。氣死。之。時。忽服清。涼。散則。憊者。蘇死。者。生。矣。人當千。憂百。愁蝟集。矢叢抑鬱侘傺無計。擺脫。之。際。引吭一。笑。愁顏。頓開。神喪。者。忽鼓。勇。百倍。膽落。者。忽距。躍。三百。淪陷。於。沈鬱。絕望。之。淵。者。忽登彼岸。而升。天衢。笑之。魔力。固如。是哉。孤舟。淩萬。丈之。怒濤。舟子。神荼。氣竭。相顧。駴愕。而練達。之舟。主聲。色不。動卒。迴萬。死於。一生。者。無他。無限。之絕。望。皆融。釋於。掀髯。一笑。中。耳。孤軍。陷重。圍中。刀折。矢盡。風雲。失色。死氣。交纏。視面。惟墨。當是。時也。壁上。觀者。莫不。

股弁膽裂而毅勇沈鷙之老將卒能奮勵將士奏凱歌於絕地者無他談笑於死生之間絕不以絕望之念一擾其方寸地耳蓋笑也者最新鮮最活潑者也唯新鮮活潑斯不爲困難所挫折不挫折斯成功矣

人曷以而憂蓋以審利害計得失過度故耳夫人情世態孰一非假面具者脫認爲廬山眞面何事不足以發人之牢騷陷人於憂鬱故吾人當覷破世上之假面任無量數可哭可泣可悲可恨艱難困苦之事叢集於一身無不以一笑付之常保我身心中固有之新鮮快樂之精神如是而天下事有不可爲者吾不信也

樂天爲成功之母

丁福保

成功之要件在精力充盛任事勤奮此人人所知者然更有當注意者卽心意之作用與成功大有關係是也西人有恒言曰健康之精神宿於健康之身體余則謂健康之身體本於健康之精神精神憂鬱疾病隨之蓋心意之作用實能左右一身之運命欲成功者其思之夫樂天亦多術矣而要者有三

一、努力使容貌快樂

人情莫不喜光輝而惡雲翳快樂者卽撥雲翳而見光輝之要具也吾人生活之須快

樂。猶機械運轉之須革帶。實業家能養成此快樂之習慣。則經營事業。自有圓轉如志之妙。凡怏怏者一日所成之事。快樂者半日了之而有餘。相彼羣植。始僅萌柎。耳驕陽所暄。則挺秀敷榮。紛紅駭綠。有如荼如錦之觀矣。景薄虞淵。沈沈黑夜。耳曜靈流輝。則大千世界。盡放光明。有若開不夜之城矣。快樂之於人。猶羣植之驕陽也。黑夜之曜靈也。人欲成事。顧可不快樂乎哉。

凡事胥能感人。而快樂何獨不然。人當傷時感物。憂憤塡膺之際。親知不能勸。醇酒不能消。無端而覩小兒之一笑。未有不爲釋然者。蓋快樂之感人。至深實有不能自已耳。且快樂之爲用。如燭火然。燭火未嘗因分光於他物而減損其光。故吾人以己樂而樂人。既有利於人。而己亦一無所損也。則發一二笑樂之語。以樂人。亦人生之義務耳。然人能盡此義務以自利利他者。殊不數數覯。何哉。此非世人之吝其笑與樂。實有不能笑與樂之原因存焉。原因凡二。一曰物質之原因。一曰心理之關係。

所謂物質之原因者。土地氣候房屋等之關係是也。之三者一有不良。則即病人。身體。病人。精神。且病人。態貌之快樂。昔美國馬塞諸薩州建盲人院。董其事者。以娋費故。務減其窗穴。意盲者固不需光也。無何病者踵相接。竟徧全院。且膚色蒼白無人色。人人同然。當事者尚未悟也。及二人者物化。餘亦奄奄待斃。始翻然悟窗少而日光不普照之故。遂增闢窗牖焉。於是蒼白之容顏。漸復赤色。萎縮之精神日益活潑。而全院之病良已。世有無故而不快樂者。蓋亦溯厥原因。而一致意於土地氣候房屋乎。至於心理之關係。則視物質爲更大。凡容貌舉止間之愉樂。無不原之於心。心而不樂。雖神醫妙藥。不能治。雖錦衣玉饌。聲色狗馬之樂。無不備。不能一開其笑顏。心而樂也。則誠中形外。容貌間自有融融洩洩。藹然如春之致。雖欲飾爲愁顏厲容。而不能。故吾人平居宜力發中心之快樂。久之自習慣。而成自然矣。

昔有某國王。鍾愛太子特甚。而太子時戚戚無歡。王憂之。爲市千里之駿馬。營華美之宮室。書、策、琴、瑟、玩好、珍寶、名姬冶女。苟黃金可致。王權可得者。靡不具。而太子無歡如故。有技師某進於王曰。臣能致太子樂。敢乞厚賞。王曰。諾。唯卿所欲。遂退而取白紙繕字其上。顧無色不可見也。獻於太子曰。請燃之。太子如言。炎炎。作紫色。甚麗。太子。爲一破顏諦視之。燃痕纔現字形。曰「每日請和藹接人」。於時一袪故態。而歡焉終其身。蓋快樂者。亦一習慣也。心欲樂。樂斯至矣。

又有某婦者。送夫從軍後。悲其夫戰鬥之苦。恒怏怏。一日出外攝影。技師布置畢。入黑慕中。請婦曰。請毋滯汝容。婦諾之。而容之戚戚如故。技師再三請。婦怒曰。余心中苦。貌何能樂也。且外容之苦樂。寧人力所能爲者。汝眞妄人哉。技師曰。否。心欲樂。而外容自樂。請更試之。婦人如其言而色果喜。婦心大奇之。歸後攬鏡自窺。容之忽苦忽樂。果唯心。所使也。婦逢人輒道其事。人亦莫不奇之。觀此。則心意之關係於容貌者。顧不大哉。

二、宜常作大笑

笑也者。健體之良劑也。病者。以之而愈疾。孱者。以之而延年。昔有某婦。遘幽憂之疾。終日鬱鬱不能自釋。後忽有所悟。決志不論何如。每日須大笑者三。以之自課。久之而身體日强。精神亦百倍舊時。其夫遂亦從而效之。兒輩見父母如斯。亦皆無端而相聚大笑。一門之內。熙熙然如登春臺。殆不知人間有愁恨事。每日其夫自外歸。必以曾大笑未爲問。而每問必笑。答時再笑。問笑後更繼以大笑。自是而後。不唯彼婦夙患之頭痛灑然若失。一家之人皆神清體健。忻忻然任事無倦容。蓋笑由肺及膈膜而發。足令內部之諸機關。皆爲完全之運動。血液循環可因而完全。呼吸可因而調整。胸膈可因而擴大。內部發生之有毒氣體。可因而排出。身體各部之活動。可因而調和。而健全人身之作用。猶機械之運轉也。機械失油。則運轉中梗矣。人之悲哀憂悶不眠。及種種疾病。

猶機械失油而運轉不靈也一注以笑油則全體活潑矣

昔富豪汪達比氏曾設一譬云下淚六次若値六百圓則發笑十二次當値二千四百金圓蓋一笑之値二倍於哭也

笑之利益如此故醫士之快樂其已病之效實有數倍於藥石者蓋對於患者之歡然一笑其效果之良藥籠中物決不能逮其十一商人招徠顧客律師招徠訟者及不論何業苟一工笑術人無不欣然就之如水赴壑如鳥歸林是猶對鏡而怒鏡中人亦報以怒對鏡而笑亦必報以笑也

故吾人夙善笑者當益益大笑不幸而寡笑者亦當努力學笑以養成大笑之習慣習之既久其效當可與前述之大笑者相比並要視其能努力與否耳

三、戒苦悶

苦悶之可懼如滴水然一滴之水勢不能穿魯縞滴之不已則岩石可斷偶爾苦悶爲害誠細然累之積之則能弱體而傷生蓋苦悶之力足礙消化害營養傷腦細胞其害之及人雖非如揮劍斷脰濺血雨之慘劇然冥冥中實刻刻縮短其生命猶碎首而抉其腦不絕以小槌敲擊之也腦病學者云前世紀中以苦悶死者實多於戰死之兵十

其害誠烈矣哉

人欲成事必先有百折不回之精神以貫注之不然則未有不敗者也雖然專心於一事思之不已則害腦實甚腦健之人暫時固無妨也久之亦必受害而腦不健者無論矣故欲免苦悶之害決不可自朝至夕專注於一事其焦心苦慮廢寢忘食以思之者苦悶則苦悶矣而於成事則未也古來之發明家事業家其辦事與休息皆有一定之時刻辦事時其精神專注於事業休息時則專心休息若不知有事業者此其所以能成事也不然雖如何健強之腦健強之體當之輒靡耳事業云乎哉

拿破崙之任事也腦中先將各事分別排比甲事思畢則方及於乙思乙事畢則方及於丙如是遞相轉換則思境時時不同此誠避苦悶之要法成功之秘訣哉世人役役於職務之後相率運動於日光澄朗空氣清新之地其於活潑腦髓休養身體良易易耳然無此餘暇者將如何則唯有將所營之事業時時轉換以休息其腦力而已人有天然能轉變思想者亦有思想專壹者余謹以一言奉告世人曰思想善轉變者當益益神其轉變之妙用而不善轉變者尤當視爲急務而日日習練之也

格蘭斯頓曰余於勞動不息之中實發見我平生最大之幸福幸福者何即世人以拋

置事務爲休息。余則以轉換事務爲休息是也。嗚呼、格君之言。有味哉。有味哉。世之業務叢脞無休息之餘暇者。其以此爲法也可。

去年沈友卿太史、嘗與余商榷尋樂之法、余無以應也、日者偶於故書堆中、檢得日人成功錦囊一帙、中有論笑及快樂數則、言人不可不笑、不可不樂之故、字字奇警、劌心怵目、又謂以已樂而樂人、爲人生義務、余三覆斯言、良用内疚、因亟筆譯之以公於世、俾世之不善笑不善樂者、翻然一變爲極善笑極善樂者、則余疚庶得以稍釋、且可告無罪於沈君也、

解剖學的動物試驗

丁福保述

人命至爲貴重。斷不可妄行解剖之試驗。於此而圖其次。惟有專就動物行其實地試驗之目的而已。此所以東西各國盛行動物試驗也、

設備　置飼育所一。手術場一。解剖室一。及兩脚手術臺。消毒器。手術器具等。雇小使一人使監理之。

材料　以犬爲主。羊、雞、家兎等。亦間用之。犬者、能產子。其價最廉而易得。其大者。施手術尤宜。故最適於用也。

施於動物之手術。有肋骨切除術。腎臟摘出術。膽囊摘出術。膀胱切開術。除睪術。肛門術。胃腸吻合術。人工胃瘻術。胃一部及全部之摘出術及脾臟一部之切除試驗。肝臟一部之切除試驗。縫合絲之吸收試驗。癌腫組織之移植試驗。人工所造膀胱結石之試驗等。凡此種種手術。不遑枚舉。今摘其二三例。列之如左。以供參考。

第一例　胃幽門部切除術。（十一月二十日午後手術）黑色之牝犬。體重九啓羅瓦。自前夜卽停止其食餌。體溫四十度二分。

（消毒）剃去腹部毛髮。以飽含酒精石鹼之殺菌棉紗。摩擦拭淨之。器械、藉熱氣及煮沸之法。使之消毒。術者及相助者之手指。皆用酒精石鹼使之消毒。

（麻醉）哥囉仿謨。（至手術行訖、共費二〇、〇）

（手術）以犬仰臥於手術臺上。而固定之。僅露其上腹部之手術局所。餘者以消毒綿布被覆之。沿白線切開其腹壁。約九仙迷。開腹膜。牽出幽門部。其處之血管。悉加結紮。幽門部之下。塞以綿紗。藉防腸內容物之因腹壓而續出。兼防切斷之際內容物之漏溢而汚腹腔。次則於幽門部之上下。以小指大之護謨管。各施二重之結紮。於各結紮間。切除幽門。其上下之斷端。以連續縫合之法縫着之。猶慮其破綻。更從周圍縫合一次。腹壁先縫合其由腹膜及筋層所成者腹皮以連續縫合法閉鎖之、(所謂二列縫合)其上塗十倍之沃度仿謨、古魯肯謨。而手術以終。手術之時間。爲五十分時。

(後療法)置犬於飼育箱中。以牛乳雞卵、飼養於一週間。遂不見何等之異狀而治愈。

(附記)其後此犬因施胃之全摘出術而斃命。解剖之際。見其幽門之切除部。已癒合無迹。又於後療法。雖多用牛乳。而在强壯之犬往往有憎嫌牛乳而不食者。故施手術以後。與牛乳而不食。遽謂其不能攝食者。誤矣。

第二例　胃之全摘出術。(十二月十日午後手術)

赤白斑牡犬。　從前夜絕食。絕食之前。體重二十七啓羅瓦、術前體溫三九、六。呼吸六十八。

(消毒)如第一例。

(痲醉)先注射一%之莫兒比涅(嗎啡)半筒。次則用哥羅仿謨。(至手術行訖、共費五〇〇、)且於手術間。注射二五%之羯布羅阿列布油四筒。

(手術)犬在仰臥之位置而固定之。距左肋骨弓一仙迷處。與之平行而切開其皮。約九仙迷。餘次則開腹膜以指牽出其胃置綿紗於其下。從大小彎而來之血管。悉加結紮。胃之幽門部。與噴門部。以小指大之護謨管。結紮二重。(以防切除之際內容物之漏溢) 於其兩結紮間切斷之。摘出胃之全部。縫合胃之上下兩斷端。一如第一例之式。然後還納之於腹腔。以縫合其腹壁。亦如第一例。手術所需之時間爲三時間。

(經過)翌日(卽十一日) 午前。體溫三八、五。飼以雞卵一個、卽吐出。午後與牛乳一合。復行吐出。然常靜步而如求食者。

十二日。以牛乳一合。分數回飼之。

十三日。午前與牛乳一合。飲下之。午後遂一滴不飲。元氣大衰。入夜卽死。

死後剖檢之。縫合處並無腹膜炎之兆。而其致死之原因不明。

(附記)胃之摘出術。此外尚有十餘例。或由於虛脫而斃。或由於腹膜炎而斃。或由於後出血而斃。或以死因不明而斃。其術或有先於十二指腸與胃底部造吻合門。而後摘出其餘之部分者。有兩者同時施行者。有全閉鎖其噴門部。而幽門部縫着於腹壁創。由是注入食物者。有雖縫合其噴門部與幽門部。而竟一無得救者。考此手術所以困難之故。因從食管下端卽行切除在腹腔內深接於橫隔膜。則與下斷端縫合時。運用器具殊形不便。又此上部之切除過低。（卽施於胃底部者）則與下斷端縫合時其上端甚廣。與下斷端不能相平均。或雖能閉鎖其廣端。以平均於下斷端。而於此處成爲一袋。必致停滯嚥下之物。以妨碍其癒合。

手術之時間。近時可縮爲二時間。乃至一時二十分。

第三例　胃及二十指腸之吻合術。（九月十五日）

黑白斑之牝犬。　體重十二啓羅瓦。

（消毒）一如前例。

（麻醉）哥囉仿謨。

（手術）上腹部腹壁。沿白線切開九仙迷。牽出胃及十二指腸。先於十二指腸壁。從縱徑施一小切割。沿其創緣纏絡刺入縫合絲。乃插入謨爾批氏之クノップ之一半。由是括約之。更於胃之底部。以相同之法。固定クノップ之一半。使兩者互相嚙合。腹壁依前諸例所施之法而縫綴之。更以擁護其創之目的。使腹壁皮膚。成爲皺髮。被覆於創上而縫合之。然後塗以十％之沃度仿謨、古魯肖謨。

（後療法）置犬於飼育箱中。以牛乳、雞卵飼養一週間。

（經過）手術後第三日。腹壁之縫合絲。悉行斷裂。腸之一部。脫出於創外。故更用前法以縫合之。

九月二十九日。檢查吻合部。則見沿腹壁之瘢痕部。開裂而存一小膿瘻管。與腹腔不相通。而胃腸之吻合部。已全癒合。腸管全行牽出。探視以後。復還納腹腔中而縫合之。此腸管全牽出時。該犬吐胆汁狀之粘液者二次。至三十日而犬死。

十月一日。剖犬屍視之。其吻合部、可通示指。乘能通水。

（附記）犬有自舐其創之性。故據本例而觀。往往有舐斷縫合絲。致創緣之哆開者。於此needs預防之策。惟有於創傷上施以綳帶。或於動物之口。加保護籃以防之。

第四例　人工肛門術。（十月下旬手術）

黑白斑之牝犬。

（消毒）剃去左腸骨窩部之毛髮。以酒精石鹼、與殺菌綿紗、摩擦拭淨之。其他概如前例。

（痲醉）哥囉仿謨。

（手術）於左腸骨窩部。從內下方斜向外上方。切開二仙迷牽出結腸之下部。縫著於創緣而切開腸之顯露於外之部分。其創緣以沃度仿謨古魯胃謨塗之。

（經過）手術後數日間硬便雖從此門漏出而間亦有不出便而自然閉鎖者。

（附記）後之二例日本三輪教授因擬實施於幽門癌之患者、幷肛門癌之患者。故先熟練其術式、就動物以示諸生者也。

以上四例但舉其要領其他之手術及變式。一一舉之。不勝其煩。茲故從省。吾人行此等之試驗時。尚有急須注意之件。即犬之體溫平常爲三十九年度內外。哥囉仿謨之痲醉。在初最時。當徐徐使之嗅入於胃腸手術後之後療法。犬之周圍。不可使有他物。（往往空腹之餘有食藁、砂石、木片等、而惹起縫合部之破綻者。）以上諸例之附記。亦爲注意之要點。

人間福利之階級 從日本谷口吉太朗之病理問答譯出 美國威爾林氏

人間。福。利。之。階。級。亦。曰。求。其。在。我。而。已。人。無。愚。智。循。其。所。定。之。目。的。之。職。業。勇。猛。精。進。則凡爲士焉農焉商焉工焉者。其始也艱其究也福。利。相。因。而。至。今合人之年度別爲

人間福利之階級

數級。世之圖福利者。其隨此進步表、順序而進焉。則得矣。

最初級。自十一二歲至二十三四歲。由父兄或親長授受業料。入學就傳。其次焉者。習商賈工藝之業。此時之勤惰。一生之貧富榮辱係焉。

初級。自二十三歲至二十六歲。不受父兄資料。或仕或工或商。各由職業。以圖其衣食。益勤修其職務。以博信任於朋友。此期又不得娶妻。日夜不怠。以求實驗之益。

二級。自二十六歲至三十歲。學術既精。職業既勤。衣食之餘。少有儲積。以其日儲者或月儲者。為餘金。他日得有家室。恃以無恐。學者至此。則平日之勞心瘁形。可以少慰。休沐之期。亦宜散遊步。以增長精神。而除病源。

三級。自二十七歲至三十五歲。其貯金之數。或十倍三十倍於昔。至是益博交游。長者之信任。即可娶妻。雖有疾病事故。無所恐怖矣。

四級。自三十二歲至四十歲。於此期、不問其為士為工為官為商。世人益尊信之。自幼所持之目的。日益堅固。生計之事。無患無恐。世於此時娶妻者多。惟長於事務者。仰人富厚之念益深。耗其腦力益甚。

五級。自四十歲至五十歲。建高大之厦屋。以固其基礎。此域士民。公選之於議院。爭出子。女希其完備教育。其友人。或位卑於已者。益慕其德行。而屬信之。別位五十歲至五十六歲。此期議院。諸議員益依衆望而推爲會社會長。勢力益壯。大則以。資金。與。精神。貸其治下。國民。景仰如山。斗焉。

庸醫

東關吳氏婦偶發。寒。熱乖舛變。（不月也）醫曰。暑也。爲治其暑。不能愈。易醫。視之曰濕也。曰風寒也。爲治濕治風寒。又不愈。纏綿。四五月。四肢漸腫。腹漸大。夜不成寐。則曰。榮衛不和。虛矣。極力補之。腫不退。凡城中讀靈樞素問者。悉延之。悉袖手無策。乃請專治鼓症者。來曰此鼓也。久爲庸醫所誤。攻之。瀉之如故。踰旬。腹痛。復問前醫。曰痰耳。至晚生子。乃知前此有子。孫瑞以攻補亂投。母與子。俱不能生。

說夢

丁福保

吾人睡眠中。因身體。內外部之刺戟而惹起之半意識的現象。其名爲夢。夢境迷離。恍惚不能自由。見之且多不合於事物。於醒覺時大惹注意者爲多。而醒覺時未易思出之事物。亦往往能現於夢中。如久不記憶之外國語。夢中乃脫口而出。極難解釋之算術問題。夢中乃爲正當之解答。蓋此於醒覺時。潛於識域以下。不易現出。至睡眠中始浮於識域以上故也亦有反於此者醒覺時簡單明瞭之事一入夢中轉覺非常困難如欲疾走以避危險發聲以招親識常覺大苦是也夢之性質隨其原因而不同大抵於呼吸不自由時則夢奇妖惡魘消化不良時則夢暴食馳騾呼吸快適之時則夢飛於空中身體一部受寒之時則夢浴於水中夢爲東西各國自古以來信爲靈妙不可思議之事周公分職嘗設占夢之官以占六夢之吉凶六夢者何卽正夢靈夢思夢寢夢喜夢懼夢是也日本古時亦有所謂占夢者今尙行於民間以卜吉兇之豫兆夫夢之原因既由身體內外之刺戟與向嘗經驗之事而成則其無關於吉兇也明矣何以占爲然此事亦不可以一概抹煞如吾人身體於醒覺時不能察知之細微異狀及尙未發出之病氣往往有先現爲夢者但如此之夢均爲凶夢非吉夢耳

戒鴉片新法

錄英國醫報

上海麥嘉賚醫生 Dr. N. MacLeod 近用劑之重含溴質以戒鴉片其功效甚神其所用或鉀溴或鈉溴 Sod. Bromidum 而鈉溴尤佳所服之劑甚重能令其人願睡而不願醒如是定不思食鴉片矣且種種戒煙弊病亦無從而起按其最近所治者有二人一服十日一服十四日其癮卽斷是亦戒鴉片方法之別開生面者

（第　二　期）

宣統二年五月中西醫學研究會出版

中西醫學報

總發行所上海新馬路昌壽里八十一號無錫丁廙

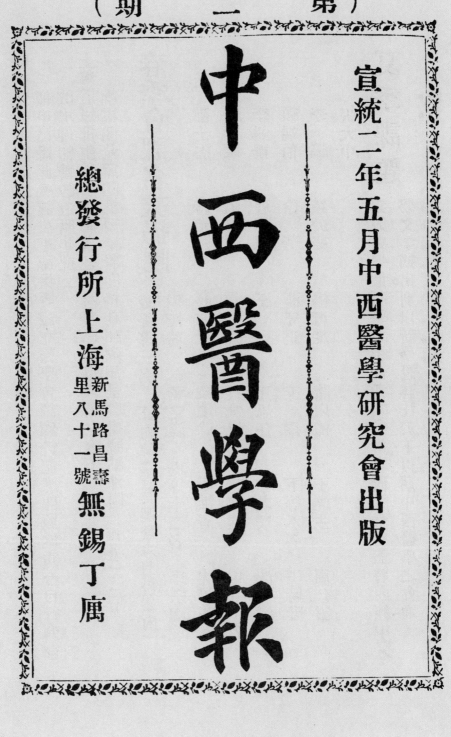

蘇撫憲批上海道稟呈復生員丁福保設立醫學會請頒鈐記由

據申已悉此次該生丁福保等設立醫學會請頒鈐記應即照案飭令自行刊刻啟用仰即轉飭遵照此批

上海道憲批生員丁福保送呈中西醫學報報式請立案由

准塡印執照隨批發給着即持赴郵政局呈驗掛號粘件附　四月二十二日

春季會課名次揭曉

最優等三名　江祖韓（課藝選登六月份報內）

劉恢瑞　董定森

優等十二名

李宗陶　邵士杰　蔣光煦　薛渙升　凌慶餘　李惟藩　沈紹基　安壽康　張瀏源　馬燮　黃飛鳳　李燮堂

中等十名

李巽撰　曹志遠　王熙　丁思任　丁若璞　沈鐘　顧端伯　徐芳　薛守正　王鐸

下等八名

王時升　李鎬　錢於庭　楊可度　諸以樟　王達生　周仕雲　張大中

夏季課題

素靈與近世新學說相合者頗多。諸君研究有年。盍將內經中緊要文字摘出。別以新學說詳注於下。以期中西醫學之會通。

注意　中外醫通已出書。每部兩元。

寄贈照片諸君惠鑒

鄙人平生好交游、交游中尤好談學問者、蒙　諸君不棄、引鄙人爲同志、寄贈照片、欣慰無似、已將各照片嵌入玻鏡、敬置坐右、千里良朋、一堂相對、既遂薰德之私、又慰離索之感、金石至誼、永矢弗諼、鄙人以下月爲始、刷印照片多紙、凡惠寄照片諸君、各贈一張、以答盛意、先此奉復、幸恕荀簡、丁福保謹啟

又啟者、凡有惠贈照片者、乞將姓名年歲註明爲感、

徵求藏書

各省同志諸君、如有家藏書籍、無論爲經爲史爲子爲集、苟願捐入本會作藏書者、本會當詳記捐書人之姓名於各書面上、及本會藏書目錄、使後之覽者、可知各書之來歷、咸出於諸君之慨助、收到時、再行登報鳴謝、以誌感佩、

中西醫學研究會謹啓

一

中西醫學研究會敬啟

敬啟者、中西醫學各科之範圍甚廣、故探討愈難、同人不揣綿薄、創辦茲會、亦欲與海內志士、共勉成之、惟會中應辦之事甚多、暫因絀於財力、未遑措手、特先按月出中西醫學報一冊、以爲交通聯絡之機關、以期互相研究交換智識、敢祈海內宏達、鼎力扶持、代謀推廣、則醫報之發達、定可翹足而待、編者雖學殖日落、而毅力頗堅、斷無中止之理、如有願入本會、共謀膨脹本會之勢力者、請將籍貫住址台銜、年歲事業等、逐節開示、寄上海新馬路昌壽里無錫丁寓、當編入會員姓氏錄、以答雅誼、

本報價目

醫報本定月出兩期、共計六張、茲將六張、併爲一期、裝訂成本、以便閱者、全年報費本埠八角四分、外埠九角六分、零售每冊一角、

廣告價目

惠登本報廣告、以五行起算、每次一元、半頁每次四元、一頁每次六元、登兩次至五次者八折、刊資先付、長年面議從減、

函授新醫學講習社廣告

一、本社以五月下旬爲開辦之期。屆時卽以講義、及選定之書籍、寄上。苦學之人。費學減半。

一、講義之已付印者。其子目列左。

家庭侍疾法●西藥實驗談●赤痢實驗談●病理學一夕談●診斷學一夕談●新脉學一夕談●肺癆病之大研究●神經衰弱之大研究●西洋按摩術●生殖談●發熱之原理●剿滅黴菌法●診斷書舉隅●脚氣病之原因及治法

一、講義之未付印者。其子目列左。

內科學實驗談●病理學材料實地練習法●妊婦診察法●鬱血療法●此外未脫稿者尙有七八種

一、解剖、生理、衛生等各科。皆用已印成之書籍。不復另編講義。

一、講義費郵費每月一元。如未先交講義。恕不奉上。

上海新馬路昌壽里八十一號函授新醫學講習社啓

函授新醫學講習社簡章

報名處在上海新馬路昌壽里八十一號中西醫學研究會

第一條　仿實業函授學校之例。以通函教授法。教授各科淺近普通新醫學。故定名爲函授新醫學講習社。

第二條　函授期限定爲一年。仿嚴有陵先生等發起之師範講習社之例。一年期滿。舉行通信試驗及格者給予證書。

第三條　學科以解剖學、生理學、病理學、藥物學、內科學、外科學、眼科學、婦人科學、衛生學、爲範圍。所編之講義。凡廿餘種。皆淺近易曉。爲門徑中之門徑。階梯中之階梯。

第四條　寄上之講義。及選定之書籍。倘有疑義。可通函質問。

第五條　西藥實驗談一書。大都皆特效之方。屢試屢驗者。方內所引用之藥品。可由敝處代購寄上。其如何用法服法。均詳載無遺。學者如已有此藥。則不寄。凡毒藥一概不寄。

第六條　無特效藥之疾病、及疑難險症。用函授法。殊多隔膜。概從删削。

第七條　程度以漢文清順者爲合格。年齡概不限制。

第八條　學費每月二元。講義費七角。郵費三角。每月合計三元。一律按月先繳。書籍費藥費。臨時按原價照算。

第九條　學者試習一月。或以此法爲不善。或毫無心得。或別有事故。均可隨時退學。

第十條　每月寄講義、書籍、藥品。或一次或二次。隨時酌定。本章程他日如有增刪再行奉告。

無錫丁福保仲祜謹擬

陳也愚來書

仲祜先生大人鈞鑒。久耳英名。時深仰慕。敬維提倡醫學。拯救羣黎。曷深欽佩。賢幼時喜習醫學。曾肄業於昭陽學校。去冬畢業於蘇省簡字師範。十年來每有暇、咸涉獵醫書。兼研究普通生理衞生等學。（敝校生理衞生講義即係先生所編者）每嘆內難經諸書謬誤者多。嘗思專脩西醫。奈無門可入。及至去歲佳著行世。遂喜躍購讀數種。細玩之餘。獲淺實非益鮮。然終恨不能親聆教益。負笈從遊。今歲設醫學講習所。賢亦欣躍欲往。惜家道寒素。口能言而身不能行。志有餘而力不能逮。幾有望洋之嘆焉。特不揣冒昧。修函投前懇祈仿歐美函授例。用通函教授法教授。俾賢得藉郵筒之便。而受教誨之方。賢以爲一由教師編印講義。而非由教師口授講義。一由學生默誦講義。而非由學生聽受講義。其法雖殊其獲益則一也。況不能感受教師智識之生徒雖日對教師亦難期進步。先生素來熱心教育。未知見許否耶。如蒙俯允賢當具呈履歷及受業券。其章程擬請仿講習所例。以中醫爲用。西醫爲體。補助舊學之不足。其課程擬請核定先習何書次習何書按月由先生命題考試。考卷寄呈斧政讀書中倘有疑質處隨時呈請指示其修脯費及郵費書籍費均乞裁酌。事關求學。故敢妄瀆。是否敬乞示覆爲禱回示請寄鎭江西門外小碼頭雲台山下元壇宮西三區簡易學校教員陳也愚收。肅此敬請道安。

覆陳也愚書　丁福保

也愚仁兄大人執事日前奉手簡。獎借逾量慚戢無已。貴校所用之生理衛生學講義。即弟曩時在京師大學、任生理學教授時所編之講義也。迄今已七年矣。其學說已舊故別編生理衛生學教科書。今已發行。執事篤志醫學。欲使弟仿歐美函授例。用通函教授法教授。弟自維資性椎魯。學且不逮。曷敢言教。惟近數年來在西藥之經驗上。往往有一得之愚。如某某藥、可以退熱。可以安睡可以止頭痛、胃痛、四肢骨節痛。可以化痰止咳。可以通利大小便。可以止血、止痢、止氣喘、退水腫等。皆各有特效之方。擬將各方及方內之各藥性。編爲講義。用函授之法。每月寄呈一次。尊意以爲何如。凡藥品。各處可以購辦。如內地無東洋藥房者。敝處亦可代買。至疑難之症。一因學術翦陋。且非懸揣所能診斷。濕慮往復轉多疑誤。有此諸阻礙。姑擬從闕。如爲局外商確集思廣益。弟亦不敢避嫌也。所詢課程先讀何書。次讀何書。及月脩郵費等。弟當另編章程。竢印成後。卽行寄上。來函謂當具受業劵。孟氏云、人之患在好爲人師。弟何人斯。敢犯孟氏之戒乎。凡願讀通函敎授之講義者。義本切磋。一律以友朋相視。弟曩時曾爲竢實學堂算學敎習者三年。又在京師大學、敎授算學生理學者亦幾三年。聽講者恒數百人。從未敢以師自居。以弟子視人也。況僅在郵筒往來。而敢儼然以師自居乎。覼縷奉覆。敬候福履。馳企之抱。難以言宣。

函授六便

藉郵筒之便。施敎授之方。直使千里朋交。如在一堂晤對。就近從學。能令不出戶庭。而得灌輸西學。其使一。以公餘之暇。研究學術。其便二。譯成漢文。雖未諳外國文字者。皆能了然。其便三。不限程度年齡。俾有志者。不至向隅。其便四。縮短畢業期限。不必入校肄業。而亦有速成之效。其便五。學費無多。不至如措辦出洋資斧者、諸多困難。其便六。

有此六便。凡所以爲學界計者。亦云至矣。此李先生平書。沈先生信卿。創辦函授實業學校之言也。余於函授新醫學亦云。

函授問答

或問曰、學校教授所以增進人之知識。啓發人之思想。尤貴耳提面命。師弟晤對。方可收啓迪之功。若函授之法。無乃嫌其疎而不切近乎。　答曰。唯唯否否。若以函授之法爲不足尙。則世界通行之報紙。往來之郵筒。皆屬無效焉。以報紙爲無效。必也每事親訪而後可。以郵筒爲無效。必也造廬敘談而後可。是直謂一切印刷品。繕寫品。皆可付諸東流矣。吾知其必不然也。今卽以入校諸生而論。其所以有進步者。豈日對教師之肉體而然乎。抑感受教師之智識而然乎。如必晤對教師之肉體。何以在校學生。雖受教師之約束。亦有未見進步者。且比比皆然也。反是以思。自不待辯而明矣。故吾函授學校專以智識啓人。是由教師編印講義。而非由教師口授講義。並由學生默誦講義。而非由學生聽受講義。其法雖殊。其獲益則一也。況在歐美各國函授學校之盛。求學者。奚啻數百萬人。所以補助國中實業教育之不足。至精且備。安得以函授爲疎而忽之哉。（錄李平書沈信卿兩先生實業函授學校問答語）

中西醫學研究會會員題名錄

各會員寄來之照片均庋藏東內附白

吳簪谷杭州廣濟醫院畢業生英國賓威藥行代表精通英國語言文字及西國醫藥學年四十二歲

侯光迪號逸如無錫人北洋醫學堂畢業生最優等內外科西醫博士前東三省軍醫局總辦醫務股提調陸軍醫院提調北洋衛生隊監督保定陸軍第三鎮正軍醫官兼陸軍部馬醫學堂教習

魏繼道號谷樵福建福州府長樂縣人研究各種科學兼通中西醫理於福州禪臣洋行管理電機事宜已歷十有四年故於電學尤精年三十一歲

徐舒蕘號瀛芳江西義寧州優附生選舉孝廉方正熱心提倡醫學兼工古文詞年三十歲

江祖韓號金侯泰州附生年二十八歲世習醫學專精內科兼工古文詞著有仁術肩牆錄六帙待梓

史德美號子懋又號韶甫浙江紹興府會稽縣人熱心公益提倡醫學年二十九歲

周超號冠孫又號匡國安徽宣城縣人年二十七歲以鹽大使分發浙江熱心提倡醫學

程錫祚字芝孫一字紹春號虎臣年二十六歲河南祥符縣監生世習內科醫學兼究中西醫理

王壽芝字蘭遠安徽徽州府黟縣附生年四十三歲研究中西醫學有年前年游幕南京適逢醫科考試蒙南洋大臣端考取優等內科醫士給予證書

稽源深年五十五歲嘉興縣廩貢生四品銜候選訓導嘉郡官設城南醫院經董

張恒字祝升泰興內外科醫士現留學蘇州檢驗吏學習所譯有外科學汎論

楊立三金壇縣廩生年二十七歲熱心提倡醫學

宋善慶年三十七歲浙江歸安縣附貢生研究教育學醫學有年汀漳龍師範講員技術專修學校教務長

施荷農年二十二歲福建龍溪縣籍孟加錫中華公學講員汀漳龍師範最優等畢業生

陳宗亮字師龍蘇州吳縣人熱心公益提倡教育研究醫學有年吳縣視學員兼勸學

所總董

施光遠字曉庭年三十六歲江蘇通州附生世習醫學善古文詞現充江南高等學堂

書記員

陳祖培字樾喬浙江紹興府山陰縣人年四十一歲熱心公益精通中西醫學奬給藍翎五品銜素業內科現辦臨平育嬰堂醫務兼海昌仁濟醫局紹興醫學會義務編輯員中西醫學研究會發起人著有醫林外史曾在紹報發刊並修改洗寃錄尚未付梓

葉祖章字仲華江蘇元和人年四十五歲精通內外科以振興醫學爲己任

李培芳年三十一歲徽州黟縣附生熱心提倡醫學

蔣廷顧字可均金山附生珠家角賴嵩蘭之高足弟子精內科學近喜研究東西洋醫理

梁香仙年四十歲粤東香山人精究中醫有年深入長沙堂奥

劉頤號壽人藍翎五品銜候選縣丞福州濟世醫院畢業生兼精中西醫理及藥物學創辦壽人氏西藥房

計明善號犖民浙江平湖人年二十九歲有志研究醫學
陸文藻號祝霖浙江平湖縣新埭鎮人年三十五歲有志研究醫學
劉鏡蓉號藚亭湖南湘鄉人年四十七歲候選縣丞優增生現充南洋淞滬巡防步隊第五營書記員博通中西醫學兼工古文詞
陳季叨號靜淵江蘇太倉北門外雙鳳鎮人年四十三歲精究內科
蔣光煦號桂棻浙江嘉興府石門縣監生家世業醫研究中西醫學有年專精內科
張豐祺號鏡湖浙江嘉興府附生年四十四歲專精內科
江華號壽棠又字綉裳安徽寧國府旌德人年二十七歲世習醫業博通中西醫學
胡安信號誠菴年二十四歲精究中西醫學
馮似堂專精針灸之學
董聖輿號雨恩浙江寧波府鄞縣廩生博通中西醫學
王玉琴號韻仙年三十三歲河南法政學堂畢業生現充沈邱統計處調查員篤志研求醫學
倪畏三松江府金山縣人熱心公益提倡醫學年三十二歲

欽加三品銜花翎在任候選道調補松江府上海縣正堂田　爲

照會事奉

蘇松太道蔡　札。奉

江蘇巡撫部院寶　批生員丁福保等稟呈設立醫學會、叩請立案、頒發鈐記、飭道保護由奉批吾華醫學。迄無進步。皆由不能集思廣益使然。所見甚是。該生等自籌經費糾集同志組織醫學研究會。將以中西各學說。供遠近醫界之觀摩。用意至善。所擬章程。亦尚妥洽。應准如稟立案。仰上海道查核明確。飭縣妥爲出示保護。至此等會所。近來有無由官頒發鈐記成案。所請能否照准。並即由道查議詳復。飭遵。仍候

督部堂批示。繳摺存稟抄發等因。並奉抄稟到道。奉此。查上海設立醫學研究所。曾於光緒三十四年。經職董顧鴻逵等來道稟請頒發鈐記。文曰上海醫學研究所辦理地方衛生事宜。當經梁前道批飭行照刊啟用。具報旋據稟報遵刊啟用

照會　一

照會　二

在案。此外並無由官頒發鈐記成案。茲奉前因。除呈復外。合行抄禀札縣。即便遵照。妥爲出示保護。毋違。又奉另札。奉
督憲張批。同前由。奉批。據禀已悉。該生等聯合同志。設立中西醫學研究會。係爲維持公益。鄭重衛生起見。志甚可嘉。察閱章程。亦尚妥協。應准立案。即由該會自刊鈐記開用。以資信守。仰上海道轉飭遵照。仍候
撫部院批示。此批。禀抄發等因。到道。奉此。札縣轉飭遵照。又奉　道憲札。奉
撫憲批。本道呈復生員丁福保設立醫學會。請頒鈐記。由奉批。據申已悉。此次該生丁福保等設立醫學會。請頒鈐記。應即照案飭令自行刊刻啓用。仰即轉飭遵照。此批。等因。奉此。合行札飭。札縣轉飭知照。各等因。到縣。奉此。茲已核繕告示一道。相應照送。爲此照會。貴會。希即查收。須至照會者。

計送告示一道

照　　會

中西醫學研究會

宣統二年四月二十六日照會

家庭侍疾法

函授新醫學講義之一

無錫丁福保仲祜述

緒論

疾病爲生死交界之域。人生最大之事也。當病人體溫高、咳嗽劇、呼吸苦、心力衰、食事廢、四肢脫力、委頓於病牀之時將棄天倫之樂而與家人永別而家人亦對食忘餐旁皇中夜聞病人之呻吟聲較病人所受之苦況爲尤酷其慘怛爲何如者。所以父母之侍子疾也子之侍父母疾也兄若弟之各相侍疾也夫之侍婦疾婦之侍

家庭侍疾法　緒言　二

夫疾也莫不慘淡經營而爲之調理調理得其當則重病可爲輕病輕病可占勿藥調理不得其法則輕症益其疾重症速其死甚矣夫侍疾之法不可不加意講求而侍疾之際不可不慎之又慎也

家人罹重病往往因侍疾之周到而竟能解脫其罹病時之苦况者及其自慶更生其愛情之感戴在家庭骨肉間必較未病時爲尤篤而爲其父母兄弟夫婦子女者亦必自快自慰以免其生離死別之痛矣所以研究侍疾之法在家庭之道德問題上有密切之關係也

是書記侍疾之法頗詳其要目分十七章第一章論侍疾者之職守第二章論病室之設備第三章論臥牀之設備第四章論病人之衣服第五章論重要之輔助法卽病人

之飲食大小便、喀痰、發汗、嘔吐、洗浴等時之種種輔助法也。第六章論治療之補助法。卽內服藥、塗佈藥、塗布藥、含嗽藥、吸入藥、點眼點耳藥、腔洞洗滌藥、膀胱排尿及洗滌、與灌腸水療、皮下注射、冷罨、溫罨、腹帶、血液誘導等、種種用法也。第七章論疾病之觀察及報告。卽觀察病人之全身狀態、（如臥位顏貌神經系統之狀態及皮膚體溫脈搏呼吸食慾大小便）及各部狀態、（如頭部顏面頸部胸部腹部四肢）作日記以報告於醫士也。第八章論各種傳染病之觀察法。及料理法。卽詳論服侍二十一種傳染病、及豫防、清潔、隔離、消毒等法也。第九章論重要之內科病。及料理法。卽詳論服侍呼吸器病、循環器病、消化器病、泌尿器病、全身營養障害病、關節筋肉病、神經系病、蓐瘡以及將死者之處置等法也。第十章論服侍產婦之法。第十一章論小兒養育法。第十二章論必要之救急法。如卒倒、窒息、(悶鹥)出血、疼痛、尿閉、中毒、外傷、日射病、外物入身體內等之救急法也。第十三章論制腐及防腐法。第十四章論綳帶術。第十五章論當記憶之藥品及綳帶材料。第十六章論宜於病人之飲食物。第十七章以參攷篇終焉。侍疾之法。詳矣。備矣。父得之而益慈。子得之而益孝。女得之可爲賢妻良母之助。其有益於家庭者。豈淺鮮哉。泰東西各國。有看護婦。可僱之以侍病人。我國無看護婦之設。故侍疾之法。非家人自任之不可也。然今之爲名醫者。方高語內難。侈談氣化之奧賾。而吾猶呶呶焉。述家庭中之淺近侍疾法。其猶燕雀之見也夫。

西藥實驗談

函授新醫學講義之一

無錫丁福保仲祜述

緒言

海外藥物學之輸入中國也始於道咸間其說詳合信氏之西醫五種嗣後有西藥略釋、西藥大成、泰西新本草、萬國藥方等書相繼而出然數十年來爲中醫者大抵不知西藥之功用可以補本草之不足者何哉

蓋以西國藥物學書博大浩瀚繁涉其藩茫無涯涘其藥名又佶屈聱牙以漢字寫西

國之名不能以文意相貫多至七八字者往往有之雖有好學之士聚六七百種佶屈聱牙之藥名不知何者爲最要何者爲可緩何者可以不用而欲瀏覽以竟其業豈不難哉

或有一二人竟能將六七百種西藥自始至終案日閱畢藥學之智識雖博而不得要領不能有所抉擇又無實驗之人耳提而面命之故閱畢藥物學者仍不能用藥也

迴憶二十年前見西醫某君用退熱止痛鎮咳祛痰等藥治普通症候莫不應手而愈余欲某醫指示所用之藥名及分量則某醫祕不示人故作難辭以自解釋然某醫之所以不肯以藥方示人者蓋亦有故某醫在教會醫院中肄業先後不過四年以四年中之功課分析之英文幾居其半解剖學生理學組織學醫化學細菌學病理學產科婦人科眼科等約居一年而診斷學內科學外科學約居半年若藥物學處方學及臨

牀實驗或任看護之職或司配藥之事亦不過半年而已故今之所謂西醫者其修業之時間至短爲人治病其診斷之智識甚淺僅能爲對症的療法而已

對症的療法者頭痛則治痛咳嗽則鎮咳發熱則退熱不眠則催眠對其症候而療治之不問其原因在何所也然內科病有可以用原因療法者有用原因療法不能獲效者於是對症的療法稱神奇矣如某西醫者若欲以對症的療法之處方示人不數月而其技已窮此所以不得不秘密也嗚乎學問淺者好自秘豈僅吾縣也哉各省之有志研究西藥者每問途於西醫而西醫之秘不示人大抵如某君之於余醫學進化之機爲之大窒其可嘆孰甚焉

余弱冠前受某西醫之刺激被困於佶屈聱牙之西藥中者凡數載邇年來愚不自揆不敢蹈某醫之故轍欲在博大浩瀚之藥物學中擇其最平穩最切要而又屢次實驗

者。數十種。用以退熱、止痛、鎮咳、袪痰、催眠、驅蟲、防腐、消毒、通利大小便等。爲種種對症的療法。若在普通病症。已可獲奇效。於指顧之間。是補舊醫學之所不逮。書既成。名曰西藥實驗談。爲函授新醫學講義之一。又慮夫學者。習其書而無其藥也。乃以藥品與講義同寄。以便學者按照講義上之處方。隨時可以應用。惟危險之毒藥。恐有毫釐千里之差。非初學所可嘗試。余之郵寄藥品中。不遞猛烈之藥者。以此。

夫初學之人。本無抉擇藥品之智識。廣收而無功。不如嗇取而自得。繁徵而寡當。不如耑守而易工。所以是書嚴其去取。約之又約。非因陋而就簡也。然讀此書者。幸勿故步自封。一得自喜。以表明其器小易盈之迹。余之意。固以是爲未足。方求多而未已。如鯤鵬圖南。九萬里而一息。江漢赴海。百十折而朝宗。勿爲井掘九仞。猶爲棄井。山虧一簣。遂無成功。不才以此自勵。願與學者共勉之。

赤痢實驗談序

寶生而多病所服藥奚啻以衡石計成童後輒自案方書治病因是頗涉獵醫家言比年來滬上宿患鼻慢性加答兒求治於西醫某而不癒求治於東醫某而又不癒會有他病求治於無錫丁仲祜先生病癒更求治鼻病焉先生說明其病因療法處方懇懇爲謀之周而辨之審誠恨見之晚視前所遇之東西醫直爲彼利耳何嘗爲我病謀哉凡先生譯著書實無勿購讀者及是而愈益信先生醫術之高當今之世歐化東漸由扶桑三島而轉輸入震旦大陸開中國學術未有之變局是以先生之醫學亦遂創中國醫界空前之局等身著作誠中形外夫豈淺學未識者所能旦暮期也頃先生又出

其近著赤痢實驗談囑爲序實展讀一過謹爲之言曰案痢之一病古代別名頗多素問曰赤沃曰赤白（俱見至眞要大論）曰腸澼（見氣厥論諸篇通評虛實論又分腸澼下白沫腸澼下膿血卽白痢赤痢之別也）曰便膿血（見脈要精微論）曰滯下（孫思邈千金方引素問曰春傷於風夏爲膿血多滯下也今素問無此語當是佚篇文）難經曰大瘕泄（又有大腸泄小腸泄之名）漢張仲景金匱要略始有下利之名字亦作痢本利字因疾加疒爲痢字利痢古今字也唐孫思邈千金方痢病四種曰冷痢卽白痢曰熱痢卽赤痢曰疳痢卽赤白相雜痢曰蠱痢卽純痢瘀血自是而後方書又有血痢、氣痢、泄痢、酒痢、虛痢、五色痢、水穀痢、噤口痢、休息痢、勞痢、暴痢、久痢等名蓋由漢以降痢之一病名遂成固定名詞其他若古代赤白滯下等名盡爲通俗社會所不道惟醫家之愛古者言之耳今俗又呼痢爲刮腸屙刮者狀其劇也指病在腸與今醫學新說尙相符合總之素難所稱以迄今玆稱名殊而病實一類不能純然如今東西醫學上所規定之赤痢病而兼包有腸加答兒或他病在內然亦可見痢病之蔓延慘酷毒吾國人者有史以來已四千餘年到今而未有已矣欲不謂之劇病得乎且素問關於痢病屢屢言之或稱治或稱不治而孫思邈書亦言世人多以痢病爲難治卽今東西醫家言痢有專書尙無十全之術可見赤痢菌流行或散在之猛烈禍賊世界人類撲滅正未易言重以吾國言痢少專書治法簡陋其較他國爲無幸何如者今先生因之特著赤痢病專書行世書中首詳病因次論症候次論病理解剖學次論類症鑑別法次論治療法最後羅列已經實驗之病牀日誌卽昔人之所謂醫案者雖不明

醫之人案方療病亦可爲治此誠宜家置一編之良書豈第醫家所必讀哉且夫醫學者實驗科學之一也古者學出官守素靈所言皆周衰官失各述所聞以保墜緒之書書中病原病因病理曷嘗不言之綦詳然周官醫師掌醫之政令不課其理論而課其實事每歲差其廩祿十全爲上十失一次之十失二次之十失三次之十失四爲下此非姬周醫學尙實驗之證耶近世科學之盛亦由學術趨重實驗一方結果之所致耳然則無問古今東西醫學必趨重實驗而今而後吾國醫界之革新亦斷不能不由此途今先生此書以實驗名先生固新醫界之開幕人也

宣統二年庚戌五月陽湖顧實序

新脈學一夕談

函授新醫學講義之一

無錫丁福保仲祜述

緒言

王元禎曰脈理吾惑焉蓋自太史公作史記言扁鵲特以診脈爲名則其意固可見矣今以兩指按人之三部遂定爲某府某藏之受病分析七表八裏九道毫毛無爽此不但世少其人雖古亦難也此不過彼此相欺耳

明戴氏原禮證治要訣全篇曾無一言涉於脈者蓋彼非不知脈但其方寸有疑於脈

以謂寧據證而爲治不以有疑者筆之於書也

甚矣脉之難體認也持脉之際心以爲弦則無適而不弦焉又以爲緊則無適而不緊焉况於弦與緊相類微與濇相類緩與遲相類滑與數相類乎大抵除浮沉小大滑濇等之外皆然王叔和曰脉理精微其體難辨弦緊浮芤展轉相類况有數候俱見異病同脉者乎夫脉理之難明自古而已然矣

扁鵲僅以診脉爲名戴元禮證治要訣亦無一言曾及於脉脉之爲學固惝怳而無憑哉今之談新醫學者似可以不必言脉矣然吾之所謂脉學非舊時之脉學也其略可得而言焉

脈搏所以表心臟動作之現象者也而欲究脈搏之精微宜先審脈性之區別脈有數有遲此係於一分時間心室收縮之數者也其性一脉有大有小此關於射入動脈中

之血量所以徵心臟動作之勢力者也其性二脉有疾有徐心室收縮之速力司之其性三脉有硬有軟血管內壓之强弱尸之其性四明此四者而脈搏變化之大要盡矣然脈搏之數則亦有不可不知者以平常之數計之在成人則一分時間凡七十乃至七十五至在初生兒則凡百四十至而普通壯年之人率視老者爲多雖然脈數又變化不居者也知其常而不通其變可乎人人必曰惡乎可然變於外者其果也而非因也天下無無因之果詎脈而能外是如血壓增則脈搏減血壓降則脈搏加此其變化因於動脈血壓者一吸息時則脈搏頻數呼息時則脈搏略遲此因於呼吸者二疾行則脈數最多直立次之坐次之臥又次之此因於起居動靜者三氣溫昇則脈數增氣溫降則脈數減此因於溫度者四精神甯靜時與精神感動時則脈數互殊此因於精神者五男子之脈數多於女子此因於男女者六軀體短小者脈數視長大者爲多此

因於身長者七飲食時脈數必稍稍增益此因於營養者八晨起時脈數恆多九時迄午後二時、遞減是後又遞增至六時達於最高度過是又減迄夜分而極此因於一日中之時間者九也

凡此種種皆近世之新學說也余罔揣固陋搜集其說作新脈學一夕談上篇論脈之根源凡心臟之位置、及內部連結於心臟之血管、血液之循環、心臟之瓣膜、動脈靜脈毛細管、及心臟日日之動作、為脈搏之根源者皆詳焉下篇論脈之應用凡脈搏觸診法(即按脈法)脈搏之度數、遲數、調節、性狀、及應用於診斷學上之價值、皆詳焉某病見某脈某脈見某病條分縷析如數掌上紋較諸古人論脈如蜃樓海市隱約於五里霧中而不能測繪者不可同日矣

論醫師之資格　謹贈函授新醫學講義者

丁福保　仲祜

醫師之資格豈易言哉身體之須健康無論矣又當飽有學術兼擅才能富於忍耐力、記憶力、及判斷力而有優美高尚之道德心交際之間亦宜溫和熟練正直無私如斯之資格欲悉完備於一身誠戛戛乎其難之矣而其從事於脩業也既歷浩瀚之歲月又糜巨額之資金且所操之業尤人命攸關故其斂精勞神亦最於各業其饒於資者則遊學東西洋以期大成貲財拮据者則唯埋頭苦學以冀得世人之信用、及應地方官署之考試、博取行醫證書爲自立之計而其中以乏忍耐力而中途變計者及以體弱而中止者亦不可勝數然即彼之渡重洋、淩霜露、修業於外國者與夫一般苦學之輩得行醫證書而獨立營業者其果得糊口與否尚不可知醫業之困苦艱難如此此完備各種之資格者所以貴乎其不易也茲畧述其要端於左以資警省焉

（一）身體之健康

醫者之出也常衣美服御輕車自表面觀之似爲天壤間最雍容逸豫之人故世人每謂身體羸弱、無事可爲者始從事於醫業此大誤也何則習醫者第一須苦學累歲非身體壯健者不爲功且診病之勞苦亦甚於他業不論如何之炎威逼人、與寒風凜冽

之際或雖在深夜苟有病家之請求皆不得不應命而往又或在山間僻陬則攀峻阪而犯荊棘在極寒之地則冒風雪而履堅冰此豈身體羸弱者所得而勝任乎

(一)學術才能

醫療之道當審察病者之身體臨機應變以曲盡其運用之妙故非學術與才能兼備者必不能運巧妙之技術以盡醫者之能事今我國之醫學誠稍有進步矣然比之昔日醫風實有江河日下之勢以神聖莊嚴之醫術自世人觀之與商人營業之情狀殆相近似而回思醫學幼稚之昔日醫士似反爲世所人敬恭者何哉此非惟技術使然實文學與有力也蓋昔時之醫士多兼業儒而文學優長其位望自高洎於今茲一般社會之學識頗有進步而醫士仍復墨守舊聞差無心得且其業醫也率由讀書不成經商無術始不得已而爲此則其不免於世人之蔑視宜矣今欲爲恢復醫師之位望計則不可甘於小成當振興爲醫學根底之基礎醫學使知醫術之眞價而醫風亦庶得漸復於高尚矣

(一)忍耐力

語曰不爲良相則爲良醫誠以醫者有普救世人疾苦之責任者也故既捨身而爲醫

矣則不論遭遇如何難堪之事必當屈身降志以忍耐二字爲唯一之良箴夫醫士所最難堪者誠莫富豪貴紳之輩若矣若輩居移氣養移體侈然自尊醫士縱極高尚曾不値其一瞬言語動作間驕慢輕蔑之狀態實有令人髮指者且輕症之病狀則飾爲重大醫士之話言則全不省顧其損傷醫者之感情甚矣然醫生決不可有憤懣之意也昔固有憤貴人之無狀掉頭而去者此對於貢媚紳富之庸醫誠足廉頑而立懦矣然實非醫者所應出也又在貧苦之家病者之不潔及病室之汚穢往往令人見之欲噦然爲醫者則務宜耐忍決不可發嫌厭之心總而論之醫家之對於病者無貴賤無貧富皆當待以平等歡若親戚接以溫和之態度以慰藉患者之心然此等忍耐實醫師當然之本分無足道也此外尚有當刻苦耐忍者即學理之研究是矣方今爲醫界實力競爭之時代凡厠足醫林者皆當佇苦停辛專精壹志奮起與先進者相對壘十盪十決再接再厲有不拔趙幟立漢幟則不已之概必如是而後可謂有眞正之忍耐力者也試觀十九世紀醫學泰斗之威爾畜氏其忍耐力之堅卓果如何乎夫病理學所以有一日千里之進步達於現今之盛運者實非威氏之力不及此方其廢寢忘餐鑽研討索雖至榮職被褫曾不一悔其初心且自信愈深立志愈堅始終以堅忍不拔

之毅力貫注之卒至成未有之偉業享莫大之令聞此誠吾輩之龜鑑後生之師表矣

（一）記憶力

醫師之對於患者不惟施其治術而已而記憶亦所要也脫稍不注意則既貽患者之笑謔又損醫術之信用蓋患者既以其寶貴之身體相委託則醫者之言自無不深印於腦底而醫師如不以介意後之所言與前者或相齟齬或適與反對或患者覆診之際已忘其前次之臨存更作初次接晤寒溫語如是則患者之心必將滋疑慮而不敢深信矣至於藥方分量禁忌等或有遺誤則貽害尤大此記憶力之所以爲至要也

（二）判斷力

醫師之診斷疾病當謹慎將事細心體會務期不稍謬誤固已然或變生意外尤當痛悔向者之疏忽而急施補救之功或病勢日趨於險惡又須早爲防杜以弭患於未然凡此等事無一非勞歛心力者則臨時之判斷力爲急要矣此力不具則施術之機會一縱即逝非唯患者之不幸而於醫者之利害亦所關綦重不可不慎也而欲爲精細之判斷則以夜間爲宜蓋當更闌人靜萬籟寂寥之際瞑目枯坐澄心默慮病者之症狀及療法一一躍現於心目中此際以至純壹至虛靈之腦力斟度而裁酌之其與白

豈紛擾時之判斷誠有不可同日語者世之醫者盍一試之

(一)良心

人孰可無良心者而醫者其尤也蓋無貴賤男女之別醫者無不可與之握手促膝其死生安危又悉懸於醫者之手種種之惡計奸策均可假其手而行古時奸惡之輩假醫名而行其惡者不可更僕數迄今猶演之入劇遺臭無窮則醫之爲業誠非富於良心者莫屬也昔有某婦淫蕩不貞會其夫染疾遂與所私謀致之死既死而懼遂延某醫至扃諸密室啗以重金屬其繕病死證畢且出匕首刼之曰有不如余言者請嘗此刃當此之際醫者唯有權應其請幸脫虎穴即首於有司以彰死者之寃葆已身之皭白而已惜乎醫也無良竟囊重金而嘿不一聲也雖然天網恢恢疏而不漏他日事覺見逮遂罹嚴罰云以事而論誠非醫罪然其良心之不鞏固雖百喙其何辭也

(二)交際

醫者而言交際其爲道亦非易矣蓋無貴賤貧富老幼男女之別醫者無不日與晤對又當隨各人之地位年齡等一一各如其分量而調節其言語動作使悉與相副而不爽毫釐此非平居研究有素者決不能取效於臨時雖然醫之爲業本以救人之疾苦

者也交際雖不可廢然如專注重於此則爲害甚大例如於歌舞音曲圍碁遊戲之業罔不精究而醫術則全不研索拙劣無似惟弄簧舌騁游辭以欺瞞病者爲事既無袪病之術又無豫後之明洎病勢寖危則設辭使改延他醫以卸其責此等弊害多由誤講交際之道有以致之可不戒哉又如酬應過工則亦有妨於醫術一臨病家即歡然笑語如故人患者感之自亦與之昵近信口談謔刺刺不能休以是而診斷之功反行疏忽且親昵既甚則威嚴亦弛凡醫所告誡之攝生法皆付諸若有若無之間其爲害實非淺鮮此交際之調節所以爲必要也

(二)品行

醫士之品行務宜端正世人之延醫多注目其平日之行爲其學識技能縱極優良苟其品行不正則決無以得人之信用累歲困苦勤學之功盡付東流矣茲所謂品行端正者非他即遵守道德之謂也夫道德固人人不可一日或缺者然欲充分嚴行遵守亦勢有所難特於醫師之仁術必不可稍放棄耳古人曰醫而嗜弈則無鄭重病者之意嗜酒則智慧日損嗜色則本性日漓善哉言乎誠醫者之座右銘也

(一)言語

發言輕率者思慮短淺之代表也醫者如此則不惟墜醫業之價值且於患者亦有種種之不利蓋醫之殺人不惟其術即片言隻語亦有能短縮人之壽命者醫雖非有意而然然實於不知不覺之間而促人於死可不慎哉夫人誰不樂生而惡死今如對重症之患者或直語以病已無望則患者心戰膽落而就死愈速此其言直催命符耳可乎不可乎即或患者亟欲得醫師之一言決其治否以爲遺言及財產上之準備而醫者亦宜循其本分不可率臆而道或對於看護者及其家族述其豫後之不良足矣醫者之謹慎言語固宜如是也然亦有過事秘密而反致貽害者例如肺癆之症固自昔謂爲不治者也如對患者而直告以病症實無異宣告死期耳故多數之醫者多隱秘而不以實告或僅報之於其家族而已是時病者初不以介意而於攝生之法勢亦不能力行侵尋荏苒而病機日熾最後始知爲肺患則治療之時機已失唯束手待斃而已豈不傷哉故爲醫者最初即當據實宣告並語以苟施適當之治療及嚴守攝生之法亦非必不可治或更援引前者獲治之實例以安慰其心如是即或不治在病者亦毫無遺憾矣

醫士對於患者其言語宜直截而中肯決不可游移無定以失其信任之心例如於輕

率者則戒飭之於無識者則教導之於精神過敏者則强健之於沈鬱者則興奮之如是則單言片語皆是千金雖謂其效力遠出藥劑之上可也

又於同業間言語之過失亦於一身之毀譽榮辱關係綦重世之寡識淺見之徒往往見他醫之隆盛始而羨繼而妬遂臆造種種蜚語以中傷之以爲自重及攘利之地此實業醫者最宜切戒者也夫翹人之短而炫己之長其爲凶德固無論矣且其意非欲爲自重及攘利之計哉不知自有識者視之適見其卑劣無行耳何則彼之被毀者無論其非必盡實也就如所言亦不過其術稍拙耳而毀之者則固已全失人道矣嗚呼術拙者與失人道者其優劣果何如乎且自思當亦蹋蹐不安矣

（二）舉動

醫士之舉動對於病者實有非常之影響故務宜沈著而不可稍涉於輕浮例如患者以愁苦之眼光與震慄之音聲而質問病狀則當務以沈靜之態度接之不使其起精神之感動蓄重症之患者自知其生死難卜故亟欲得醫師之一決其時每以醫者之眼光與語鋒而懸揣其所判決醫者如掉以輕心而意態間稍不沈定則往往致患者之失望而精神悉爲之萎憊其爲藥石之障害實有不可意計者故卽令有遲疑難決

之處亦當懷藏於心不可使惶迫之意稍露於言語舉動間苟非然者即謂醫士之資格有所未備可也而施外科醫術者尤當注意於此蓋其態度苟不溫和而沈靜則其手術必將招患者之驚愕而不能信任故方其施手術之際碎骨粉肉劊者不啻也而其存心則不可不如菩薩之慈愛能如是庶於醫無愧矣

說痣

丁福保

痣為生於皮膚之斑點有先天即具者有後天而生者其種類頗多醫學上統歸於所謂母斑之一種

種類形狀及大小　俗隨痣之顏色而分為赤痣、青痣、黑痣等赤痣為血管腫皮下之小動脈、與毛細血管不獨增其大且增其數血管增殖極盛之時則隆起於皮膚初生之兒之額、或眼之上下等往往見有所謂火焰斑者即屬此種生後數日多歸消失青痣亦屬於血管腫其所以異者不在動脈而在靜脈故呈青色耳黑痣之來則因眞皮及表皮深層之細胞內儲有多量之血色素其理與黑子同通常多以小者為黑子大者為痣其大無一定之界限以上所述皆先天即具者至於後天之痣大抵因火傷後、或打撲傷時患部起充血且血管破於皮下起內出血而生此時流出之血液之赤色素於皮下組織之間起變化由紫色而變爲黑色至其色素再爲周圍之血管吸收而運去於是痣亦消失故此種之痣大抵皆爲一時性然亦有極深之血管起變化終久不能消失者又如先天之痣若置之度外不施醫治亦必至終身永存隨其體之成長而大此痣之種類也至於痣之大小及形狀則無一定有扁平者有隆起於皮膚者

治療法　邇來雖有發明痣之新治療者然其有効與否尙屬疑問而無確實之解答也若用所謂刺絡法之外科的手術或能除之惟痣若過大則未免留有瘢痕耳

說吃逆

丁福保

吃逆者區分胸腔與腹腔之橫隔膜急於收縮發出一種之音而空氣突然吹入之謂也吃逆本非疾病不過爲一種之徵候其原因多屬不明吃逆之輕者以平常之經驗徵之實非可憂之徵候然歇私的里貧血右下葉肺炎腸窒扶斯虎列拉赤痢腹膜炎尿毒症腦病等多爲其素因故於重症患者之吃逆不可輕易看過須以適當之療法治之吃逆之療法宜先使其人不稍用心而後突然撲其背部或使停其呼吸飲一大口之水以止之但於健康之人治之甚易而在重症患者則治之頗難通常治重症時之吃逆用莫兒比湼及莨菪或用電氣療法然皆僅能止其一時無永久之効驗也

說咳嗽

丁福保

咳嗽者液狀或瓦斯狀之物質刺戟氣管粘膜時衝出之短呼氣也刺戟性瓦斯、煙、混有固形體之空氣等皆爲催咳之刺戟物除此等之刺戟咳嗽餘皆爲某病之一徵候輕者爲氣管之單純加答兒重者爲肺病之難症

咳嗽之聲種種不一有粗而嗄者有如喉頭加答兒伴有咯出物者又有如格魯布性氣管支炎之咳發出一種特別之聲如咆而嗄者又有如百日咳於激劇之痙攣性咳之續出時發高調之急促音者又喘息時之咳嗽雖與百日咳均爲高聲之咳而實則大有所異是咳嗽之聲因病而異也

咳嗽之狀亦各不同或爲空咳往往以乾燥且帶痙攣性而出又有如各種之氣管支炎伴以咯出物者此咯出物、卽爲痰醫學上隨其主成分而分爲粘膜痰、膿痰、漿液痰、及血痰其色亦有黃褐赤綠等狀

咳嗽之療法素以治原因病爲主然患者不堪艱苦之時宜投以緩和痲醉劑通常用老列兒水之配劑吸入法往往能奏卓効然無論如何宜諮於醫師而後行之

述醫療器械

丁福保

述醫療器械

醫療機械者。醫士用以診治患者之機械也。分爲二種。一曰診察所用之機械。一曰治療所用之機械。治療所用之機械。又分爲二種。卽看護所用之機械、與手術所用之機械是也。

診察所用之機械　診察所用之機械。有聽診器、打診器、壓舌子、咽喉鏡、體溫器等。聽診器。其兩端爲漏斗狀有五寸許之管。以其小漏斗當於患者之胸。以其他端當於醫者之耳。又或以橡皮管連結象牙或角製之小管二。中央附以當於患者胸部之管。醫者執其小管。挿入左右兩耳。而聽其呼吸及心臟之鼓動等。打診器。爲一小板及一小槌。其小板係象牙或金屬所製。其小槌名爲打診槌。但醫者往往有因陋就簡。以左手之中指代板。而用右手行打診者。又有所謂聽打診器者。此不外由聽診器之柄所造。其一端作打診槌之頭。漏斗管上亦附着小板。壓舌子。爲金屬製之篦形物。用以壓舌而視咽喉及口腔者。咽喉鏡。爲中央有小孔之反射鏡。藉此以窺咽喉及耳腔者。

治療所用之機械　看護所用之機械。有湯婆、水枕、冰嚢、坐浴器、手溫器、脚湯器、吸入器、浣水器（イルリガトール）、痰壺、濕布、便器等。湯婆、水枕、冰嚢、等。均爲橡皮所製。用以溫局所（限於一處）或冷局所者。其形之大小種種不一。又以冷咽喉部所用之冰囊。雖以直徑一寸之細橡皮管所製者爲善。而普通所用者。則以牛豚之膀胱、及耐水紙所製就。座浴器、手溫器、脚湯器、等。亦用以盛湯溫其局部者。吸入器、爲以蒸氣之力而使藥物噴出如霧者。有呼吸器病之人。多用此器。浣水器、形如圓筒。下附可插橡皮管之口。橡皮管之一端。附以管口。由此而注出圓筒內之微溫湯或藥物。用以灌腸或洗滌膣（陰戶）者。其管口之形。隨其用處而異。痰壺、以陶製或玻璃製之。有蓋者爲善。濕布、以象皮製成。內側加佛蘭絨等。而以水濕之。用於咽喉胸部及其他諸所。手術所用之機械。外科用者。則有刀、鋸、鋏、錐、鑷子、鉗子、縫合針等。刀各因其用處而異。有圓刃刀、尖刃刀、球頭刀等。鋸亦有刺鋸、板鋸、線鋸等。鑷子、亦有有鈎鑷子、動脈鑷子、解剖鑷子等。鉗子、亦有腐骨鉗子、海綿鉗子等。縫合針、多爲彎曲者。其彎曲之度。亦因其用處而異。針之一端有孔。從上部穿絲。遇難縫之處。不能以手持針而縫合者。則用把針器。至於內科所用之器具。有胃洗滌器。有食道消息子。此外各專門科。亦各有特別之機械。如眼科、耳鼻咽喉科、皮膚病科等。無不有特別之機械者。玆不過舉其大略而已也。

萬國肺癆研究會（錄世界報）

一千九百六年九月六日萬國肺癆研究會、開會於荷蘭之海牙、各國人民之死於肺病者。雖於近年中較爲減少。然至今迄未能得盡善盡美之治療法。據前年之調查。每年世界各國人民之死於肺病者。計五百萬人。其中德國居十七萬。法國與美國各十五萬。英國六萬。至於俄國則死於肺病者、幾居總數四份之一。其故一則以俄國人民之生活程度過低。二則以多人往往聚居一室。房屋又不通氣。三則以俄人每用皮服。致使肺病之微生物。有藏身之所。更以世界之大城論之。俄京及木斯科之人民。死於肺病者爲數最多。維也納次之。意大利之那浦耳海口最少。蓋係令有肺病者分居之功也。肺病微生物散佈甚廣。灰塵及牛奶中尤易生長。以其散佈甚廣。故每年世界各國之人民以肺病死者。其數實與由他種疾病死者相等。又據某醫家之言。謂十五歲至二十歲之間。最易得肺病。男子過五十五歲。婦人過四十五歲後。再得肺病者甚鮮。

瀛洲觀學記

方燕年

光緒壬寅游東京帝國大學。看醫科。一室列玻璃瓶甚多。中注防腐劑。浸病體物。若肺癆胃病結核等。解剖室學生多人。方驗人腦而繪之。其旁列甕十餘。甕中皆人肢體。解剖後儲以備考者。聞解剖之人。大抵道死而無親屬者。若罪人死於囚獄或醫院者。亦有死者家貧。願解剖而得領貲以葬者。亦有遺囑自願解剖。以廣醫家之見識而斷醫學之有進步者。解剖之期。多在冬日。蓋以已死之肢體。發未來之學識。且俾後之羅斯疾者。緣是而得救。雖殘胔毀骼。跡近太忍。然醫理日進。實造福於世無量也。於獄訟亦極有關係。人或病死而指爲傷死。或傷死而近於病死。疑莫能名。皆可實驗以明之。一血游之腦。乃被毆傷腦致死。初不能察。既死剖驗有據。毆者無辭。遂抵罪。此近事也。又一室胎兒自一月以至十月。眞形皆備。有人蠟。則人死屍不腐爛而化爲堅質者。又絞死水死傷死之一肢一體可備考驗者。皆列焉。所陳人肢體有半身者。有一手一足者。形體如生。令人思埃及古時木乃伊之術。(木乃伊術保屍體使不壞者)浸物昔用酒醇。苦變色。今新發明一種浸物劑。用之色不變。又陳骨骼骷髏等殆數千百具。各處人皆有之。至他室有人方縛野貓一。以刀創其喉。用電氣機驗其動脈起伏之長短。斬蛙一足。懸機中發電觸之。仍能跳動。瓶浸蛇數百種。色斑形狀多奇。蛇卵亦備多種。聞皆毒蛇。凡蛇毒皆從牙臼中出。一器盛蛇牙多種。及牙中毒液凝爲乾物。云食一些卽能死人。又浸毒魚數十種。狀亦甚詭異。至試驗黴菌學室。有鼠一。種黴菌於其體。觀其發病之狀。又以虎列刺病(中國謂之霍亂近患此病死者甚多亦黴菌爲害也)試種於一羊一馬。有養黴菌室。使室中濕熱之度。適合於黴菌之生長。病黴菌者之衣物。則以藥薰之。使黴菌盡死。不致傳染。黴菌者。中國譯爲黴生物。日本人近硏此學。甚精。病人休養室。分一二三等。一等二等室。建築精美。電燈汽爐均備。人各一室。惟一等室另有看護人之臥房。三等室則數人住一統間。

農科。農科大學。在東京府下荏原郡上目黑村駒場野。地面共十七萬九千三百七十五坪。据原阜之間。林木森然。有農場、苗圃、植物圃、家畜病院等處。其實驗列品諸室。曰農藝化學實驗室。曰林產物實驗所。曰農學科列品室。曰林學科列品室。曰動物學實驗室。曰養蟲室。曰蠶室。曰植物學實驗室。曰獸醫室科實驗室。先至獸醫學室。儲各獸骨骼及模型甚多。有馬石兒。乃馬胎在母腹中。殭堅若石然。牛馬胃便中石。亦有其巨者。見戰時芻秣一器。壓令縮小。漲發則多。以便行軍飼馬。其器長方約六七寸。高約五寸。一器所儲。可供戰馬一殘之用。

瀛洲觀學記三則

劉紹寬

光諸乙巳九月初四日。游帝國大學。看醫科法科文科。醫分醫學科藥學科。其醫學科。有解剖學列品。列全身之骨格腦髓經脉五臟五官器及胎生學之標本模型。計二千餘具。此平人標品也。有病理學列品。分循環器系（心肺動脉之類）呼吸器系。（肺臟喉管之類）消化器系。（肺膽腸胃諸類）泌尿生殖器系。（腎膀胱諸類）腫瘍標本。計六百餘種。此病人標品也。平人多取之罪囚。或有購取者。病人則罹奇疾而願請剖解。或貧人無藥費而以死後剖解爲酬者。入解剖室。見生徒數十人。剖屍七八具。置圖書於側。隨剖隨驗之。又有法醫教室。所列標品。皆人受水火創傷身死者。儲爲實驗。此較中國洗冤錄。切實多矣。剖解之學。驟看似乎殘忍。然人身爲天然一完具之動機、非剖視不悉其蘊。察驗已死。以補救方來。實亦無傷仁術。且靈素所詳臟腑經脈。初非解剖。何由得之。史稱王莽捕得王孫慶。使太醫尚方與巧屠共刳剝之。量度五臟、以竹筳導其脈。知所終始。云可以治病。王莽事事倣古。此亦必有所受也。繼看病院。一房臥五六人。或三四人。病有重者。或剖割後。尚須調理者。皆留院醫治。人侍以看護婦二人。每日需日金三圓。其他處病院。則一圓二圓不等。查日制。女子自高等小學卒業後。多入看護婦養成所。或看護婦會。學習看護法。上者能通德文曉醫理。現時戰事起。多遣往軍中矣。此種教學。非中國所能夢見。文科兼儲歐亞文籍。過史料編纂掛。見脩史者麕聚一室。從事編檢、有史料原裝八百冊。文學大綱數百冊。又有唐時法帖、及日僧游唐日記數冊。蓋皆取資考證者也。法科惟見古今內外國刑具與圖畫而已。按日本醫學已發達於幕府時代。近年專宗德醫。故學醫者必習德文。彼中言醫學者。以德國為全球第一。而日本居第二矣。

初六日。至荏原郡上目黑村駒場野農科大學。本校卒業生安徽羅履平會坦為通譯。學分四科。農學科。農藝化學科。林學科。獸學科。初看獸醫標本。分解剖學、蹄鐵學、衛生學、病理學為四種。解剖係牛馬臟腑骨格及乾燥諸標本與圖畫等。其神經動靜脉。及四肢解剖各模型。則外國所未製。而日本自察驗為之。蹄鐵凡二百餘種。衛生學則分家畜飼料與藥品諸標本。植物園有牧草園藥草園二區。即獸學衛生所資者也。病理學貯牛馬受病標本凡百餘種。寄生動物標本六十餘種。凡諸畜之臟腑癥結。如馬狗寶牛黃及毛球之類。無不備列。其家畜病院。診察治療法。分內外科產科眼科齒科蹄病科。器械具備。有剪毛機器。以取羊毛織氈者也。有馬齒模型。以驗馬之年歲。此法中國有之。所謂馬齒加長是也。次看林學列品。一林業用具。如伐木材運植樹等器七十餘件。二圖畫寫眞二百餘件。三木材標本三百餘種。其他木材種子。未悉其數。林產物實驗室。備設木材乾溜器。樟腦蒸溜器。及木炭樹脂澱粉等件。次看化學實驗室。其分析土壤及食物藥酒醬油乳水等之定量。黴菌類之純粹培養。重要農產物之製造。其化驗器械俱備。而以天秤顯微鏡爲最要。農科列品。則穀菽果實蔬菜種實。酒精浸品石膏及蠟製之模型圖畫。又工藝作物。並養畜養蠶製絲等之製造品。與園藝上之標本。以及和洋農具等標本。又有植物溫室。以實驗植物之栽培與生育之理。有金網室。以避鳥雀風雨之害。有動物學實驗室。所貯內外國枯蟲一萬餘種。試育有益及有害之生蟲五百餘種。又內外國蠶繭三百餘種。有養蟲室。養蠶室。蠶病研究室。有養蠶溫室。爲冬月育蠶及加溫育蟲之用。又有演習林。即公園所植森林是也。林業內有鋸板機器之雛型。詢購眞機一具。內施十鋸。需日金四千圓。前溫州人已託甯商陳日升購之。爲價昂不諧。即此器也。

十月初一日游千葉專門醫學校。校爲縣立。校長荻生錄造。留學德國。醫長三輪德寬代理。導觀各室。規模不及大學。而學科完備則一也。其醫學科目曰解剖。曰生理。曰病理。曰藥物。曰內科。曰外科。曰眼科。曰產科婦人科。曰衛生。曰法醫。（論醫理法）曰倫理。曰德語。曰物理。曰化學。曰體操。其藥學科目曰化學。曰藥用植物學。曰分析學。曰衛生化學。曰裁判化學。曰生藥學。曰藥局方。曰調製學。曰製藥化學。曰藥品鑑定。曰倫理。曰德語。曰礦物。曰物理。曰體操。每科另有細目。茲不詳。繼看病院。室分四等。以償値之多窮。定其高下。有大手術所。(凡肢體割紮之法爲小手術、破腹剜腸爲大手術)舉室光潔。不染纖塵。溫度適均。不寒不熱。中置臥床。爲病者偃臥之所。兩旁列案。前低後高。層累而上。爲學者列坐習觀施術之所。其牆上大署云。獅膽鷹目。行以女手。此八字實盡手術之妙。一室有小兒五歲許。誤吞一物。梗於喉中。不能出氣。一醫刀抉其喉。使能呼吸。然後探取其物。有小便秘而囊腫者。刀抉其囊。出尿治之。三輪又示各種照片。皆外科醫有成效。留爲左驗者。有人喉哽。不能飲食。醫抉其胸前胃口。承以皮帶。上繫以盞。食物嚼吐盞中。使入胃得飽不死。又有蠟製人手與乳病之標本。膚色逼眞。云是法國所製。製法甚秘。校內有赤十字社看護養成所。三輪云此社以東京爲總會。各府縣皆有分會。前次遣往軍中有女子三十二人。今院中尙不敷用。云吾國留學生在此校者七人。江蘇屠元博寬爲屠敬三先生哲嗣。夜來晤談。議論軒豁。佳士也。

攝生新義(錄青年)

美國顧立克著

顧君名醫也。爲美洲體育會會長。任紐約市公學體育長官。講衞生之道最精。此篇原爲美人而發。然於我邦今日時勢。無些子不合。故急輸入之。

今日之時勢。事事處急進之潮流。爭名者於朝。爭利者於市。無不羣求終南之捷徑。故市上售丸散藥酒者遂得逞其欺人之伎倆常人之情每以夕不得寐則服安眠藥以速之眠深夜辦事則服提神劑以醒我目是則藥劑者固人生增力之捷法有成効而不需代價者也天下最便宜事孰有過於此者使設藥之功効果能如是則余也且急勸人服藥餌矣無如其決不能有此理也

夫自生理學之方面而論之藥材之功用祇改變內臟之功用而已不能改其結構性量也譬如人服安眠藥何嘗消除腦系不安之境況使之復歸原來之狀態耶故藥性過後腦系之病狀如舊必更服藥乃可再眠也蓋腦受藥力一時昏蒙故遂酣睡而其所以致此不寐之原因安眠藥未能斯須救治也常人不深思其理惟求一時之急効苟可致片刻之安適者即不問後日之危險即嘗試之近年來市上補劑安神丸等銷數驟增俱此一念爲之厲階也人偶服補藥分量輕微雖無大益原無大損然人情每貪速効故不免愈服愈增而其効果遂愈減二者適成一反比例迨久服不輟則其益全去而其害顯見矣蓋凡藥入身必有二種功効其第一種功効即人所求治之端也其第二種功効非人之所欲然必與第一功効而俱來如形影之不相離其性恆與第一功効相反非惟無益而更則害如西國一種頭痛藥以煤黑油製成其第一功効能

止頭痛第一功効。乃滅人血中之赤輪。夫赤血輪固載運養氣之要具也。鴉片之第一功効爲止痛安神。第二功効則止各臟之分泌，失其功用，於腸尤顯，故吹鴉片者之便秘無法可愈。其餘酒、結烟精等，俱有害人之第二功効。故其主治原極靈驗，而決不可輕用，亦不當久用也明矣。補劑自有其用處。蓋人生在世，不免遇有危急存亡之際，如大事當前，必以全副精力赴之，或需數日晝夜不寐，人身平日所顯之精力，不足以濟事。於是遂不得不乞靈於補劑，藉此藥力，抽提吾身平時不用之隱力，以濟我今日之急用。迨事過之後，必需按用力之多寡，制定休息之久暫，以養回吾體之精神，始能不損身體。此等處尤須堅定主意，不得游移姑息，勿謂大事已過，而一已之精神目下不見妨碍，遂卽不肯休息，仍治日行之事不輟，此速死之道也，當切戒之。要之藥餌不能補吾體絲毫之膂力，其所顯之成効，祗鞭策我所固有之力，提前支用之耳。譬之身乘駑馬，遲遲不前，日薄西山，而去我所欲往之處尙差數里，不得不借鞭力策馬猛進，庶幾達吾目的也。

記者按，海上多有罔利之徒，投人所好，設立補腦治肺安神健脾種種丸散，名目之多，不勝屈指。新報之上，告白縱橫，詩文連接，核其實在，無一非欺人伎倆，卽使其藥

果驗倘無可服之理況以不相宜之品任意和合乎吾願靑年保身之士勿受其愚爲幸有疾宜就素驗之良醫診治不得良醫不如不服藥爲佳

人生之要在於元氣今有二人於此同患一症皆須割治奏刀之醫士同看護之周致無異但一死而一痊又有二商於此同遭市面之風波異常吃緊二人同操心力以抵制之一人因此成疾生理虧倒一人竟能支持迨境漸平靜而其業亦不敗若是者吾人惟歸其原因於二人之元氣有不同耳余嘗見一人身攖痼疾五種有其一卽足以致命而年復一年其人竟不肯死又如海舟失事舟子乘片板浮海風吹波擊無飲無食其元氣弱者早已逐流而去而元氣強者竟久而不死卒慶更生是故元氣者人生之寶得之則憂可轉而爲樂敗可轉而爲成死可轉而爲生也

疾病可自數個方面而觀之自尋常最簡易之方面觀之則謂疾病者可療之事也故延醫無非所以治疾而已但既疾而後始講療治不免已落補救之下策如器已破漏而彌縫其隙晚矣遲矣

是故預防疾病爲勝此一籌之法矣近年以來此理大明於世講衛生者無不力求外圍之完備以期疾病之不及於身如換氣潔水縩乳除汚撲蚊俱本此理實用另一副

眼光以觀疾病也

但觀疾病之法更有一方面即注意人身內之元氣是也身外之境地雖嬰而身內之狀況較之尤要有人於斯內元旺足能抵制一切外來之疾病則較之彼四築壁壘自閉其中以求免害者不更勝一籌歟設有某市最講衛生之道市民之食物絕無細菌飲料經蒸煮則疾病之種似無門可入矣但市民之體氣如多荏弱則雖可免疾病之侵入亦不能盡人生之義務享康健之幸福也

蓋元氣也者非徒足以抵制疾痛已也實於人生有更大之關係世界俱大權力者無非元氣旺足之輩試觀商界學界絕頂人才俱因其精神豐富能作事能耐勞能受辛苦耳

常情或易誤會肌力發達者其元氣必充實此不必盡然以余所見肌力壯健之徒因元氣不充而殞命者蓋不止一人矣保一已之元氣固不可不稍講運動之事然元氣不專藉乎運動因元氣之問題不專視乎肌力必舉身心之全而概論之也

元氣所憑者有二事一則父母之遺稟一則本身之習慣遺稟非我力所能及也如我之先人居城市已三世則我之體氣自然不能居上等西諺有三代必歸田一語誠不

當。笑。爲。無。意。識。之。古。話。也。蓋。人。之。元。氣。與。居。城。市。之。久。暫。殆。有。反。比。例。焉。父。母。投。身。城。市。心。勞。力。瘁。經。營。事。業。其。子。女。自。不。免。薄。弱。難。堪。尋。常。之。磨。折。此。處。一。弱。難。攝。生。有。道。運。動。不。逮。不。能。補。遺。稟。之。所。缺。也。元。氣。非。吾。人。可。製。造。之。物。人。如。眞。元。甚。弱。則。祗。能。就。目。下。之。境。好。用。我。所。有。之。能。力。耳。此。外。更。無。他。法。也。然。常。人。之。體。氣。決。不。致。到。此。地。位。只。消。善。爲。發。達。無。不。可。以。有。爲。是。故。栽。培。元。氣。誠。爲。眼。前。緊。要。之。問。題。吾。人。之。遺。稟。如。何。可。置。勿。論。惟。研。究。當。如。何。用。此。遺。稟。之。法。則。吾。輩。之。責。也。

勞。劬。生。幸。福。　貧。窮。致。健。康。(西諺)

中醫曰邪氣、西醫曰微生物持說雖異理亦相通、姑述所見作醫門郵遞、

何錫琛　憲人

吾身固有之氣曰正氣。外界侵犯之氣曰邪氣。蟣虱類之蠕動者曰微蟲苔蘚類之斑剝者曰黴菌。黴菌微蟲。皆微生物也。(一稱細菌或作病毒)今試以微生物論。且以氣論。夫身中之氣。卽身外之氣也。身外之氣。卽空氣也。目不能覩。耳不能聽。鼻不能嗅。皮膚不能覺。安有所謂邪氣。亦安有所謂微生物哉。然此。特。理。論。而。非。實。驗。舊。學。說。而。非。新。學。說。也。蓋

空氣之爲物吸之則膨脹呼之則空虛吾人生息於氣中猶魚之游泳於水內固有利而無害自雜之以炭養二水蒸氣阿母尼亞等種種不潔之氣（中醫統稱曰濁氣溼氣穢氣毒氣瘴氣等由人類或各種動物從呼吸器消化器泌尿器所排洩者與疾病時所排出者或街港溝渠各種有機體腐敗時所排出者）促之以日光寒暖之力激之以或徐或暴之風而後上下飛舞吾身之前後左右無不到中醫所謂邪氣者在此西醫所謂微生物者亦在此呼吸之不慎體溫之不調即疾病所由生不特此也人類所賴以生存除須臾不可離之空氣外莫如飲食已飢已渴飲食亦人生不可一日缺體重百斤日食固質二斤流質四斤強者常人也而此二斤四斤中之不潔物得若干吾不暇知其詳第見外來之塵屑與內含之滓跡杯箸間充滿焉由是日增而月積如雨露之浸滋如煙霧之薰染殘留於腸胃消化器者當必不少平時無有刺激相安若素中醫謂之溼邪亦謂之邪氣而以愚意武斷之殆即爲微生物之培養基乎微生物爲最下等之動植類其細已甚故曰微爲有機質故曰生即名思義誠非顯微鏡不能得其眞相而中醫則素無顯微鏡也並無理化等學科以佐證之宜其憑空結想迷離彷彿者矣獨是色以光線而著物以化分而細學以研究而明古塞而今通古質而今文古淺陋而今精深文明進化之公理也中醫之學說尚古而不尚今知其當然而不

知其所以然沿五千年老大國之舊習自爲風氣豈徒醫學然哉雖然一成不變非先聖法康誥曰苟日新日日新又日新孔子曰溫故而知新又曰學如不及宜何如借鏡燭妍舍短取長以冀相推相吸以建樹於前途而爭存於世界也茲姑以中西學說之淺顯者重論之中醫曰疾病者邪氣爲之也無論爲風爲溼爲寒爲暑爲燥爲火凡異乎吾身固有之氣而不合乎生活之機能者皆得以邪氣目之不寧惟是卽水也食也痰也瘀也凡足以阻礙生理敗壞臟腑者亦皆得以邪氣目之而西醫則不然其言曰疾病者皆微生物之作用也微生物附於塵埃以風氣爲媒介（中醫謂之淸邪）或混於水穀以飲食爲媒介（中醫謂之濁邪）體之壯者則內充實而外豐滿機能活潑抵抗力强縱有侵襲而養氣有燃燒之力胃酸有殺菌之功（臟腑有自然却病之功用輕淺之疾不治亦愈誤治轉劇故病者有守勿藥爲中醫之說也）弱者則反是他如人事之勞逸天時之激變因寒暖而失體溫之平均者亦爲感病之一端而中醫則曰邪之中人也其氣必虛又曰壯者氣行則已怯者着而爲病也以爲人在氣交之中禀氣而生亦禀氣而死凡生理病理與物質作用之理相通者莫不曰氣化使然也抑知氣化二字西醫亦最能體驗惟不曰氣化而曰酸化酸化之旣又曰發酵之數者皆中西理之相通者惟中虛而西實中粗而西精耳夫物之始也自無形而

至有形自渺小而至鉅大物之終也自鉅大而至渺小自有形而至無形（例如炭化酸化作）莫不原於微胞之化分化合耳而微胞之化分化合不能自爲作用必藉水素與酸素之作用爲作用也（作用之遲速視熱度與水蒸氣爲轉移冬日與夏日異日光中與黑暗處異燥時與潤時異）與顧水素與雜質之混合物莫如溼溼者、即組成微生物之原料因感染何種之微生物而起酸化作用即發何種之微生物病故愚以爲微生物者邪氣之顯著者也邪氣云者猶包涵一切微生物之代名詞也空氣者風之源也風者氣之變也燥者溼者（中醫言溼有二義一作溼潤之溼一作溼濁之溼）空氣中水蒸氣之多寡也寒者熱者暑者皆空氣溫度之高低與時令爲轉移也疫者穢者濁者瘴者皆空氣中混有微生物也請再以傳染病論傳染病非中西所同有者乎惟中醫不曰傳染而曰疫癘乃指天行疫癘一端即西醫所謂流行性傳染病也中醫所知爲傳染者除疫癘外祇天痘、疥、癬、梅毒而已而爛喉痧、斑疹、大頭瘟、大痲風、傳屍勞數者亦間有言之然皆漫無界說絕少預防他如赤痢、傷寒、（病發於秋南中名爲溼溫西名腸窒扶斯）傷風、瘧疾、白濁等均非所知矣鼠疫、回歸熱、惡性水腫、馬鼻疽等更非所知矣中醫所據爲治者則即以溼以風以疫以穢以暑以熱爲目的而統名曰邪氣西醫所據爲治者則即以微菌以微蟲爲目的統名曰微生物（屬於菌者分系狀微菌芽生微菌分裂微菌數類屬於蟲者分滴蟲包蟲蟯蟲等數）

顧類中有與生理有害者亦有與工業有益者推菌病實較蟲病多若是則中西之學說持論雖異理亦相通我中國文化之早爲全球冠羲農以降歷代之良方妙藥百家之精理名言美不勝收其爲學偏於理論惟理論故空而泛惟空泛故無證據惟無證據故無進步一病也而聚訟紛紜一藥也而主張各是以視西醫之月異而歲不同者瞠乎後矣余亦中醫也明知高談空理於事無補長此因循終歸劣敗既不欲自薄亦不敢飾非因時制宜詎囿成見有爲亦若端在革新而說者謂有保守而後有進取以舊爲本以新爲標宜也顧此特持重之言而非勇敢之謂消極的主義而非積極的主義積極的主義以勇敢代持重所謂能獨立乃能得自由能進取乃能言保守以實學爲重以舊粹爲輔本立而道生枝榮而葉茂策之上者也或曰聞道有先後人事有不齊不齊者不齊之先後者先後之是說也似亦旁觀容有之義

論某名醫之切脉

莫釐山人

俗之所稱爲名醫負時望者抱一最惡劣之僞習自謂切脈即知病之所在不惟不問病情並病人自述之言亦厭煩聒而又叱之曰毋多言爾既自知胡不自醫蓋常聞人言之亦嘗親當之非虛誣也或謂若而人者自信太過殆亦愚而好自用或曰倨傲自

大不屑煩瑣都非確論實則欺世炫俗盜名牟利欲售其奸草菅人命爲病家之賊醫林之妖也憑脉治病久爲通人所詬病脉之大要不外浮沈遲數其餘各脉不過聊備一式藉資病症之參究然亦安知著脉經者無穿鑿失當之處必欲舉二十四脈強指某脉爲某病何其迂哉微論其道之難精卽精矣果能二十四脉一一明辨而無纖毫糊模者亦豈能與病一一脗合乎雖起叔和而診之亦不能也同一脉也而病不同同一病也而脉不同人之稟賦不同而其脉之大綱亦不能盡同一脉而有數病一病而有數脉亦無不可見一人而又兼數病歧理棼繁何所適途倘拘泥於三指之下置病由於不問如適所謂稱名醫負時望其人者其不殺人也幾希鄙人本非知醫並不能文因憶數年前在蘇城就診某大名醫有感不能已於言不自知其譾陋故率筆書之以儆若輩之欺妄則於醫界前途或亦有小補焉

論葶藶子

陳濬

丁君仲祜本化學之實驗辨中藥之精微窮源竟委獨妙匠心鄙人因有感夫藥之失眞非無眞也有其眞而不知其眞故眞者反爲假掩耳今市肆所售僞藥甚多卽如葶藶子一項考諸本草枝莖青花微黃結角子扁小如黍主治積聚結氣破堅逐邪利水

除痰爲療肺之要藥而藥肆所售乃圓小如蝦子究不知係何物而其爲假也無疑歟地張玉堂先生家中種有一草可治肺癰濟人已廣自名過江菉豆鄙人曾採而審之其花莖根子頗與本經葶藶相類蓋知世間有眞藥而失眞名者由來漸矣豈第葶藶一項已哉行醫者苟能盡心研究考一藥得一藥之眞自必用一藥收一藥之效擴而充之何藥無靈亦何病不治哉管窺之見質諸高明以爲何如

宜改藥渣潑路之陋習

朱詒彬　均伯

鄙人在鄉發起清道事宜注重衛生然每見各處街衢有病家牢不可破之惡習莫如將服藥後之藥渣潑於當路積習相沿竟無良法勸免然病家亦並不知藥渣當潑於路上之原由惟相傳神農嘗百草時蓄一獸令其徧啣藥草神農一一嘗試攷識草木之寒熱溫凉表斂通濇陰陽升降各味各經有毒無毒評準藥性是爲識藥之祖即是藥王菩薩救度病人以此之故病家遂將藥渣潑於當路以冀神獸見而啣之猷渣於王前王動救難之心將藥渣查驗有無爲庸手所誤王必保護其病者使反險爲夷默佑其門徒可化凶爲吉故庸醫賴有神佑亦問時名此藥渣潑路之所由來也當此百事維新惡習宜革當路藥渣不獨滑跌行人且遭人咒罵迷信家因病而懺悔罪孼之

不暇宜取吉利豈可因病而作此妨礙公德遭人厭惡之事乎惟願各醫生勸病家破除俗見於開方時囑改革此種陋習亦清道之一端焉

太醫院

仁和朱侍郎嘗奉命試太醫院官學生侍郎自以不解岐黃乃浼精醫學者恭擬一題袖至院題紙既下見諸生皆袖手默坐若未得題者侍郎怪之遣人詢問則同辭對曰向來題目皆出御製醫宗金鑑今非是故不敢作侍郎大窘乃求得醫宗金鑑匆促摘一二語命題不意諸生猶袖手如故又問之則曰向來出題只是在首卷中檢取今尙未合例也亟如其言改題始得終試事又向例太醫院恭請　聖脉皆隔別分擬而又不得大相歧異醫官患得罪皆推一資格稍長者爲首凡用藥之溫凉攻補皆此人手持鈕珠菓粒爲記各醫生皆視爲趨向又所開必須精求出處故諸醫擬方必用醫宗金鑑取不能批駁也至次日復診照例不能復用舊方又不得多改惟酌改兩三味方爲合格故復診數次即與初方宗旨迥不同矣

笑疾

宋史扈當傳有笑疾雖在上前不自禁據此則陸士衡之撫掌未嘗無偶也

丁氏醫學叢書

喉痧新論

無錫丁福保仲祜編

上編 喉痧淺說

緒言

喉痧一名爛喉痧。又名白喉。又名馬脾風。日本名實扶的里。一作實布的里亞。即ヂフテリア。德文英文皆作 Diphtherie。拉丁文作 Dyphtheria。法文作 Diphtherie。舊譯作時疫白喉。一作白皮痧。又作鎖喉風。

實扶的里在外國雖爲古昔已有之疾患。而其本體。則至一八二六年始經布兒吞諾氏 Bretonneau 闡明之。十八世紀之末葉。實扶的里蔓延於歐洲。十九世紀之中葉。又盛行於德國。通都大邑。往往不絕。其他散在性之流行於各地。亦時時有之。

喉痧新論　二

日本明治三十七年間。統計全國患急性傳染病者。就中羅實扶的里者。有萬二千六百四十九人。死亡者、凡三千七百二十一人。又自明治三十三年至三十五年間。統計東京市內羅實扶的里者有三千一百八十一人。死亡者、凡六百四十二人。此外有輕症、及不知者。尚不在此數。統計患病之年齡。成人較小兒爲多。

葉天士先生曰。雍正癸丑年（一七三三年）以來。有爛喉痧一症。發於冬春之際。不分老幼。傳染殆遍。發壯熱煩渴。斑密肌紅。宛如綿紋。咽喉疼痛腫爛。如火團之內熾。醫家見其火熱之甚也。投以犀羚連梔之類。輒至隱伏昏閉。或喉爛廢食。延挨不治。或便瀉內陷。轉瞬凶危。醫者束手。病家委之於命。孰知初起之時。頻進解肌散表。溫毒外達。多有生者云云。

此爲吾國有實扶的里之始。據葉氏之說。且有猩紅熱。或痲疹等合併症也。自此以後實扶的里每年發生之情形。雖不可考。然懸想此百餘年中。死於此病者。每歲不知凡幾。試以近三年內。余之所聞者述之。

某甲。精英國語言文字。歲戊申。在滬上某校任教員。四月。得急電言妻患爛喉痧。瀕危。甲令妻來滬就醫。妻病未愈。甲復傳染。用舊醫法治之。不效。遂同至某醫院。醫生以無傳染病院。不敢留。荐至工部局醫院。比至。已斃於馬車中。妻歸。因夫病之死。係由已傳染。服雅片。明晨亦死。使甲稍有普通醫學知識使其妻早令西醫注射血清嚴行消毒法及隔離法以防傳染即傳染矣早用血清注射亦十愈八九今俱不出此少年少婦賫志以沒嗚呼慘矣

丁未夏四月。滬上著名之某商業學校。一學生患爛喉痧。校中人。漫以舊法治之。既不知消毒法及隔離法。又不知血清之注射法。不數日間。該校傳染者。多至八十餘人。有帶病而歸者。或自斃。或傳染父母兄弟姊妹以及鄰里鄉黨。病毒遂蔓延於內地矣。使管理人略有普通醫學知識於該生初患病時即送入工部局醫院用隔離法及血清法則始患者亦可愈奚論他人今之學者研求各科學每十數年而於普通醫學智識獨付闕如且不甚措意抑又何也

今歲四月。南京某商業學校。自學生周某患喉痧而斃。全校傳染甚速。先後不及一週。計學生死者四人。而患疫者尚實繁有徒。全校恐慌異常。擬停課注意衛生。以賫攝養云。

實扶的里。其原因亦如他種傳染病。有目不能見之細菌。二十年前。累富氏始於患本

病者之義膜(假皮)中發見之。謂之實扶的里桿菌。乃細而長之細菌也。取該患者之義膜、或其分泌物。染以色素。用顯微鏡、或其他方法檢之。則可見此種細菌之形。實扶的里桿菌因談論等侵入鼻孔、口腔、咽頭、喉頭之粘膜而蕃殖且排泄一種之劇毒、襲咽頭、喉頭之粘膜而起炎症。因發生易凝固性質之分泌物。終於粘膜上生如皮之白膜。卽所謂義膜也。凡罹本病者。無不粘附義膜焉。

實扶的里毒者。不僅起局所(限於一處)之變化。且被吸收於血液中而運行於全體。犯神經、心臟、腎臟等部。起全身中毒症狀。甚或至死。是不可不注意也。

本病之狀態如此。茲更述豫防及應注意者如下。

實扶的里傳染之豫防

豫防實扶的里傳染之法。以避細菌之侵入爲最確實。凡患兒之鼻腔、咽頭、喉頭之義膜。及鼻汁、咯痰等。皆有細菌。在其間。乘咳嗽、噴嚏、咯痰等。與唾液混和而飛散於周圍在有感受性之小兒。因呼吸而直接受之於鼻腔、口腔。於是細菌蕃殖而起病。又患兒所用之手巾、玩具、箸、茶碗、衣服等物。已爲唾液、鼻汁所污者。亦有細菌粘附其間。爲是病之媒介。故無論何人。要當遠而避之也。小兒患病。宜卽送入病院。卽不然。亦當隔離病室。嚴禁出入。凡手巾、玩具、衣服等。均須十分消毒。俾免傳染。

本病之傳染也。竟有不明其誘因者。有人焉。其鄰居無患本病者。又未與患本病者相接觸。而其兒突然發生本病。或甲之全家感染本病。而其他各家俱不感染者。此等事常常有之。今姑不具論。但就間接傳染者言之。由於各個人身體之狀況。而有罹病不罹病之別。是則吾人所當注意者。設家有兒女及兄弟姊妹等。切須遠避患者。或不意而誤近之。宜卽脫除衣服。曝諸日中。而復消毒。洗滌身體。以清潔之。並用鹽剝水、硼酸水等。頻頻含嗽口腔。約數日而止。此皆豫防法也。又無論何人。有無罹病之性質。雖皆無先見之明。而七八歲之小兒。則多有感受性。病菌易侵襲鼻腔、咽頭之粘膜而發生。

本病故自冬徂春。感冒、及本病流行較多之時。尤宜特別注意。牛乳亦足爲傳染之媒介。當沸而消毒。然後飲之。此非特豫防本病。衆恐他病之傳染也。

本病發生之時。凡家多兒童者。宜注射血清於健全之小兒。以豫防之。最爲安穩。然隔離患兒。及其他豫防法。亦在所必要也。

本病發生時之注意

家有小兒者不幸發生本病則一切之攝生法皆爲家人所當知病室宜擇幽靜之所明朗而流通空氣室溫宜在攝氏十五六度間使病菌乏隱伏之地當患兒未入此室之前宜先將室內之器具雜品等十分消毒而後居之外來之人尤宜一切杜絕

人身有自然抵抗疾病之作用故一旦罹病務當完全此自然之作用不可使用體力於無益之處也職是之故宜安心靜臥勿動作其身體又其消化機能易於減衰且咽喉亦起變化嚥下食物往往困難故當用易嚥之牛乳如患兒峻拒牛乳強之不飲則可加砂糖或茶或珈琲等以變其味此外尚有粥湯卵葛粉湯果實汁等物亦頗相宜果實汁中惟酸蜜柑汁刺戟咽頭不可飲又因呼吸被障害之故必需新鮮之空氣如在冬日須用火鉢則當先熾其炭而後入室否則室內之空氣過於乾燥有若此者火鉢上必置水一罐煑沸而揭其蓋一任蒸氣之噴涌

患喉頭實扶的里者不惟生義膜於局所（限於一處）而狹處之粘膜且發腫脹故呼吸益覺困難醫者當於其頭部行溫罨法或貼置冰囊然濕布易乾燥冰塊易融解

宜注意頻頻交換

患者所用之手巾、牙刷、刷牙杖等均須十分消毒而血清療法與氣管切開術亦爲醫士及家人所當注意者

患本病而死之原因有種種。今姑舉其大概。

(一)實扶的里菌於咽頭、喉頭等局所發生之毒爲血液所吸收侵襲神經、心臟、及其他重要之機關遂至於死所謂中毒也

(二)喉頭最狹窄之部分發生炎症致粘膜腫脹妨空氣之流通且義膜粘附其間致呼吸之道愈隘故肺中之新陳代謝不能充足酸素(養氣)吸入者少而炭酸(炭養氣)積滯者多因之窒息(悶死)而死

(三)咽頭等部既被實扶的里變化則其他惡性質之細菌亦得侵入而起敗血膿毒症終至於死

此外起肺炎、氣管枝炎等之合併症亦爲致死之原因

欲防第一之死因必須注射血清防第二之死因須行氣管切開術防第三之死因則尙無妙法也

實扶的里血清療法

實扶的里血清療法者。乃以牛或馬之血液。注射人體內。以滅除病毒之成分也。此療法之理甚複雜。非常人所能盡知。茲所論者。爲最淺近且簡單之理。

患者之死。由於中病菌之毒。則用滅除該毒之藥劑。與其他方法以治療之。前人幾費心力不過於局所塗布藥劑。俾細菌枯死。一面令嚴行攝生法並投強壯藥、亢奮藥等以維持體力使對於病菌及病毒營自然之抵抗。苟毒力弱而體力強能十分抵抗。其毒則自可治愈。否則不治。迨十五年前。德國細菌學博士佩琳 Behring 氏發明血清療法。以滅除病毒而救患者。而後知從前之理想遠不逮此矣。

夫實扶的里之所以能自愈者。因病毒雖入血而犯身體某部分之細胞。而該細胞能生一種物質。中途與病毒相結合。即爲無害。所謂抗毒素也。此抗毒素苟及早發生。可不施特別之療法。該病亦能自愈。反此而毒素之力甚強。患者之體力衰弱。發生抗毒素。天然之機能不完全。一任本病久持。侵襲神經、心臟。及其他之細胞。則終不免於死亡。當其未死之先也。必恃有其他之應援而後可救。即以含有多量抗毒素之實的扶

里血清自體外注入體內是也此之謂實扶的里血清療法

實扶的里血清之製法採取病菌所生之毒（有一定之量）注射於動物體內或小如天竺鼠或大如牛馬等皆中毒而死與人無異然先以致死量之最少量注射於馬體則馬起輕症未幾卽愈此因馬體內已生抵抗病毒之抗毒素也故第二次卽注射病毒多量馬亦不死非特不死且更發生多量之抗毒素終則注射數倍馬血中所含之抗毒素亦愈多至是雖以能殺數萬頭天竺鼠之大量毒素注射之而馬仍如故毫不感受本病於是採其血液使之凝固而但取其中之血清加入消毒藥令不腐敗此卽實扶的里之治療血清也以此治療血清注射人體內則血清中所含有之抗毒素自有抵抗毒素而滅除之之功能焉

福保案、實扶的里血清上海英租界棋盤街工部局亦能自製其西文作 Diphtheria. Antitoxin 每瓶兩元譯其意卽喉痧之抗毒素也頗著卓效醫者盍試用之

注射血清有爲家人所最宜注意者注射當在病之初期若病勢增進細胞爲病毒侵襲殆遍而後注射血清雖多亦無效矣夫吾人最貴重臟器之細胞譬猶生命之本城敵師若侵入而占爲根據地則雖乞援於他國亦終不能恢復必敵師尚未進薄城下

之前而援軍已至與己國之兵會合而要擊之乃操必勝之劵斯言也非獨學理上爲然即徵之人人治療上之實驗與動物試驗亦莫不然據排肯斯基氏報告謂罹本病者於第一日即注射血清則死亡者百人中僅一人至二人強至第二日注射者則死亡者百人中約五人至十四人至第三日注射者則死亡者百人中約十九人至三十人強施血清療法之遲速與死亡數之多寡爲正比例甚矣血清注射之時機不容須臾緩也又或謂本病流行之時其已行血清療法地方之死者必大減於未行血清療法地方之死者

不甯惟是更宜視病勢之強弱與時期之遲早而加減注射之量日本血清藥院、製造之血清與西洋所製相同有第一號、第二號、第三號之別號數愈多則抗毒素之分量亦多其價亦昂此血清注射之分量雖須醫士定之但血清無害於人之生命與其失之少甯失之多故於必要之時宜用多量之血清有時或尚須注射二三次斷不可惜費也

注射血清之後時或關節疼痛或皮膚發疹皆非危險之症可勿慮

要之實扶的里血清於病之初期注射之則奏效益確所尤當注意者則小兒是也爲

父母者宜深察小兒之容態倘其鼻腔、咽頭、喉頭等發生變狀爲與本病疑似之症當速請醫士診察之其症狀如下

本病之症狀

本病之輕重不一。有犯咽頭者。有犯喉頭者。有咽頭症狀雖輕。而喉頭症狀極重者。有鼻腔、咽頭、喉頭。同時波及。而續犯入氣管枝內者。有發種種之合併症者。僅犯咽頭者病雖甚輕然至病勢增進則患兒之身體必漸倦怠頭痛發熱於是晚或翌日咽頭即發比里比里之感嚥下時屢覺疼痛此時爲母者當亟檢查其咽頭如見口腔內之扁桃腺、軟口蓋、咽頭之奧起炎症而發紅腫扁桃腺上部在在有黃白色之斑點明日再檢之斑點益廣發生光色如白絲之膜自扁桃腺至軟口蓋、懸壅垂、咽頭等部悉爲所蔽同時體溫昇至三十八度、或四十度脈搏增加重症、則口發譫語起不眠症或即能眠而終覺不安若波及鼻腔則鼻腔紅腫生義膜而鼻汁增多呼吸困難幸而中毒症狀不甚經一定之時期該膜自能剝離而愈其甚者多不治而死

犯及喉頭者爲何尋常發高聲之時喉頭之聲門僅留罅隙若該部分爲本病所襲則

粘膜腫脹而生義膜徑路益隘呼吸愈形困難故其呼吸爲曳鋸聲或起一種無響之咳嗽顏面色紫吸氣時軀體向後張其兩肘轉側不安其狀至慘中毒症狀弱者該膜自能剝離局所之炎症亦減倘既已中毒而復窒息則必無生理矣

職是之故凡本病流行之時小兒或患極重之鼻加答兒（卽鼻傷風）鼻汁閉塞鼻孔因而呼吸困難或聲音嘶嗄喉頭發吹笛之音宜卽請醫士診斷并注射血清以防之也

血清療法之外又有一法爲世人所當注意者曰氣管切開術是已

氣管切開術

喉頭因罹本病之故呼吸之路愈狹遂致窒息（悶死）此時之急救法當截斷狹窄之部分而造孔於氣管中插管以通呼吸譬猶水道因淤塞而氾濫不得不別濬支路以洩水於他處也是謂氣管切開術但截斷喉頭之法爲世人所大恐萬不肯令醫士行此手術必至病勢增進不忍睹患兒之慘狀始勉許之而不知患兒此時體益衰弱炭酸之中毒亦甚雖行手術亦屬無效不過聊慰親心耳若於適當之時期行此手術

苟非有險惡之合併症則呼吸頓覺舒暢口唇青紫者仍復其赤色脈搏如常全體安靜插入之管約一週間始取去之而施以適宜之處置自可治愈愈後僅喉頭部遺留瘢痕耳何足畏哉爲父母者當醫士諄勸行此手術時愼勿溺愛小兒游移莫決致令陷於死亡也

恢復期之注意

患兒恢復之期不可一任私意當在在謹守醫士之語令患兒十分安靜毋輕離牀褥毋恣情遊戲毋妄進食物此尤宜特別注意者也

患兒恢復之後局所之膜雖已悉數剝離尚有病菌遺留其間如罹鼻腔實扶的里病菌之存於鼻汁中者其時日長短不定速者三四日卽消失遲則須三週間或三個月以上此等存於鼻汁中之病菌亦有使他兒感染之危又觸接患兒之人其咽頭等部雖無疾患安知不隱受病菌之毒而傳染耶最完全之法不如屢請醫士檢查究竟有無病菌此法在患兒愈後之四週間內尚須行之並一日數次用藥劑含嗽口腔唾棄之水入一定之器具中以防傳染他若患兒之兄弟姊妹及學校中之同學亦宜注意

恢復期中有忽患心臟麻痺或眼筋四肢等麻痺者須慎防之本病普通之注意如此蓋欲防傳染病之傳播固恃行政上之注意亦賴人人有衛生之思想能明悉各病之本態與其他諸要點從而講求衛攝之法則善矣

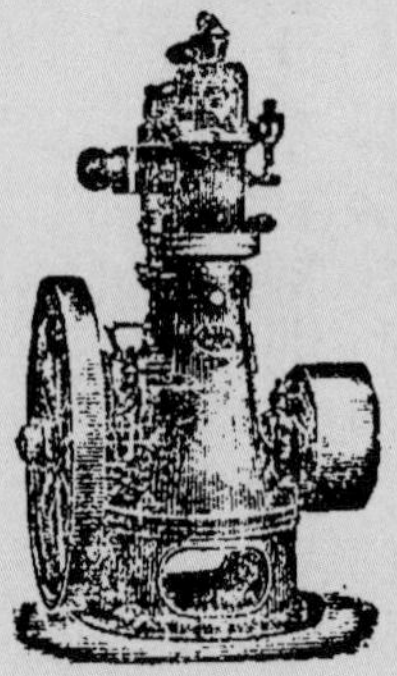

喉痧新論上編終

投稿本會者鑒

本會會員寄來之稿。已積至六十餘篇。因限於篇幅。僅登數首。俟六月起。當依次選錄。凡不入選者。恕不奉還。

寄欵項者鑒

諸君寄來之報費會費及特別捐欵。從郵政局滙劃。萬無一失。若以鈔票封入信內。爲郵局查出後。必將該欵扣留充公。幸勿冒險犯法。將鈔票函寄。如內地不能郵滙之處。寄郵票亦可。（每票不得過二分以上）惟郵票僅能作九折扣算。

謹謝特別捐欵

李伯蓀先生。熱心提倡醫學。慨贈本會經費墨銀五元。特此鳴謝。以誌高誼。

謹謝特別贈書

兪伯銘先生。知本會藏書無多。先捐佩文韻府一部。以爲之倡。敬誌於此。以鳴謝忱。

謝捐助椅桌

徐蘭韻醫生。博通內外各科。熱心提倡醫學。捐入本會椅桌五副。特此誌謝。

買預約劵者鑒

新撰病理學講義預約劵。已截止不賣。五月底一定出書。凡買到此書預約劵者。請將該劵及一元三角、交到本會。即將病理學講義三册奉上。

社友啟事

浴佛後三日。因事遊京口。順道拜謁社友袁桂生君。辱荷優待。誌謝高風。處育和敬啟。

本會發起人補遺

前期報上發起人項下爲手民排字時脫漏二人因補記於此

臨平育嬰堂醫員仁濟局正醫生陳祖培
南洋兩淮考取最優等醫士金鼇

催繳報費

閱報諸君。如有未付報費者。祈從速寄下爲荷。凡事獨力則難支。衆擎則易舉。在閱報諸君。雖爲數甚微。然積小可以成大。覆簣可以爲山。諸君其諒之。此亦提倡醫學之一助也。

（第　三　期）

宣統二年六月中西醫學研究會出版

中西醫學報

總發行所上海新馬路昌壽里八十一號無錫丁廑

目錄　六月份

新撰病理學講義

全書共三册。無錫丁福保譯述。論人類所以得病之原因。論病原與病狀。所以相關之理由。論病原所以殺人之緣故。內科外科無不具備。間及解剖病屍。以明某臟某腑所以受病之實據。此外寄生蟲及細菌之形態性質。亦詳載靡遺。理論精博。文詞淺顯。吾國素靈以來。諸醫籍罕有其比。眞醫界中從來未見之奇書也。每部大洋四元。

肺癆病學一夕談

丁福保譯述。首論空氣療法。次論安靜及運動。次論皮膚之堅強法。次論飲食（內有朝食午食夜食一定之食單）次論被服。次論發熱。次論盜汗及不眠。次論咳嗽咯痰及咯血。次論下痢。次論輕快及治愈。次論職業。次論肺病豫防法。每部大洋三角。

病理學一夕談

丁福保譯述。第一章、疾病之意義。第二章、發生疾病之原因。第三章、病竈與症狀。第四章、天然療法與人工療法。第五章、死亡與對於死亡之科學的觀念。第六章、局部與全身病。第七章、病變之種類。第八章、漢醫學之病理思想。第九章、關於人體之迷信學說。精邃文義淺顯。讀者無不瞭解。每部大洋三角

中外醫通

日本藥學家赤木氏原著。無錫丁福保譯述。其原本今年四月出版。在日本亦爲最新之書。每一種病。詳列中西經驗各方。使閱者知某病用中國方則爲某藥。用外國方則爲某藥。將上下數千年東西數萬里扞格不通之處。融會而貫通之。集衆腋以爲裘。穿明珠而作串。其微辭奧旨。多述舊聞。閱者如入山得徑。榛蕪豁然。又如漏井逢源。溢然自出。蓋以吾國古方。居全書十分之九。外國方僅居十分之一。學者易於觸類而旁通也。凡一十二章。其第一章傳染病。第二章呼吸器病。第三章消化器病。第四章全身病。第五章神經系病。第六章循環器病。第七章排泄器病。第八章五官器病。第九章皮膚病。第十章婦人科病。第十一章小兒科病。第十二章外科諸病。　每部兩元

人體寄生蟲病編

日本小西俊三君著。丁福保譯。吾人各種疾病大半因寄生蟲而發。是書之第一章。爲腸管內之寄生蟲。內分圓蟲類。及扁蟲類。如蛔蟲。蟯蟲。條蟲是也。第二第三第四章。爲肺臟肝臟腎臟之寄生蟲。如肺臟二口蟲。肝臟二口蟲。及腎蟲等是也。第五章。爲糞便之檢查法。第六章。爲生活於血液中之寄生蟲。第七章。爲來襲於外皮之寄生蟲。第八章。爲生活於結締織內之寄生蟲。皆搜輯東西諸家之學說。細大不遺。加以實驗。故精而不陋。博而不濫。縷分部析。具有條理。能使世之治蟲病者。左右而逢其源。亟譯出之。以供醫林之採擇。爲吾國論蟲病書中最新之鉅製也。每部大洋七角

藥物學大成序

英人赫胥黎之言曰『天道變化不主故常』蓋宇宙萬彙罔一不變而藥物非即其一哉太古醫藥從宗教出而太古開化造端東方諸國漸被歐西諸邦其時宗教有張四行之說者印度希臘之古代及中國伏羲之八卦是已有張五行之說者西南亞細亞之加勒底諸古國及黃帝神農齎其說以來中國者是已然宗教雖殊而醫藥爲術則草創畧同十八世紀亞剌比亞人發見化學而藥物學上遂顯見一大進步顧東方如波斯諸國狃於尙武之虛榮棄焉弗究而歐西希臘諸邦轉以流傳而攻究之代移世遷成有今日西藥之盛此西藥以變古而進步之徵也若我中國黃農而還閉關獨治至今言醫藥者猶未能一外夫陰陽五行以爲言譬之今之中藥尙在古歐西之希臘崇拜四行說之時代而以較夫今之西藥時代相去之懸殊直三四千年之遙焉此中藥以不變古而退步之徵也是故中藥西藥於太古本同一宗教的藥物也洎夫中世

而後而西藥以變古而勝中中藥以不變古而遜西亦越於今而中藥猶尚宗教的藥物也西藥則科學的藥物也二者劃然若有鴻溝之中隔而不可以合焉我曹生今之世習聞任天之術明知變亦變不變亦變與其變於人毋寧變之於已則盡取科學的西藥以一變宗教的中藥並之一變宗教的中藥爲科學的中藥非皆天職之所不容已者哉錫山丁仲祜先生工於文遂於算而尤長於醫比者譯輯醫籍都三四十種以餉諸夏同胞將欲盡取科學的西醫西藥以一變宗教的中醫中藥也其新本草暨家庭新本草二書則卽欲一變宗教的中藥而爲科學的中藥也最近讀先生譯藥物學大成一書裒然巨帙都數十萬言則乃備覩乎西藥之所以爲科學的藥物者先是新陽趙氏有西藥大成之譯亦巨書也顧以彼較此則彼皆二十年前西國舊說而此爲最近之新說後來居上矣竊謂中土言藥物之書以本草綱目爲最而近今譯自西國言藥物之書當以先生此書爲最二書殆相匹敵由是二書之備而進言夫中西藥物

之異則庶其瞭然矣中藥天然物多而人工物少西藥人工物多而天然物少此取材之異一也中藥有君臣佐使多多益善而効如冗兵之弱西藥分主藥佐藥甚乃單味而力如精兵之猛此處方之異二也中藥祇有湯、煎、泡、飲、丸、散、膏、丹、餅、錠、酒、蜜、煨、浴、粉、諸式方法簡單西藥有飽和劑、浸劑、煎劑、乳劑、舐劑、煉劑、散劑、茶劑、丸劑、膠囊劑、錠劑、注入劑、塗擦劑、罨法劑、巴布劑、散布劑、含嗽劑、灌腸劑、液膏劑、彩粥劑、軟膏劑、硬膏劑、坐藥劑諸式方法至複雜此調劑之異三也中藥內外應用除杯吞膏貼刀割鈎剔而外器械缺如西藥則內外應用有種種器械專書具在此器療之異四也其他多端悉數之更僕難終要皆諦而審之幾蔑有一焉不中粗而西精中畧而西詳也無他由夫不備焉而言之則西出自化學中不出自化學之故由夫備焉而言之則西出自科學中不出自科學之故而更質言以明之則宗教的中藥惟心的說明多故以肊說勝科學的西藥惟物的說明多故以實事勝嗟夫使天下事可徒憑肊說而不問實事者則雖乾坤之毀其如我何而無如實事之不可掩則今之中藥雖欲不變於西藥烏可得哉烏可得哉異日有述中國近世醫藥史者謂醫藥變於誰某陽秋之筆必有以彰之矣且夫神州國學易爲之原神農易曰連山述者蓋寡伏羲易曰周易周孔之學術之黃帝易曰歸藏老莊之學術之黃帝之曾孫曰禹禹之曾孫曰越勾踐勾踐之曾孫曰搖漢文帝封搖子期視爲顧余侯武帝元鼎五年期視子坐酎金失侯子孫以國爲氏（見太平寰宇記湖州府條下引顧野王輿地志）今之徧大江南北氏顧者是也是不肖若寶固黃帝之裔孫也少而服膺周孔壯而擲身滄桑乃始翻然憬然於皇祖黃帝之遺學宗教而兼哲學敢敬奉哲學焉老子曰『載營魄抱一』古來士之窮也舍儒而治醫其所謂能得一者非歟而適值今日西國藥物的治療臻於極盛之點洋溢乎歐旁沍乎亞則丁先生此藥物學大成一書實也幸獲而讀之其樂爲何如矣宣統二年天中節前二日陽湖顧實敍於滬上寓次

中西醫方會通序

蘇子瞻曰。藥雖進於醫手。方多傳自古人。故漢書藝文志列方技爲四種。凡經方十一家。後漢張仲景崛興。抉擇經方。撰金匱玉函經。集周秦以前之大成。加減合度。君佐不紊。後世推爲醫方之鼻祖。敻乎尚已。自是以降。名醫飈興。良方秘法。層出不窮。如晉葛洪之肘、後備急方。唐孫思邈之千金要方。宋王袞之博濟方。許叔微之本事方。沈括之蘇沈良方。董汲之旅舍備要方。王貺之全生指迷方。陳師文等之和劑局方。夏德之衛生十全方。及奇、疾方。陳自明之婦人良方。陳言之三因方。郭稽中之新增產育寶慶方。李迅之集驗背疽方。嚴用和之濟生方。金劉完素之宣明論方。及傷寒直格方。元沙圖穆蘇之瑞竹堂經驗方。危亦林之世醫得效方。明周定王橚之普濟方。張介賓之新方八陣。吳崐之古方攷。 國朝鄂、爾泰等之刪補名醫方論。王子接之古方選注。吳儀洛之成方切用等。或自成一家。或祖述前哲。非不桀然雄觀。惜多經驗未碻。選擇未精。泥沙雜糅。甄別爲、難。後學、不敢輕試。往往束閣而爲蠹簡。良可慨焉。惟欲本此羅列之成方。而理董之以爲科學。則非精研乎泰西之藥物學者。必不能說明方劑。是猶匠人染人之業雖我國所素有而欲說明其義則非待今日之重學化學家不可也而過渡時代治國醫學者挾其經驗之成蹟以傲西醫治西醫學者挾其學理之新穎以斥國醫若有不可並立之勢豈知中西醫學各有短長吾人於此正宜擇善而從不善而改何必强分國際界限以爲必不可以滙通也哉且彼之學說雖以科學法例爲利器而基礎終由於經驗然則我國醫學經數千年之遺傳數千萬人之實驗中藥碻有良材制方尤多精義誠不得以理論之或有悠謬而并沒其經驗之良方明矣吾友丁君仲祜邃於中西醫學治病多奇效又深信西醫學說之可据數年間譯撰新醫書三十餘種更深信外國醫方可以參用而補我之缺也於是譯述中西醫方會通全書分十章一、呼吸器病二、消化器病三、神經系病四、傳染病五、全身病六、皮膚病七、泌尿器及生殖器病八、目病及耳病九、外科各病十、婦科各病中西醫方各居其半分別部居拔其精粹一片保存國粹保守利權之深心於斯益見且使學者深明西人所用之藥不至妄用並知外國所傳之方亦廣流傳厥後彼此會診不致互相非難動輒枘鑿以消新舊相嫉之意見此誠過渡時代必不可緩之著作也於其將出版也略述管見以敍之

宣統二年二月越醫何炳元廉臣氏序

擬勸各縣遍設中西醫學研究會啟

江祖韓

戴天之蒼履地之黃甯有個人甘爲殺人之營業者乎屠劊之流以殺爲殺猶可言也至於司命之尊活人其名刀俎其實諸君對此感情何如况殺可常殺猶有倚賴特恐天演公例優勝劣敗其受汰淘撲滅也亦將不遠爲之奈何爰敢拜手稽首九頓首而遍告我中國醫界諸同胞曰好生之德上帝所鍾保種之圖五洲所競遂古羲皇剏造醫學生理藥物實地練習澎澎湃湃進步劇烈夫固非東西各國所敢望也祖龍焚書獨存醫卜蓋亦蒼天仁愛斯民之特徵洎漢仲景本伊尹湯液集羣聖大成是以晉唐以降如叔和抱朴張朱劉李之倫雖甚無所建造然發明經旨功亦未可沒也究其所以發達之速遠遜於古代者大率自范書傳於方術致志士裹足不前而紫陽迂儒遂徑加以賤役由是而和緩一席永爲士大夫所齒冷矣烏乎羲軒何人生死何事其貴其賤姑勿與深較獨幸當時閉關自治無學術之競爭無新理之輸入泄泄沓沓以迄於今而獲免於覆亡者蓋亦斯人之幸福也顧今何時乎重洋淼淼若履戶庭兩洲離離混爲比舍政界學界頑夢漸醒獨我醫林孱然酣臥其最可危者不麗於羣不審厥短鬬五行爲粉飾太平之脈案美衣冠爲掇拾貨利之靈符執悠謬影響之歌括湯頭

擬勸各縣遍設中西醫學研究會啓

二

爲顛倒支離之方藥銖兩遂自謂回生有術起死可操嗟夫嗟夫是人也無論中國醫籍未能窺其津涯也即使學理果充確有秘授欲持是以奏效不爽尙未可定況彼中器械精良思想豐富檢査人體而微絲血管俱明看護傳染而病源細菌可悉顯微有鏡而吐物糞便可窺問病有鍼而冷熱度數可測愈期則劃以某時不驗則同究其理其視吾國之膏丹丸散聽命於藥市責效於皇天者相去何啻霄壤於此而欲醫粹之保存胡可得乎雖然吾非謂舍中而求西也正思繼往聖之絕學耳夫惟中藥之效不可必信故西藥房棋布星羅利源乃溢誠使諸君子各結團體咸與維新先就古方書之最效者研究有得自信而共信之然後善善從長涉獵西法盡去其一切自私以密自利嫉人矜己之習同謀公益保我醫權生民之幸福尙有涯哉不然者彼以實驗我理彼以目覩我以懸揣即今不振奈之何不亡且滅乎烏虖十室之邑必有忠信諸君子慈善爲懷由己飢溺當茲燕雀處堂甯逍遙於覆屋巖墻間乎抑動心於危急存亡時否吾知四海同胞不乏英俊應多有聞風興起者矣夫範圍寬窄隨地之宜程度淺深因材而教天下無不可爲之事總之非合羣無以謀進化非練習無以圖生存諸君子其迅速協商共擔責任各訂規約隨病研究庶幾民智因陶冶而擴張學術由一隅

而普及推誠相與實力奉行醫界之權或不至爲泰東西所衆幷醫學幸甚諸君幸甚倫猶循是不變也則非鄙人所忍言矣

癩病俗名大痲風東西洋皆無治法吾國古時頗有特效之方試歷舉之以補西法之不足

江祖韓

說文癩、惡疾也本作癘禮月令民多疥癘選史豫讓傳漆身爲癘素隱曰癘惡瘡病也魯論伯牛有疾考亭註先儒以爲癩淮南子精神訓云冉伯牛爲厲釋經義證厲癩音相近此癩病即古癘風之明證也然猶未有呼爲大痲風者讀御纂醫宗金鑑癘風者有毒之風令人呼爲大痲風並圖畫其形狀而其名始著內經云脈風成爲癘又云癘者榮氣熱胕其氣不淸故使鼻柱壞而色敗又曰風氣行諸脈俞散於分肉之閒與衛相干故使肌肉膹䐜而有瘍觀內經所論大率以榮衛問題爲主宰而後賢遂有五損五死之區別矣

以蒙觀之風義从蟲風毒襲入腠理孕化生蟲蟲由表面而蔓延於血管涵淹乳育侵蝕皮毛往往有鬚眉墮落潰爛痲木奇癢而不得一停搔者正坐此故故世俗以其病爲傳染類多有父子家人漠不相顧親朋鄰里趨避不遑輒驚神駭鬼而若浼者惜不

癩病方

知其多數之細菌附着內外假服食器具爲過渡之媒介耳徒以生活狀態未經目覩
遂由自臆執手以迄今茲病者醫者胥以是爲墓木之拱傷心哉冉耕之後身哉
雖然吾國古法多系思想家言然其中含有新理足與近世新學術相發明者如丹溪
以肝主藏血屬風木蟲爲厥陰風木所化故法主殺蟲此殆所謂細菌學之影響與醫
宗金鑑云糞坑房室床舖衣被不潔或眠睡濕地毒風襲入血脈多成是病此殆所謂
預防傳染之嚆矢與特惜漢唐以上有法無方後賢之方又多囿於五行五藏陰陽分
配之說附會其詞是則重可太息者也茲謹錄其學理優長功用特別者約畧言之自
餘以下概付缺如亦各從其志也
緊惟瘖疥之蟲寄生於膚腠及血管非乘有毒烈之性質者不能驅除思藥物之毒烈
莫如蛇類柳子厚捕蛇者說稱永州異蛇黑質白章腊之以爲餌可以已大風攣踠瘻
癘去死肌殺三蟲瀕湖綱目取法於蚺蛇肉下自是治癘之方若蚺蛇酒白花蛇酒白
花蛇散白花蛇膏三蛇愈風丹之類咸胚胎於是矣然輒亦多中嗟乎柳州雖起與之
詞而感發興起蓋亦有足多者焉
若夫湯劑叢中汗牛充棟就其中擇識力最卓絕者竊以爲莫如再造醉仙必勝諸散

蓄再造之使大黃與醉仙之使輕粉朱氏以爲下膈通腸功效極鉅要之驅穢滌汙亦實爲坑殺諸蟲之功首而必勝則尤兼二者之長故丹溪之信用三方其意義尤高人一等

不得已而思其次可伯仲其間者則有追風散類聚祛風散換肌散何首烏酒諸方其宗旨亦近是至此外專門方藥如樺皮散九龍丸漆黃丸蒼蓍丸萬靈丹普通方劑如消風散涼膈散雙解散補氣養榮之類雖各有專長抑未免有依樣葫蘆處也

至於敷擦法之良者張石頑氏取礬蠍盤蝥五倍橘皮末香油調敷其法詳載於醫通最爲周密下如羊蹄根散必效散等亦頗得外治之能力總之不離於敗毒殺蟲者近是

或曰芣苢可以療癩詳見列子劉孝標辨命論云冉耕歌其芣苢此其明證然蒙按毛詩芣苢章采采芣苢註芣苢車前也文選李善注引薛氏曰芣苢澤瀉也今攷本草車前註據爾雅以爲證並無澤瀉亦名芣苢之文可知芣苢詩人執臭菜以興君子爲比例之體無疑況車前澤瀉均無治癩功能此信書又不如無書者矣

綜是諸說則古人所稱風熱濕毒者要皆蟲類之散漫游走於其間如蛀蠹木如蠹害

苗。吮其囊而斷其毛。吸其筋而落其骨。聚則成皰。散則成癬。降則穿其踝。升則壞其鼻。甚者蝕肺則音啞。食目則弦斷。千變萬化。一任其盤踞。莫可誰何。豈眞有所謂某藏現症。某府現症者耶。故鄙見之。擇古方竊求其有合乎是者而存之。其藥物與見諸書故不錄。

青年體育之仇敵

醫學博士雷德生著

一、急食

少年子弟不能健全壯勇。則其在世界自已少得利益。而家庭之榮。學校之名。亦爲之減色。故凡有志趣之少年。必以求體之健全爲要務。凡一切有妨害體育之事。俱當奮門而去絕之。此吾之所以述青年體育之仇敵之本意也。

一切傷身之惡習。以急食爲首。亦最廣。被余業行醫所見之。童子衆矣。每遇一童。面黃身瘠。則知急食之爲害。繼而細訪之。果不出余所料。蓋其人類皆清晨晏起。早餐已甚晚。故急急吞咽。撑腹而後已。不暇思其損害。日日如此。何怪其體之不生長乎。以其腹中飢餓。未嘗得飽也。彼既日食三餐。何猶言未得飽食乎。當知人身之得養。不在口中所食幾何。乃視胃中所化若干。口中不細爲咀嚼和以口津。則入胃不化。不化則反在胃中腐爛發有毒質爲體之害矣頭痛、腹瀉、嘔吐、熱病等往往因此可不戒歟。以是少年之士宜規定起居之時間使飲食之際不至局促細心咀嚼使食物皆成靡而後下咽則其養身之効必與前大異苟如不信則請試爲一月其効自見。

二、食過度

食過度之病不獨童子蹈之然凡犯此病者或遲或早終必受其惡效果夫食料既入身內必需液質數種以消化之如口中之唾液及胃液腸液等此數液者每日分泌之量有定猶足以消化若干食料而已如所食過多則諸液不足以化之體遂受飢因前節已明言體之受養不在所食之物而在所消化者也凡食最多者其消化反最少身體因此受飢其理不皎然乎常見食量大之徒瘠瘦無力職是故也且食過度不僅有血肉腦肌受餓之害更有甚於此者以不消化之物在體內發酵而腐敗則使人有頭痛作惡便秘諸病也故食以適度爲宜或問合宜之食量果爲若干此則人人各異余不能代爲限定者惟按余自己之閱歷則十年以來每日祇食一餐亦不豐厚而體氣壯健孔武有力故余以此法爲最宜子雖不能一依余之規則不妨照現食之量減去一半而咀嚼工夫加長一倍則一月之後壯健必較今日有加予敢決言也。

三、日遇之毒物

所謂日日之毒物者非如信石輕粉之卽刻殺人宛若槍子鐵刃也然日日所遇之毒物較之信石輕粉尤爲可怕因其形跡不顯人易輕忽之也所謂日日之毒者果何物耶蓋卽市上日見之物如糖、醋、芥末、胡椒、糖果、酒、茶是已小子聞之得毋責我作讕語耶然我實未嘗作讕語蓋毒物之眞界說卽凡有害於身體之物是也而我於上文所舉之諸物乃無一不害身體者也世之爲信石所殺者計一人則爲酒所殺者乃可得十萬人世之爲酒所害者計一人則爲茶咖啡所損者可得五百人而世人之飲酒茶咖啡不稍止者以未嘗知其爲毒物也以上所舉諸物害人之理於此不及備述然汝小子苟戒忌香料辛味糕餅茶等一月便能見到簡易食品之於身體有益昔希臘最盛之時代其文人學士藝匠武將俱冠絕一時然其民俗祇每日一餐所食亦甚簡易並無珍羞其後羅馬初强時代民俗亦日食一餐迨國勢隆盛民俗流於驕奢大宴會或連續三四日不已不旋踵而見滅於生活簡單之北狄此歷史上之事實吾曹不可不加之意者也

論齒

日本牙科畢業醫生　高長順

並列於口腔內之上下顎骨吾人用之以咀嚼食物者謂之齒其露出之部分謂之齒冠覆齒脚之皮肉謂之齒齦凹入於顎骨之小窩謂之齒槽箝入小窩中而爲齒齦所覆之部分謂之齒頸其最底部謂之齒根

構造　齒冠部與齒根部均由二層而成其內層悉爲緻密質普通稱之曰齒質其外層之質有種種在齒冠部者曰琺瑯質在齒根部者曰白堊質齒頸部由齒質之一層而成齒之內心部有稱爲髓腔之空所及管此管自齒根之尖端爲始尖端細小而漸次廣闊達於空所之周圍其中充滿柔軟赤白色之物質名之曰齒髓有神經及血管分布於其間感覺極銳敏此即起劇烈齒痛之原因也但此種之齒起始時曰乳齒生後自六七個月至三歲始發生完全上下各有十枚自五六歲至十三四歲悉行脫落更發生數多之齒此齒曰永久齒共有三十二枚其中有最後之臼齒四枚即上下左右各一枚至智力發達期始生（大約在二十歲以上）稱之曰智齒今將齒之位置及名稱示之於左其上下二列均同所異者僅方向而已以下所列者僅舉其中之一

臼齒(智齒)
臼齒
臼齒
— 奥齒三枚(上下共六枚)

二頭齒
二頭齒
— 前臼齒二枚(上下共四枚)

犬齒 — 絲切齒一枚(上下共二枚)

門齒
門齒
門齒
門齒
— 前齒四枚(上下共八枚)

犬齒 — 絲切齒一枚(上下共二枚)

二頭齒
二頭齒
— 前臼齒二枚(上下共四枚)

臼齒
臼齒　｝奥齒三枚(上下共六枚)
臼齒(智齒)

効用　齒之効用。概言之。咀嚼食物。詳言之。門齒。一曰切齒。呈扁平狀。幅廣。如鑿。便於食物之咬斷。犬齒之形狀。極尖銳。類似犬牙。專爲截割食物之用。俗名之曰絲斷齒。隣於犬齒之二頭齒。一名前臼齒。咀嚼面甚廣。有二頭。下顎上之齒根。與門齒及犬齒之齒根同。均屬單一。在上顎者。稍呈分裂狀。又臼齒。俗曰奥齒。咀嚼面最廣。有四個或數個之突起。對於食物之破碎及咀嚼。最爲適當。位於下顎之前二枚。雖具二根。位於上顎者。均有三根。智齒則上下無定。或爲二根。或爲三根。齒之效用。不特如右述之咀嚼食物。幷能使發音明亮。彼前齒脫落之人。發音大抵不甚明亮。非明証乎。由是以觀。齒之健全與否。影響於吾人之身體者。實大。此所以爲衛生上當注意者也。其琺瑯質及永久齒。受損傷後。決不能再生。故不可不注意。

齒之衛生　(一)宜常保清潔。其方法。於每日之朝。以刷毛附良好之牙。粉磨拭齒冠。不然則唾液。蒸發之時。食物之殘渣沉澱。形成不良物(通稱之曰齒石)食後當用木製之針別除介在齒間之食片用湯茶之類含嗽口腔如是則可防食物之殘渣分解後而腐蝕齒部也(二)溫度之急變有害於琺瑯質決不可以極熱極冷之飲食物入諸口中其他如用金屬性之剔牙針煙管等或使用粗製之牙粉或咀嚼堅硬之果核類或咬斷麻絲均有傷害琺瑯質之處不可不避(三)齒之大部分由石灰鹽類而成遇酸類易爲其腐蝕故當節減飲用強性之酸液(四)乳齒弛動或未弛動之時其傍有永久齒發生當拔除其乳齒不然則永久齒之排列不克整齊也若永久齒逸出過甚有妨容顏之美觀或傷唇之內面之皮膚亦當速行除去之不然則他之齒列亦呈醜形且有損傷琺瑯質之處(五)起齒痛之時即行拔除不甚適宜蓋齒質之健全者分布於齒腔中之神經因疾患而發生疼痛此時當延專門之醫士投以適宜之藥劑而療治之(六)齒體生小腔胴之時速受齒科醫士之手術用橡皮金銀等補塡其空隙若等閑視之其小腔因齒質之腐蝕漸漸廣大且發生齒痛馴致脫落或惹起齒槽膜炎等

論齲齒

高長順

本症爲齒質腐而潰敗之病。

原因　本症之原因。有種種。其主要者。係遺傳。及口中之不攝生。此外。如酸物。二三之藥劑。易發生酸類之食物、姙娠。及罹病之際。口內有酸之增加等。皆是也。

時期　齲齒可分爲種種之時期。受齒科醫之療治時。必須說明現屬何種之時期。職是故耳。就初期而論。齒之琺瑯質之上。發生白色之斑點。其時有如白堊粉之物崩落。齒上。起穴或窪。有食物之殘渣、粘液、及數多之黴菌叢集。其內發生乳酸。齒質之受其侵害。愈甚。穴或窪亦愈大。夫齒質之堅固。其原因係含石灰。受酸之作用後。遂次第蝕去。齒質薄弱。故酸物。爲齒之强敵。不可不避。最初時。尚無疼痛。及至齒質次第崩壞。近於齒髓。則次第加痛。終至齒髓全露出。而人受不堪之苦。

療法　輕微之齒痛。行五十倍之鹽剝水之含嗽。效果頗佳。疼痛劇烈之時。先除去齒中之窩入物。以綿球或紙吸取內部之唾液。復以小綿球浸入純石炭酸或結列阿曹篤。或兩者相混合之液。附於鈎針之端。揷入前記之窩中。（手及唇舌不可接觸。最宜注意）瞬時間。痛遂停止。行是法及他種之燒灼法。待齒神經枯死之後。削除患部。去其間之汚垢。用橡皮、水門汀（セメント）、金銀等塡充之。此等方法。均須賴齒科醫之手腕。若患部蔓延。而齒根出膿。則塗硝酸銀水於齒齦部。含嗽前記之鹽剝水。既起齒槽。膿。漏。除。拔。除。患。齒。外。無。他。法。齲。齒。之。豫。防。法。常。保。齒。部。之。清。潔。不。食。過。冷。過。熱。之。飲。食。物。食。後。必。以。微。溫。湯。嗽。口。牙。粉。須。擇。純。良。之。物。用。指。頭。或。柔。軟。之。牙。刷。拭。磨。之。喫。煙。者。之。齒。易。呈。褐。色。矯。正。之。法。時。以。小。刀。之。尖。端。磨。之。用。稀。薄。之。薄。荷。水。嗽。口。有。齲。齒。之後。每。日。清。拭。該。齒。塗。擦。無。水。酒。精。決。不。起。疼。痛。

論義齒

高長順

義齒一曰假齒。因某種之事項。將眞齒拔除後。由人工而製成者也。

種類　義齒之材料及其固定口中之方法有種種。

有板陶器板　此齒之質。較天然之人齒稍堅。由礦物質。燒成。其中。有留釘(白金製)二枚。以之固定。於臺上。臺有吸着力。以固定於口中。金屬板(金、白金、他種之合金)或含硫。橡皮。均可製之。其中。含硫。橡皮。製之。臺。爲價。最廉。世間所通行者。卽係是物。製之之時。須先用石膏製拔齒之模型。外面包以他物。待其堅牢後。取去其中之模型。成一空殼。與前製之模型。形狀悉同。然後收熔融之橡皮。注入殼內。卽得與第一型同形之物也。金屬板之臺亦準口之形狀。製成製法與前述者相同。但此不能用固定齒之針。用蠟。或硫黃。固定之。當入齒之前。必須整飭齒齦。卽欲奏。入齒。之。効能。必須將腐齒拔去。有殘。根之。時。亦須，取除。其已。腐。之。部。分。充塡。防。腐。藥。若無。此。處。置。而。謬。行。入。齒。則受。齒之。壓迫腐敗。深入。顎骨之上。故入齒。必須。將病齒除去。待顎骨已。復舊後方可爲之。此乃普通之。順序也。裝置過急。之義齒。經時。稍久。義齒之。緣邊弛緩。有空隙。不久。卽有。脫落之。虞。初裝義齒之時。似有一。種。不適。之。感。成習慣後。便與天然齒無異。夫義齒之。目的。及效。用。係代。天然齒。之。作。用。以補。咀。嚼。及言語作用。之。缺點。適於。此。目的。者。便屬。完。全之。義齒。然前。述之有。板。義齒未能適合此目的。故近今尚有改良之種類者試述之如下。

冠狀義齒及橋形義齒　此二。種。義。齒。之。發。明。乃齒。科學。之進。步。凡不。能。用。鉗子。取除。之。齒根或他種之。齒。則可。利。用。爲細。工。之支。點。不用。臺板口腔。中全。無齒。牙。之時。行之。固。屬困難。能行此法之時。製成。之。義齒與天然。齒。無異冠狀義齒各個之。齒均屬適用。橋狀之齒必須組成一列。以補拔除數。個。之。齒。者。個數。過多。則緊。張頗甚。支持之。齒有。弛。緩之。恐。故不。可。不。避。要而。言。之。補塡完。全之。一。齒。或。數。齒。最。爲。緊。要。彼有腐齒之人。用水。門。汀。等。塡充決非。久長。之。道。其後。終。不。免。於拔除。不若。於最。初。時。卽。拔。除腐。齒。斷行。入。齒。之。法。爲。佳。冠狀義齒之種類。可分爲四。各有適用之時。卽有金屬製鐵馬之陶器製冠、如頭巾之包附於齒上之金製冠、前面嵌入陶器之金製冠、全金製冠是也。陶器性之冠鐵馬嵌入齒根之中而固定之大都應用於門齒臼齒則用第二之方法與相對之臼齒噬合時與臼形極相一致行是法之時齒部若有穴孔必須先用水門汀填塞其孔而後可又有某種情狀爲上二法所不能行者則行前面嵌入陶器之金製冠全金製冠與第二法相類似不過金量有多少之差異而已即不用水門汀填之而代以黃金也其次爲橋形義齒此種之義齒有脫落者與不脫落者之二種後者之掃除必須賴醫士之手橋形用純金製成各個之義齒均用蠟粘着之其兩端設彈簧或冠狀物以固定之近今之義齒術非常發達外觀及効力幾與生齒無異

社友來稿彙錄

記喘病

盧育和

近讀永朝陽先生醫警篇末。有治病年多、爲技日拙之句。此情此景。余曾親歷之矣。今春二月初二日。敝邑東鄉有馬姓子。年十八。感受風寒。挾痰滯。咳嗽寒熱。胸滿微喘。延余診視。治宜疎解。方出　麻黃一錢五分先煎去沫　杏仁三錢　防風一錢五分　製半夏三錢　廣皮二錢　蘇梗一錢五分　枳殼一錢五分　茯苓三錢　葱頭爲引。囑令覆被出汗。後延至二十六日。復請往診。身熱已淸。惟喘咳較甚。胸悶痰多。喉間聲如水雞。遂詢病家曰。前服余方。曾得汗否。連日所食何物。答曰。月初服先生藥已出汗。惟咳喘未平。轉就李某醫診一次。亦未效。遂改求香頭之方。用肚肺氷糖紅棗等照服之。仍無效。余曰。肚肺乃補虛之物。氷糖紅棗。又是甘潤滋補之品。令郎氣質素壯。表邪已淨。雖咳喘未止。乃痰留於肺使然。化痰自愈。何迷信香頭之方。食一派油膩滋潤之物。反致補住。使宿痰未去。新痰又生。肺氣愈壅。病勢增劇。刻雖延逾兩旬。仍是體實症實。速以瀉肺。方用　炒葶藶子二錢　蘇子霜二錢　萊菔子二錢　杏仁三錢

白前一錢五分　枳殼一錢五分　製半夏三錢　杏炭三錢　橘紅五分　紫菀一錢五分　茯苓三錢　薑汁白蘿蔔汁爲引。三十日復請診。述二十六日進藥後。吐痰甚多。並更衣一次。亦略帶黏痰。氣喘稍定。近因求神許願。故未延醫。不意又添他病。速余隨往。視其面腫微紅。口乾欲飲。頸項膺胸。均皆來腫。以手按之。作咯吱聲。喘急不得臥。六脉滑數沉候微軟。余告之曰。此邪壅上焦。肺失清肅。火鬱氣逆。水津不布。頑痰竄絡之候。勢殊險逆。當以宣肺通絡清氣墜痰。用　麻黃一錢　杏仁三錢　蔞仁三錢　橘紅一錢五分　製半夏三錢　桑白皮二錢　絲瓜絡一錢五分　浮石四錢　煅礞石二錢　磨沉香五分　磨枳實八分　姜汁竹瀝爲引。另用控涎丹八分。薑湯先下。三月初一日。繼診。述服昨藥後。得大便七次。解下粘痰殊多。氣喘頗平。面浮亦退。惟項胸等處。腫尚未減。揉按有聲。六脉滑數如昨。此支絡中伏匿之痰。猶未行動。宜從原法加減。隨勢利導。於前方去麻黃杏仁桑皮礞石沉香。減去控涎丹三分。加入木香八分、白石英三錢。用原引。初二日續診。據云又解下垢糞膠痰數遍。夜半忽添煩躁。喘逆更甚。額上汗多。兩手微冷。項下仍腫。按之有聲。面部復浮。眼胞漸合。右脉仍現滑數。左則濡細至數不一。余曰。兩進逐痰。皆得大解。藥已中窾。理應轉機。無奈絡中之痰。猶踞於上。實邪未盡而虛象已呈。肺腎不交。遂令眞陽上騖。防有暴脫之變。病家因之驚懼。懇請立方。轉擬鎭納浮陽。參以化痰理氣。用　製附片二錢　上安桂八分　炒淮牛膝二錢　炙草八分　澤瀉五分　陳皮一錢五分　沉香一錢五分　製半夏二錢　北五味子八分　白芥子八分　引用青鉛一兩、代水。紫衣胡桃肉霜三錢。令濃煎冷服。如再不應手。須轉商高明勿懈。詎意此後竟不來邀診。據聞亦未請他醫。但託諸巫覡祈神借壽。作種種幻妄之舉動。延至初四日申刻。則其子已逝矣。今誌之以供同志瀏覽。一以見鄉愚迷信之誤。一以見爲醫治病之難。學識未到。深自內疚。倘荷方家賜教。爲則幸甚矣。

藥學一斑

洪佩綸

上古。無藥店。醫師。卽藥師。神農。嘗百草。是爲。以草藥。治病。之祖。至於。後世。業藥者。不知，醫。業醫者。不。知藥。花草木石。執本草。以爲。揣摩。故用。藥。每多。不合。而業。藥者。尤多。上下。其手。以僞亂。眞。病家。受害。無可。告訴。千金。外臺。所。用。之。藥。亦多。無考。然其。藥。尚在。人間。良由。草藥。失傳。無從。質，証。之。咎。故吾人。研。求。草藥。亦。禮。失。求。諸。野。之。意。也。嘗見。鄉人以草頭治病。每有奇功。惜所用之品。秘而不傳。苟能究其根底。大約半屬官藥而化其名。

推其所以神效者。以用藥多而力專。用藥鮮而力全。然若輩絕少學識。所以成敗參半。而草藥之功用。反磨滅而不彰。倘能博采兼收。廣爲栽種。標其名目功用。俾海內有識之士。互相講求。將來醫藥發達。不可以道里計。貧人受惠。尤不可以道里計。茲就鄙人見聞所及。略述數則。

虎跡草。葉毛不尖。開黃花。結子如毬形。田舍間均有之。能治癰、及鶴膝風、黃疸等症。

鵝郎草。戒烟之外。又能治痞塊。用鴨一只。去毛淨。以草實肚中令滿。煮極爛。去草食鴨。二三次可痊。或者此草有消積磨堅之功耶。

藥店早休。色紅者。即草河車。俗傳七葉一枝花。色白者。又名白河車。用治毒症。極有功能。日前有江北人。少腹左角近毛際。腫痛近月。用此和生南星。調醋敷之。一夜消盡。

仙鶴草。用治吐血。俗名爲地蜂草。以其根象形也。外敷止血。又治小兒驚風。並加他藥以治風氣。均有效。而本草不載。不知何從。

溫疫論

楊寶諮

溫也。疫也。溫疫也。三病之稱。第稱溫疫者爲定名。而稱溫稱疫者爲虛位。溫者蘊也。儒書謂夫子溫良言容之蘊。詩教溫柔言辭之蘊。良玉溫潤言彩之蘊。醫書謂春氣溫和。言陽之蘊。則病之稱溫。必以其邪之蘊也。蘊寒曰溫。蘊熱亦曰溫。傷寒例、冬傷於寒至春變爲溫病。是蘊寒者。冬有非節之暖名曰冬溫。及巢源冬感非時之暖。至春亦爲溫病。是蘊熱者。所蘊不同。而其爲蘊則同也。言乎其治。則一於寒。何也。其初則異。其終則同也。然而論治可通者。臨文必不可通。著書之旨。固與臨症別也。疫者役也。傳染之時。病狀相若。如役使也。役於寒曰疫。役於熱亦曰疫。傷寒例之疫。是役於寒者。巢源千金以下諸書之疫。半是役於熱者。所役不同。而其爲役則同也。然此所謂寒若熱者。非正邪之寒熱也。必感夫反時者。始相役也。故溫有正邪之溫。而疫無不由於賊邪。古謂賊邪病爲時氣。一曰時行。故後世稱疫爲時疫。然時氣乃賊邪之混稱。不暇詳其傳染與否也。其傳染者。若僅目之爲時氣。則無以示別也。且傳染之氣。惡於不傳染者。不得不別也。疫氣惡。故疫亦曰癘。疫癘之爲言惡也。此疫之別於時氣也。或曰如此。則疫與熱者。不幾與溫相混乎。曰否。冬溫亦以傳染者爲疫。其未經傳染。或止就一人言之者。直稱溫。不得稱疫。溫者先乎病以言之。疫者後乎病以言之。以其各有寒若熱。故曰虛位。若合溫疫兩字以名之之病。則惟傷寒例。陽脉濡弱。陰脉弦緊。遇溫氣變爲溫疫者。可以當之。以其先有溫邪。又傳染時氣中之寒之役使者。例不得別立一名。故疊此兩字以呼之。所謂定名也。至於溫熱云者。其旨多本內經。先夏至爲溫。後夏至爲熱之文。而括其輕重之謂。倘知溫之爲蘊。則溫熱兩病之僅皆屬溫可決已。周揚俊以溫熱暑疫名其書。而王孟英著溫熱經緯。復雜取傷寒論文。皆由不能識別。則不敢正稱。而姑以含糊囫圇可以附古可以欺今之溫熱兩字。爲藏身之固。使人不便顯言其非耳。近世醫書之不足恃類如此。

秋瘧忌用柴胡說

楊寶善

葉案治瘧不用柴胡。徐評非之。解之者曰。治傷寒少陽正瘧。用柴胡。治秋間寒熱類瘧。不用柴胡。予應之曰否。不然。素瘧論、以夏傷於暑爲端。而餘瘧附焉。是秋間寒熱之爲正瘧。經有明文。病源千金。皆本經說。外臺既列病源之論。而所集方。不下千首。鮮用柴胡者可見。謂秋間之寒熱。不用柴胡。則是而指爲類瘧。則非。仲景於少陽篇。明言往來寒熱形如瘧狀如瘧。二字正類瘧之謂。少陽症之爲類瘧。出於仲景親口。今反指爲正瘧。何耶。但諸醫止誤於論症。徐氏則並論治亦誤。何以言之。傷寒。邪從表入。其裏無根。以柴胡提之。則出夏秋之病。新涼在外而蘊暑在中。其裏有根。若以柴胡提之。則外邪雖解而內熱卽升。橫流衝决。不可復制。往往有耳聾目赤。讝語神昏。汗漏體枯。延成不治者。不得不以徐說爲淫辭之助也。噫、亦究古訓而已矣。

藥驗說

楊寶善

凡中病之藥。服後半日許。可驗其當否者。大法有三。一則藥到病除。如靈樞不得臥。用半夏秫米。覆杯卽臥。及他方所云。一劑知。二劑已者是也。一則服藥後。別生他病。非藥之不是。正是病被藥攻。拒之使然。如傷寒論太陰病。服桂枝湯反煩。風濕相搏。服朮附湯。其人如冒狀者是也。一則服藥後。所病反劇。非藥之誤。正是以藥攻病。托之使然。如證類本草成訥進豨薟丸方表云。臣弟訴。患中風五年。服此丸至二千丸。所患愈加。不得憂慮。服至四千丸。必得復。至五千丸。當復丁壯是也。第一驗人所易知。其第二驗恒易令人疑惑。自非識病辨證確有把握。必將改易方法。以致輾轉貽誤者有之。若第三驗則必訾之議之。因而棄之矣。然數年來目見耳聞。第三驗最多。如傷寒初起。及瘧痢方盛之時。投以中病之藥。往往增劇。第二驗次之。第一驗最少。世人狃於第一驗之快。而欲以概其餘。噫、此事眞難言哉。

常蜀截瘧辨

楊寶善

古治中暑用腦麝。而治瘧用常蜀。法異意同。何以言之。無形之暑氣。痺著膈間。蒸痰結固。既非表寒可汗。又非裏實可下。必須氣烈開提之藥。直達病所。追逐其痰。斯無形者。失所恃而去。瘧須常蜀。猶暑須腦麝也。但淺深之別。各有宜耳。今治中暑。尚知遵古。獨於常蜀。僉謂其截瘧釀變。然余目驗江浙等處。其俗呼常山爲甜茶。遇瘧發。輒採鮮者一大把煎服。皆輕者止。重者減。未聞有止後變生者。余踵用其法亦然。夫截之爲言。堵塞也。藥之能堵截病由者。必其性濇滯。足以遏住經絡。斯留邪而釀變。非常蜀開提之性所及也。爲斯說者。盍觀外臺聖濟各集。漢魏以來千餘年。諸治瘧名方幾千首。而用常山蜀漆者。十之八九。

張士芳傳

偶奴子

張君士芳。諱承烈。籍金山。予之同學友也。君家世寒微。而惟嗜學。且天姿雋異。讀書多神悟。歲甲辰。予與君同在里中某校肄業。常以學行相敦勵。君品學思想。冠羣倫。行事寬平。恂恂長者。識者僉謂張氏有子矣。未一載而余有秦望山之行。勸君俱往。君以不獲。家庭命。遂不果。後以貧故棄學。就醫。爲同邑楊先生門下。從乃翁意也。勤學不輟。手朝夕不釋卷。遂致積勞成疾。君常引以爲憂。余始尚不介意。每慰勸之。嗚呼。孰謂竟以

此而殞其身耶彼蒼不佑失我故人橫罹斯疾謂非命何君以戊申秋九月二十四日終年甫一十有八吁可哀也已

倘奴子曰神州醫界黑暗慘毒庸醫妄藥幷人命於草菅而中國醫學之禍將烈於洪水猛獸矣未來之扁鵲倉公非異人任也乃不幸而攖此惡疾賫志以沒遂使神州醫界長此黯黯精禽有恨大海難塡噫此吾所以搔首呼天而淚涔涔下也

述黑芝麻荄治肝氣之功效

陳邦賢 也愚

藥不在貴賤、而在服之有效與否。參朮雖貴。於病無濟。服之何益。苓草雖廉。服果對症。自見功效。藥之似與人無益而實大有益者。其惟黑芝麻荄乎、黑芝麻荄爲諸家本草所未載。其色黑。其中空。其性和緩。有治肝氣之特效。余遇肝氣疼痛之症。輒用金橘餅三錢黑芝麻荄尺許。無不應手取效。屢試屢驗。不敢以爲獨得之秘。特登醫報以公同好。化學家如能化得其成分。則本草又可多得一最新之良藥矣。

瑣明 譯音 西藥名 Soduim Para. aminophenylarsonate, 化學名 $C_6H_4(NH_2)AsO(OH)(ONa)_{5}H_2O$.

西醫吳筱谷

瑣明、'Soamiln' 乃英國寶威製藥公司在陽歷一九零七年始發明行世。當經多醫士、試用。均證明乃除人身經具及血內之毒類。莊稺妙方。主治楊梅症、瘴癘、長眠症、台盼[illegible]症、又治皮膚癩癬、及貧血症。凡病因毒膣而起。均可療治。　用法此藥不能入口。因恐入胃與食物混合。致發毒性。故祇可注射肌肉。每次一至十釐。（或每次〇、三搿蘭姆）用汽水化之。（此藥水五化一）後將所化之水。滾五分鐘。迨冷。注射。每日定時一次。直至數足一百釐。或六搿蘭姆為止。　注射處。最佳在臀間。先以消毒法。用之於欲注射處。其注射空針水節。均宜消毒。藥水注射時。其空針刺入臀肌內。須深一英寸半。後將藥水緩緩射入。空針取出後。其針口宜貼以尋常藥膏。（如治傷口法同）倘病者膽怯。於注射前。可用以脫穢少許止痛。　注意射藥期內。忌用各種錄類劑。若曾服者。必待停止半月後。方可施注射法。（最妙連尋常藥劑一概勿服）

醫話叢存續編

丁氏醫學叢書

人類之生涯

動物植物之生存也皆有一定之年限而其間之成育時序亦有一定其一定者謂之年齡各生活體發生之後達於充分之發育(成熟)壯實能持續其體力更營其生殖作用至末期則漸次衰頹而終歸死滅者此有機物必由之路經也而人類亦然人類產生以後可分爲未成成熟及衰老之三期而此時期中不能確然從其年齡而分之者因風土生活狀態男女教育體質等各異故達於各時期而有遲速之不同也

(甲)未成之時期　身體之營養最著無須臾之間斷爲呈容貌變化之年紀自初生迄成熟之初期在德國女子約二十歲男子約二十四歲茲區別之如左

(一)初生兒　生後六日至八日間謂之初生兒

(二)哺乳兒　生後九月至十二月之間謂之哺乳兒爲小兒漸離母懷而哺乳將止之時也此時五官應外來之感動腦力漸次發育身體最富於脂肪增體圍而豐固在第七八九月乳齒始生(常生下顎之門齒二枚)

(三)乳齒齡(乳齒至二歲之終有二十枚)　自一歲之末。至七歲。曰乳齒齡。此時。身體。及精神之發達最顯著因此而分第一。乳齒齡、及第二。乳齒齡第一乳齒齡者在二三歲成長遲者須至四歲此時期小兒習匍匐、膝行、起立學咀嚼、言語識事物之意第二乳齒齡者在五六歲遲至七歲。

(四)幼齡(即齠齔齡)　齠齔之初。謂之學齡。在德國則自七八歲起。女子至十四歲。男子至十六歲皆謂之齠齔齡。

(五)妙齡　為發育之終期在德國之風土。男自十六歲至二十四歲。女子自十四歲至二十歲。謂之妙齡。乃成熟之時期也此期之末。成熟已達於極點而體中之諸器官亦已有成熟期之功用及其性狀。

(乙)成熟之時期　即中年又謂之成男齡及成女齡其身體十分發育而至於成長之極此期之年紀在女子至四十五歲為止在男子至五十五歲為止一旦身體達於完全之發育則體力持續甚久而無所盛衰此期分為第一中年、及第二中年。此時若力求衛生之法(節制人欲、運動適度、體操並精神作用活潑爽快)則可延長二中年以免早老

(一)第一成男齡及成女齡　卽第一成人齡在女子約三十五歲在男子約四十五歲身材細長(富於脂肪曰筋骨之長育)舉動慧敏而強壯有精神活潑弘毅之性能果斷辦事不懈是為本時期之特徵也

(二)第二成男齡及成女齡　卽第二成人齡與第一成人齡相異之時期也身材不細長富於脂肪大增體圍而豐圓肥滿身體常喜安靜

(丙)老衰之時期　自身體長育之極漸衰退而近於死期之時也體力之衰老最為緩徐其初期之果在何年定之甚難或春秋尚富而現老態或已至老年而尚矍鑠如壯者或青年而頭白或晚年而肥滿是關於天禀之強弱及從前鞠育之厚薄故也男子約自五十至六十歲間女子約自四十至五十歲間常呈衰老之兆或分此期為初老及高老自七十以上者謂之耆老是時鬚髮變白色齒牙脫落皮膚生皺體力五官之功用及精神皆大為衰減

釋靜　(錄某報)

靜者何如不動之謂也如水之不波如鏡之無塵靜之體云何曰無生無滅無垢無淨無人無我無色無識無欲無念無智無得靜之用云何曰如天不言而四時行百物生

如地不動而載萬物如鏡不動而照萬物是故靜能制動動不能制靜靜能測動動不能測靜靜與動遇則靜者勝靜與動較則靜者優古來聖賢豪傑其學識功業未有不從靜中得來者也摩哈默德在覔加爲商遁身於寂寞之地數次其悟道也實在希拉之洞中俾士麥限時必退舍彳亍田園月下其所規畫多在此時曾文正在軍中日必圍棋一局胡文忠巡撫湖北時每遇軍國大計必獨步花園內偶有所得即書之石上李文忠每晨必臨摹家藏蘭亭帖一百字何以故靜者心多妙清明在躬志氣如神故天下未有一醉生夢死花天酒地之腦質而能決大事定大計者通都大邑十年深山大澤十年然後能養成大器此吾國學者所共知也吾以爲凡一切衆生每一日中不可無數時靜坐一年中不可無數月靜坐蓋不若是則徵逐聲色昏濁擾亂相續無間不但畢生一事無成且終必爲下流社會所同化矣故曰定而后能靜又曰仁者靜

花柳病之起原（錄醫學衛生報）

十五世紀末。歐羅巴之西南部。發現一種花柳病。當時醫俗。均莫識爲何病。其始猶限於佛蘭西白耳義等一局部。轉瞬間席捲全歐。醫俗驚愕。詫爲新病。考其發病之原由於一種黴毒。然不知其所自來。一千四百九十六年。當明孝宗弘治九年。葡萄牙人由印度洋航海至中國。斯時。廣州。花。柳。病。正。盛。故或。謂。歐州。花。柳。病。傳之。自。中。國。日本永正九年。當明正德七年。亦起種一新病。似浸淫瘡翻花瘡之類。日人。謂之。唐。瘡。或。謂之。琉。球。瘡。未知其由琉。球。來。抑由中國。來。也。然目。花。柳。爲唐。瘡。日本醫史家。至今。猶。然。

然則大地花柳病。果以。中。國。爲。祖。國。與否。雖不。敢。必。然中國醫藉。則直指花柳爲廣東病。不獨張介賓王肯堂諸說然也。

李時珍本草綱目土茯苓條下云。楊梅瘡、古方不載。亦無病者。考近時起於嶺表。互相傳染。自南而北。遍及海宇。所謂。嶺。表。謂吾。粵。也。所謂。近。時。謂弘。治。正。德。間。也。時珍又曰。近時弘治正德間。因楊梅瘡盛行。世人率用輕粉藥取效。(見仝上)據此。則吾國花柳病。起。於。明。弘。治。正。德。間。之。廣。東。殆無。疑。義。

陳司成黴瘡秘錄亦云。究其病原。始午會之末。起自嶺南。至蔓延通國。兪辨續醫說萆薢條下亦云。弘治末年。民間患惡瘡。自廣東人始。吳人不識。呼爲廣瘡。又以其形似。謂之楊梅瘡。凡此諸說。盡爲無稽。猶可。爲。粵。人。辯護諸說。而有。稽。粵人。不。當。亟。亟。提。倡。土貨。哉。又何排。斥。之。足。云。

笑顏之價値

人之七情喜怒哀懼愛惡欲約言之可分二端一愛一惡而已故於人之當我前也吾必有一交接之觀念因此觀念發爲狀態其眦於愛者雖一言未發而先有怡然展笑之容其眦於惡者雖不至遽有疾聲怒色而輙攢眉蹙額惹人愁思在人之被其交接也見笑容則愛情頓發而趨之如皃見戚容則厭情亦起而避之如仇噫嘻嚋能重量笑容返射之快樂感力乎吾敢知仁以爲懷而歡以爲語之士不啻施恩澤之天使增人樂境反言之愁容厲色性情怪僻何異鬼魘之現相餒人心志請於是下一斷語曰喜笑者人之天責也可時時爲之以威嚴督責人不如以喜意感化人是仁功之最大者也行一仁功心田快樂行作則有新力寢息則有餘恬蓋樂人之樂其樂最純潔而耐久他樂舉無足以比擬吾人不欲求眞樂則已苟欲求之者取法乎此則得之矣

笑之種類

笑學校之設立者義大利人富賴明哥曰能眞實解笑之術者國民中甚難得其人何以故以大率不知笑之法則故英人之笑甚冷似於表情未足德與美人之笑聲高強要於密談有碍入吾笑學校之一年級有學試驗入學之資格奧大利人之笑最普一

呼百應。彷彿有傳染性質。若法人之笑。則等諸自檜以下可也。又善笑之人。應推白耳義之伯呂塞爾。孱笑之人。應推西班牙之馬得立得。

娠婦嘔吐不止

何乃合譯錄

法醫遮夫賚 Jeffroi 曰。論治此患之法。不知凡幾。然予所許深者。莫如摩按 Massage 一法也。搓擦二三週。其吐立止。作法五六次。便收全功。凡作法。必施諸胃部及小腸上。迴之處。初搓擦時。此等部位。每覺醒痛。及後。則亦如常矣。遮君以此法治娠婦嘔吐不止。曾經著效者。不少其人也。

補藥

重慶堂隨筆

滋補丸藥最難消化脾胃不健者斷勿輕服香巖先生云湖州沈赤文年甫冠讀書明敏父母愛之如掌珠將畢姻合全鹿丸一料少年四人分服赤文於冬令服至春初忽患渾身作痛有如痛風漸至腹中作痛有形之塊纍纍於腸飲食不進肌肉消瘦諸醫治之乃父畏用消導清火之藥惟以參朮補方是從至秋初邀余診視問曰小兒晚間下黑糞如拳大者一塊目下徧身如火欲飲井水不知何故余按脈數大身體骨立驗其所下之塊黑而堅硬意爲瘀血結成與九蒸大黃二錢下黑塊不計用水浸之胖如

黑豆。詳詢所以。乃全鹿丸未化也。始知為藥所誤。不數日。熱極而死。同服三少年。一患喉痺而死。一患肛門毒而死。一患吐血咳嗽而死。此皆無病而喜服溫補之害也。錄此以勸世人。不必好補而服藥。

注　世人之愛其子也。始憂其不長。衣帛食肉。以揠苗。繼慮其虛羸。朝丸暮藥。為常饌。逢節則參。遇勞則參。釀疾延勞。半由乎此。雖曰愛之。其實害之。愚謂富貴之家。何不將此終年無病所服參藥之費。延醫合藥。施診貧病。報施不爽。則我子孫自然康強逢吉。不必慮其虛羸而為無病之呻矣。豈不美哉。

救急良法

梁慎餘

▲湯火傷　美國醫報云。美國某醫院。近日所有救被火燒傷者。均用鹽水。計其功效甚為良善。其法用棉花濕鹽水。敷於患處。外紮以布帶。紮後將布帶橫剪開一口如門。俾不用騷動患處。即可再漬鹽水入內。敷後極能止痛。又能令肉芽快生。鹽為七件事之一。家家所常有。誠最便最妙之法也。但所用之鹽及水。必需潔淨。為要其被火傷之重者。則被傷之部位廣闊。或有惡寒發熱之狀。若是。則當商諸醫士為之調治。

▲毒物咬傷　毒物。如蛇如癲狗等。若為所傷。每至致命。其致命原因。乃因蛇狗等口。

津之毒藉損傷之處侵入血中運行心腦如世人所謂毒氣冲心者最妙最便之法莫若急用火(如香火之類)將傷口忍痛烙之自能烙死其毒以免出血入心至成不治雖烙後其傷處被烙之肉有變腐變膿之弊然變腐變膿乃一肢部位可以由緩治愈症輕者烙後可用淡規水洗之(即用白規水約數滴開潔淨經滾之凍水一兩)蓋此等毒物之口津其毒多屬酸性酸與鹼實有相消之效畧觀化學書者便知其理洗淨後用棉花蘸乾之再塗猪膏以潤之照此法日換一二次自可痊愈若傷之重者則又宜就醫調治或曰猪膏亦可作藥耶不知猪膏作藥各國名醫多用之即吾國內經舊說亦用之(靈樞癰疽)不過市醫爲謀利計雜以他藥而不明言也

▲溺傷　溺水之斃人世人以爲多飲水入肚之故皆注重於使水吐出不知溺水之斃其最之大原因是絕呼吸使養氣不能入肺炭氣不能放出與扃死者同水之飲滿肚不能即死人也故凡溺斃者當速使其復回呼吸爲最重要之事吐出水乃其次耳世說謂救溺水者不能令父母見之此乃先民防其父母一見過於傷感則有暈倒之弊更防其抱屍而哭礙於救治耳苟其父母平日有見識者烏有不可照法救治哉嘗有因旁人畏首畏尾而誤事者何若父母之親切着緊責無旁貸也亦視乎其人之智

識何如耳。舊社會之俗說，豈足以入開明者之腦耶。救法如左。

先將溺者口內鼻腔中泥草等碍呼吸之物除去，使之俯伏，視其有無水吐，若有，俟水吐出，然後轉之仰上，寬解其胸部之鈕領，置衣物或枕墊高腰處，張口牽出其舌，以免舌縮塞喉，空氣難於出入，旋用法以助其呼吸。

一、以兩掌在溺者胸前兩乳間漸次加力壓下，使肺中之氣呼出，然後鬆手，使外部新鮮之氣吸入肺內，如是者約一分鐘久可作十五六次，反覆不已，至呼吸復原爲止。

一、以手握患者肘節部(即手爭)提舉於其頭之兩側，約二秒時間，使胸部吸收空氣，繼即放下，同時挾其胸側，亦約一分鐘行十五六次。

一、使患者仰臥，頭稍高，以兩手當患者之脅骨處，用力抽高其胸膛，約二秒時久，使呼氣出後即放下，以使吸氣，如此亦一分鐘作十五六次。

若患者呼吸以絕，則宜用空氣吸入之法，先將患者之鼻閉之，以口接患者口，吹氣入其肺中，繼即壓其胸前，使氣復出，若能致患者呼吸畧復之後，則宜將前數法繼續行之，更以巾布等擦其全體，以刺戟其皮膚，而行其血脉。

世人救溺之法，以背倒負患者，或置牛背中，令牛奔走，皆助呼吸之法，其用藥吹鼻使之。打。噎。者。亦欲。感。動。其。腦。筋。以助。呼。吸。之。運。動。耳。不必。斤。斤。於。水。之。吐。出。也。

窺腹

有西人腹上生兩瘡。醫生因欲得觀察腸胃消化之狀。乃與訂不使瘡合而竅之。嵌一玻璃。月與之金。如其素業。令常居一室以供察驗。窺左穴。則持電燈入光右穴云。

痘

小兒痘症。古醫書岐黃素問皆無之。左傳史記。好言人狀貌。而亦不言及面痲二字。李時。珍以爲始。於。馬。援征。武。溪。蠻。染。此。疾。歸。名曰虜。瘡。不名。痘。也。予考之史傳。惟文苑英華。載陳黯幼時。面瘡初。脫。見清源牧。咏河陽花。牧戲之曰。藻才而花貌。胡不咏之。黯應聲曰。玳瑁。應。難。比。斑犀。定。不。如。天嫌。未。端。正。滿面。與。妝。花。似屬痘症見於文字之始。

阻臭法　譯美國學問報

阻臭。之。法不一。而。足。臭。之。透。遠。與香。無。殊。然。辟。除。其。臭。固不。難。也。卽如禽。獸。之。肉。使冷。至。冰凍。則千。年。不。朽。北極。之。人。常以。此。法。收。藏。魚。肉。絕少。餒。敗。西卑。里。亞。江。邊。有白象。已。死。其身。猶。全。犬見。之。喜食。不。厭。則肉。之。不。腐。可。知。有燥、風。以。收。其。溼。則肉。之。腐。也。尤。難。輪船。內。有熱。氣。則散。硫。酸。藥。水。以。收。其。熱。或用。以。脫。及。淡。輕。收。其。熱。或密。封。使天氣不得入則物亦難壞或置鹽糖中因鹽糖能入肉孔使天氣不能入並可收去其濕使不生蟲則物遂可久留他如苦里亞蘇及加布力克酸自煤炭枯草煙中得來其質能與物相和收去其濕故物難速壞亦有用燻法使腥物不壞且能省節鹽糖等物凡牲死以炭屑撒之則不致朽爛以炭屑置糞穢壙塚中其臭自去若肉炭枯草炭海帶炭其效尤捷其所以阻臭之故有三一因炭中有孔能吸臭氣於孔中以便變去二因炭能與物牽合極周譬如陰溝穢水以肉炭屑投而濾之遂覺清淨三因其遇有養氣凡氣類實類味重色重之物遇養氣則必變化菜田肥土亦能收臭氣砂土能濾水清亦以其能收臭氣耳然收臭氣者不能去其味與毒以輕硫入水稍置綠氣則臭氣既可收而味與毒亦去臭氣因天熱而發人染之必致生病欲其不染用淡養氣鍊之即與空中之濕氣相和而變紅色內有酸力能化毒爲他物此淡養氣太濃能令人咳嗽五金遇之則銹用者不可不察硫養於空氣中燒之則變爲硫養二性同含臭之金石多則毒人然又用以辟毒鹽上灌以硫養二則成輕綠氣與空中濕氣相和則成白色含水之汽亦令人咳然能除臭與毒又黑色錳養上灌以綠氣或以鹽水和灌硫養三則成綠氣色綠而體重二法皆能除各種毒氣又有鈣綠亦能除毒中有鹻質能腐爛谷

物溶入水中洒之亦可除毒

劉醫

劉醫直隸大名縣人也其人內方外圓因是交游日廣一夕有縣書吏某甲延劉至其家複室跪求鴆劑劉扶起曰此易事耳何禮為雖然當以實告我否則弗為也甲乃言皂役黃丙娶寡婦魏氏携有前夫女年已及笄既美且豔僕已親其體矣嚙臂之盟刻不能忘奈老黃明知故昧近復許針工某為妻納采有日昨聞針工病劇料必延先生診視敢請先生鴆之以成我兩人之好雖刻骨以報固所願也劉曰易耳彼如延我自當邀教彼如不延我同道中亦可作說客耳但人命至重何以答我甲請以百金為壽劉曰人命至重何其輕也拂衣將去甲復挽劉再四卽奉二百金始諾臨別曰天知地知爾知我知遂別去閱數日甲偵知劉為針工盡心調治疾方漸痊甲大怒登門索貲劉曰貲尚在甲曰我豈為貲汝太喪心耳劉掀髯笑曰天知地知爾知我知汝謂我喪心我不至縣堂無以償汝貲甲雖憤怒然亦無如劉何劉旋以是金為針工製備妝匳娶魏氏成婦矣其行事固亦足異也

記者曰滬上醫家慣做其前半段

歎氣

人身上最奇一事。卽有天然之自衞力也。自衞力上之最顯著者。係咳嗽噫及歎氣三事。人何由而咳嗽也。因喉管中有不宜之物在內。肺氣直衝而出。思所以去之。而成咳嗽。喉內之膜甚有知覺。一受外物。卽傳知腦部。腦部卽發令肺部。使其氣直衝而出。平時咳嗽。又有係痰多所致。然痰亦外物中之一也。

故治咳嗽者。當卽以咳嗽治之。用咳嗽數次。俾使外物得出。如無復更有外物淤塞喉間。則咳嗽愈矣。

噫與咳嗽同理。其所異者。咳嗽因喉中有外物之故。肺氣直衝喉管及口而出。噫則因鼻內有外物之故。肺氣直衝鼻喉管而出也。

至歎氣則亦大同而小異。人何爲而歎氣耶。卽因氣憤或憂鬱時。呼吸不適。體內缺乏養氣。故一長歎而養氣得以收入。蓋抑鬱憂憤能傷人。歎氣所以稍稍補救之。此亦足徵身體上之自衞力也。

沐浴

外國某某二醫士。近曾試驗冷水浴與熱水浴之關係於人心。其所報告云。熱水浴。能使心小。冷水浴能使心大。當浴於熱水時。其心跳動之速率加增。則運傳至全身之血亦加增。當浴於冷水時。則其心跳動之次數減少。而運傳至全身之血亦減少。

殺蟲

花盆內有蟲。爲種植家所深患。現有人發明一殺之之法。用硝一茶匙。溶解於水內。灌於花盆泥上。蟲卽委頓而死。我人往往於明窗淨几位置花盆二三。以爲有益於衛生。而不知有害生之物存其中焉。此法我人不可不注意者也。

治蟲

北夢瑣言云。唐時京城醫人吳元禎治一婦人。從夫南中還。曾誤食一蟲。常疑之。由是致疾。頻治不減。請吳醫治之。吳揣知其所患。乃請主人姨嬭中謹密者一人。預戒之曰。今以藥探吐。但以盆盂盛之。當吐之時。但言有一小蝦蟇走去。然切不可令病人知之。是誑紿也。其嬭僕如約。此疾頓除。按此出於一時權謀。不但治蟲。凡臨處之際。往往有如此者。而其疾頓除。固不妨於醫治也。如彼蛟龍鼈瘕之類。亦近於此談矣。

韓帝信日醫

韓國皇室之侍醫。向有四十名。皆漢醫也。近自日本佐藤醫生渡韓後。此等漢醫被汰僅餘四五人。此四五人。亦各使肄學泰西之醫術。且韓醫一名。則以三日醫爲之輔。據佐藤言。韓帝雖未接觸文明學術。然余以顯微鏡爲試驗解剖。將實地之理科。供諸帝覽。韓帝殊大驚喜。向來韓帝診察時。例以絹布蔽其胸部脚部。貴重其聖躬。不許受皮膚之觸診。其妃則並首手亦蔽之。昨年因韓帝脚腫。余奉旨入診。病果漸痊。韓帝自云。朕已五十年不入浴。余乃勸帝暫以水溫其脚。溫之旣快。遂漸及其兩脚。且至浴及全體。現宮中已新設浴殿。每余入診。其妃必微開其窓。以觀聞帝及余之談話。蓋此妃名麗妃。不論何人拜謁。常隔窓以聽。如遇所談要事。帝或忘之。麗妃必爲覆奏。亦有心之女子也云云。瞻(宣統元年三月)

理想的健全法(錄青年)

以下所列各則。簡明易甚。然苟實力仿行。健康可操左券。閱者幸勿以平易忽之。

一飲食宜適中。奢約均非宜。肉食日可一次。

二當多飲清潔冷水。每日當盡八盞。飯時戒飲。

三宜多居戶外清氣中。呼吸宜深長。苟不能散步郊野。亦當衣煖坐曝日光中。以吸取清氣。

四臥室宜多容新鮮清氣平日坐起之室亦宜開窗戶

五日以冷水浴身水之冷度當以身之所能受爲度

按人之受寒大致由於飲食過度要孔閉塞及泌洩器管阻滯之故若飲食有節而多以清水洗濯體之內外部則平日受寒傷風等事十之九可以免去故洗濯體之內外部實爲今日人生健全之第一要例常人祗知浴身不知體之內部亦甚重要并需洗濯是故水之清潔與否關係甚大如所用之水不潔則甯擲資財以求清水讀者苟按以下所記時刻多飲清水則於健康自必大有進步法於早晨起身時先飲清水兩大盞冷熱均可若於一時午膳者則於十時及十二時間再飲兩大盞若午膳在十二時則當於九時及十一時間飲之總之飯前及飯後之一小時內不宜飲水而飯時更不宜用飲料下午在二時及四時或五時間更飲二大盞而於未寢之前再飲二盞如是終日飲水八盞人身內部各種器管賴以洗滌清潔自可却病延年而此八盞清水實爲男女及孩童當飲至少之數也

走方醫

錢塘趙恕軒名學敏一字依吉撰利濟十二種其串雅一種書分內外兩編類皆草澤

醫所傳諸方法。世所謂走方、手持虎刺、遊食江湖者是也。虎刺、一名曰虎撐。以鐵爲之。形如環盂。虛其中竅。置鐵丸。周轉搖之。有聲。相傳始於宋李次口。行山逢虎。齧刺於喉。求李拔。置此器於虎口。爲拔去之。其術乃大行。流傳至今。其術治外以針刺蒸灸。治內以頂串禁截。取其速驗。不計萬全。藥上行者曰頂。下行者曰串。頂藥多吐。串藥多瀉。頂串而外。則曰截。截、截絕也。如絕害然。走醫以頂、串、截、爲三大法。末流妄定。有九頂、十三串、七十二截等目。外又有九種十三根等法。能拔骨髓諸毒外出。然不肖瘍科。每竊以取利。種毒留根。變小成大。爲害不淺。又有禁法。禁法之大。莫如水法。次則祝由。近於巫覡。且有變病法。如約脾丸中、用木瓜露。以閉溺竅。掩月散中、用鯉脊鱗。以遮瞳神。取貝母中之丹龍睛。以弛髓脈。剔刺猬中之連環骨。以縮骨筋。外科則用白硃砂以種毒。蛇蕈灰以種瘡。即九種十三根之類。更有合扁豆膏、以留瘧。曼陀酒以留癩。甚則醉獸散之可以病馬牛。金針丸之可以困花木。種種不仁。愈降愈甚。良由操技不精。欲藉此遂其罔利之心耳。恕軒取其所授。爲芟訂之。名曰串雅。不欲泯其實。幷欲矯奇而俾歸於雅也。且謂此書雖盡刪其不經之法。而不能盡絕其傳。故述其大概如是。業醫者不可不知。串雅中方多有散見於諸書者如內編首列韓飛霞黃鶴丹靑囊丸推爲處方之祖方云（存存齋醫話）

老當益壯

聞鷄

天文家叩白爾、年五十九。始發明日與行星相距之定例。

培根、年五十九。始刋行其絕作格致原理論一書

化學士賈生第、年五十八。始發明元點之理。

顧烈克、年四十八。創製抽氣筩。

葛勞伯、年四十八。考得鈉硫鹽。今傳其名。曰葛氏鹽。

奈端、四十四歲。發明地攝力之公例。

來本之、五十四歲。奉朝命。創立伯林科學院。

李溫和、年八十八歲。考得血輪滴蟲等微物。

駱木、年四十七。作八旬寒暑表。今傳其名。

范克令、年四十六。創製防雷桿。

拔司德來、年四十一。考得養氣。

應琴豪、年四十九。考得植物之呼吸。

賈文迪、年五十三。始得輕氣。

海亘士年六十一。始以光學新理波動說發佈於世。

節藥

邱處機語元太祖曰。藥爲草。精爲髓。去髓添草。譬如囊中貯金。以金易鐵。久之金盡。所有者鐵耳夫何益哉。

打麻雀

賭博乃市井事士大夫往往好之。至近日則打麻雀之風習流行全國。窮日累夜。若痴若狂問之皆云極有趣。吾第見其廢時失事勞精耗財。每一場畢。冒冒然目昏體憊不知其趣安在也衛生者其戒之。

愼外傷(錄青年)

美國芝加哥城某孩以刀去蘋果之皮。悞以刀尖刺入掌中。竟於十日內患破傷風而死又裴拉德非亞一男子自臥榻躍起。誤踐鈕釦陷入足掌。以此細故竟於一星期內喪其生命邑中有因去一齒而死者波士敦城有某甲者。因履失宜擦碎其足旁之膚致患破傷風而於二星期內逝世倫敦一小販因給値不合與一家宰口角怒拍其桌適桌上有兒童玩弄之石丸擦傷其掌未幾卽患破傷風死推之鐵叉銹釘誤陷入

肉貓犬之咬傷蜂蠆之毒蝥蚊蚋之嘬膚吮血在在均足戕人多命也

蠟像院

李小池先生曰美國之蠟像院、亦在扯司里街主嘗與吳稅司秉文言人之一身、脈絡臟腑、如何位置飲食如何運化中國有銅人圖外國曾亦有格致及之者乎吳君曰有之迨歸舟將發始克偕往觀焉屋宇高敞爲樓三層鎔蠟象人男、女、老、幼、衰、壯、嬰、孩、胞胎、罔弗肖毛、髮、皮、膜、肌、膚、孔、竅、筋、骨、經、絡、腠、理、臟、腑、舉身內、外、罔弗具皆鎔蠟以成併合則一身分卸則百體細大不遺其狀飲食轉運變化以出疾病內傷何處外見何症或傷、自外達內種種色象與婦人如何受胎胎自七日始迄臨產自微至著漸以成形產何以別難易產期何以有過與不及又莫不詳悉更有醫生治病像若何施治若何受治而接生一事泰西亦醫生爲之故取死胎法與產母萬不能保而腹中兒猶可活因剖母腹以取兒諸形像亦都畢肖苟能專心體察醫者之技可得十之二三宜乎西人醫術所以有邁於中華者要必折肱於是既深且久則其施刀鍼藥劑洵罔弗中彼循牆而走者終是在門外安得不陟嶺以帆渡海以展耶顧西人設此又非專以醫爲也尚格致之學者以爲吾一身且茫昧而謂能格物致知可乎哉故設以待人體察而於養生卻病各要領不爲方術家貽誤洵有裨斯世豈曰淺鮮旁又有宇宙間絕無而僅見之像如兄弟孿生脇肉相聯姊妹孿生腹間有若臂者一聯其兩體他如形體之與常人異者奇奇怪怪不易枚舉茲所觀者猶是民間所設聞公家更有詳於此者然此亦可以觀矣。

心理作用

（裴愁）

嘗見維經者帶未結項足尚履地而氣已絕迷信者以爲縊鬼取代而不知其係乎心理也科舉時代有甲乙諸生者幼同學既長益相友善乙惜生重命特甚以甲精醫雖微疾亦必就之會學使按臨甲乙皆列優等人咸知拔貢舍二人莫屬甲深忌之考拔之期明日屆矣乙以減餐詣甲求理胃之劑甲得間疾聲曰殆矣既而謝曰恕我駭君乙氣爲之奪涕泗乞拯且問病當如何甲若不忍言者強之始曰今夜子丑之交君必驟渴苦甚萬勿恣飲亟服吾藥苟藥下而胃痛不止雖岐黃無能爲力矣詞畢故出平和藥餌鄭重授之乙面無人色卑而後歸至時果患渴既進藥胃痛大作而死蓋乙過於自危而又信甲言之必驗故卒如甲言則心理爲之也我國人於不易解決之事輒歸諸鬼神陋矣。

一語千金錄（每期隨報附送一頁）

鄙人少讀儒書、每手錄先儒語、爲朝夕警省之助、積久成帙、顏曰一語千金錄、宣統二年六月朔日、丁福保識、

顧亭林與友人書曰。吾輩所恃在自家本領。足以垂之後代。不必傍人籬落。亦不屑與人爭名。此乃刻日知錄二卷。雖未敢必其垂後。而近代二百年來。未有此書。則確乎可信也。

福保案、余之誦此言久矣。欲爲醫界中之亭林。敢不夙夜勉諸。

方植之先生序柏梘山房文集曰。千秋大業。非悠悠愛憎之口。所能標榜忌疾移之者也。

魏環極謂吾輩須受得苦。方成得人。陸清獻以爲名言。

湯文正曰、學貴實踐。不在多言。亦是喫緊爲人處

陸清獻公曰、自量學業。未能過人。則貧賤不爲不幸。此刻苦用功之日。非怨天尤人之日也。

一語千金錄　二

橫逆之來自謗訕怒罵以至於不道之甚皆是我實受用得力處初不見其可憎所謂山河大地盡是黃金滿世間皆藥物也（董石甫求心錄）

橫逆之來愚者以爲遭辱智者以爲拜賜毀言之集不肖以爲罪府賢者以爲福地小人相處矜已者以爲荆棘取人者以爲砥礪（鄒忠介會語）

朱近齋說陽明在南都時有私怨陽明者誣奏極其醜詆始見頗怒旋自省曰此不得放過掩卷自反俟其心平氣和再展看又怒又掩卷自反久之眞如飄風浮靄略無芥蒂是後雖有大毀謗大利害皆不爲動嘗告學者曰君子之學務求在已而已毀譽榮辱之來非惟不以動其心且資之以爲切磋砥礪之地故君子無入而不自得正以無入而非學也（尤西川紀聞）

區區與人較是非其量與所較之人相去幾何（呂叔簡先生呻吟語）

聖賢之量空闊事到胸中如一葉之泛滄海（同上）

世間無一處無拂意事無一日無拂意事惟度量寬宏有受用處彼局量褊淺者空自懊恨耳

孟子三自反比妄人爲禽獸是猶未免英氣太露不若顏子犯而不校爲得萬物一體

王立廷字鴻弼光緒癸卯科舉人徐州碭山籍年四十歲熱心辦理地方公益事務諮議局常駐議員
蕭煥唐字贊釆歲貢生徐州碭山籍年五十五歲博通內難仲景之學
韓爾信字成之安徽青陽籍候選鹽大使博通中西醫學
鄔履祥字琴譜臨平籍年六十一歲專精傷科
勞勤培字心田臨平籍年三十五歲專精內科
丁立琢字樹賓山東膠州籍山東共和大學醫學堂畢業生兼精中西醫藥學前烟台中西大藥房協理現任烟台振立大藥房總理年三十歲
葉純厚字粹安浙江平湖附生江蘇高等學堂畢業生平湖自治事務所職員熱心興辦地方公益事宜
江宗模字範卿江蘇長洲縣籍爲馬筱岩先生之高弟專精內外科
時霖溥字際虞平湖附生世習醫學專治大方脉一科
胡公壽年四十九歲粤東番禺黃埔人專治內外科著有時症彙編論粤港時症核症又著天然新論言商學及星學醫學等

張祖訢字誦清湖州府烏程縣籍年二十五歲研究生理學衛生學及中西醫學

金鰲字誦聞浙江嘉善縣籍兩淮趙都轉考取最優等醫學又蒙端制軍考取內外科醫士均給予文憑前充兩淮各學堂醫官

余祖鈞字嗣珊湖北孝感縣籍員外郎銜分部主事年三十六歲熱心提倡醫學專精內外各科

蕭增煒字毓方松江婁縣籍精究喉科外科有年頗有獨到之處

殷恭壬字佩六江蘇吳江縣籍花翎分省補用同知年二十九歲前受業於浙江陳渭卿先生專習女科六年故於女科一門尤爲精邃

沈傑字奎伯湖州歸安縣雙林鎮人痛父母之亡皆爲庸醫所誤因研究醫學十餘年尤精於牛痘一科年三十四歲

周士鏻字蓉初嘉善附生精究內科學

高翔雲字志鶴平湖生員精究內科學

榮桂森字丹林安徽阜陽縣籍研究中西醫學尤精於內科一門熱心振興醫學

熊鏡本字彥廷江西九江德化縣籍精內科學年二十歲

潘赤霞字君煒江西九江德化縣籍家世業醫精外科學年十九歲
阮宗涵字竟成金山縣籍師範學堂畢業生精內科學年二十七歲
宗月字洞天安徽懷甯縣人年三十六歲深明微識透徹禪宗尤以研究中西醫學普渡有情爲慈善事業誠爲改良宗敎之善知識振興醫學之鉅子也
蔣星恒字式如年三十五歲浙江平湖優增生江蘇蘇屬地方自治研究所畢業學員熱心與辦地方公益事宜
吳鼎元字中皐嘉興廩貢生熱心提倡敎育及醫學年四十歲
朱霖號雨人南滙縣附生篤志研究醫學年三十二歲融齋簡易師範畢業生沈莊崇實初等小學敎員
謝蒼石號子英浙江紹興餘姚縣第四門人年四十四歲研究醫學有年深通中西醫術
胡邁伯號景濂廣東廣州順德縣人年二十二歲熱心公益提倡醫學
陳邦賢號也愚江蘇鎮江府丹徒縣人年二十二歲蘇省塾師補習所最優等畢業生現充鎭江西三區簡易學校敎員兼鎭江城外自治研究所學員精究中西醫理著

有難經辨論及待時醫話醫案叢存等待梓

何繼休號承邵又號鏡蓮江蘇無錫縣人年三十一歲龍門師範畢業生通州西亭第二小學教員

李塀㮾號伯平金山人兼精內外各科

呂鉌號溉根雲南人安徽撫署文案

楊光榮號心梅江蘇金匱縣附生研究教育學中西醫藥學有年現辦上海邑廟內錫金鐵業公所奉道憲諭設牛痘局醫務兼任華安公司人壽保險查驗事務

陳輝年二十四歲浙江上虞縣人軍醫副軍校禁衛軍訓練處軍醫科科員博通中西醫學

包元字少書丹徒縣人現居海復鎮爲通海墾牧公司司事兼任境內施診及衛生事宜研究中西醫學十餘年頗有心得

徐利賓年二十一歲浙江甯波府鄞縣人戊申年甯波初級師範完全科畢業生熱心提倡醫學

李榮懷字慶甫年二十五歲寶山縣人光緒丙午本縣師範學校最優等畢業生戊申

年任吳淞公學教員現任劉行區啓新學校正教員及劉行公學菊秀女學校副教員博通教育學原理

朱鴻壽字阜山年二十六歲寶山縣人光緒丙午本縣師範學校優等畢業生丁未年太倉中斌公學最優等畢業生戊申年任浦東中學校上海中國體操學校中國女子體操學校愛國女學校吳淞公學教員現任劉行區啟新學校菊秀女學校堂長熱心教育兼通中西醫理

褚源深字子長號吉初嘉興籍精究喉科內科頗有心得著有本草經驗錄司命錦囊

徐防原名兆璜號抗歐金山柘湖學堂畢業生年二十一歲篤志研究醫學

朱寶書美國清心醫院學堂卒業生受聘於上海工部局醫院兼理大英藥房藥務深通西國醫藥學

戚夢齡號漢仙江蘇淮安人年三十八歲歷經遊幕江皖歸浙省候補在漢數載創存濟樂濟醫院現創旅漢衛生公益會及醫藥研究會

馬天騏號驤超江蘇揚州人年三十五歲分發浙江歷任文案到漢五年與同人創存濟樂濟醫院現創旅漢衛生公益會及醫藥研究會

徐兆蓉號敬仁年二十二歲金山師範畢業生有志研究醫學

吳鴻鑾字呆園號杏坡江蘇吳縣生員善古文辭喜研究新醫學

徐立吾字寶威江西德化縣籍世襲雲騎尉專精內外科年三十四歲

胡廷杰字治羣袁州府萍鄉縣籍江西醫學專門學堂補習普通中學畢業升入本科肄業以改良醫學爲己任

馮懋勳字書竹江蘇太倉州貢生商會會員商學研究會會員年二十二歲熱心提倡醫學

盧則鍾字育和南洋大臣考取優等內外科醫士揚子縣籍年三十九歲

蔡景謨字子良湖州府德清縣籍杭州安定中學堂畢業生熱心研究教育學現充德清官立高等小學堂教員年二十四歲

巫璇字韞玉通州籍附生師範法政畢業生小學校經理盡心辦理地方公益事宜現任西亭自治研究所所長年三十八歲

趙維藩字介臣監生通州西亭人熱心提倡醫學年三十二歲

徐鴻藻字泮英監生通州西亭人專精內科學年三十一歲

王象培字海山江都人精通醫理尤長於痘疹幼科
王鼐庠字雲珍號養儒江都人精通內外科兩淮運憲考取給憑醫士
鄭子才號正華浙江定海人年二十八歲精通中西醫學前充北洋武衛右軍醫院醫官現充近畿陸軍第六鎮二十一標第一營軍醫長
胡迺楨號幼齋浙江上虞縣人年二十一歲精通中西醫學現充近畿陸軍第六鎮工程營軍醫長
陸文邠號斐卿直隸天津縣人年二十七歲精通中西醫學現充近畿陸軍第六鎮二十三標副軍醫官
崇錫綬號漢青年二十六歲州同銜天長縣人著有顯承堂醫學課藝三卷夏子益奇疾方解一卷續奇疾方一卷
徐文海號月波廣東南雄州人年三十四歲由優廩生考取己酉一等職員以巡檢用精究內科醫學前充本郡官立高等小學教員兼醫員現充法政學員
侯誠孚號潤之江蘇金山縣實枚學校畢業生篤志研求醫學
顧實原名祖武江蘇常州府陽湖縣布衣

劉道周號少堅河南開封府人年三十五歲精通內科兒科痘科
黃孝三號寶忠松江府川沙廳人年二十三歲受業於沈君杏苑兼精內外科
沈鏞號韶笙浙江嘉興府嘉善縣人年二十五歲爲北滸山何季平門下士專精內科
又爲浙江法政學員
徐廷樑號志清年二十八歲受業俞道生門下精通內外兩科
錢祖翰號康侯江蘇吳江人精研醫學年二十二歲
蔡繼興號健如浙江歸安縣人年二十七歲精研醫學
賈其章號潤清浙江德清縣人年十九歲精研醫學
陳震號攀五江西九江德化縣人年三十一歲精通內科婦科
朱華封爲同濟醫學校西醫寶隆醫生門下士精通中西醫學
張德榮專精眼科培德藥房醫生
張靑選號雲甫年四十六歲世精內科眼科現充京口步隊第二營軍醫
沈山封監生年四十一歲精研醫學
屠士芳號蘭巖浙江嘉善縣貢生世業傷科內科

寄贈照片諸君惠鑒

鄙人平生好交游、交游中尤好談學問者、蒙　諸君不棄、引鄙人爲同志、寄贈照片、欣慰無似、已將各照片嵌入玻鏡、敬置坐右、千里良朋、一堂相對、既遂薰德之私、又慰離索之感、金石至誼、永矢弗諼、鄙人以下月爲始、刷印照片多紙、凡惠寄照片諸君、各贈一張、以答盛意、先此奉復、幸恕苟簡、丁福保謹啟

又啟者、凡有惠贈照片者、乞將姓名年歲註明爲感、

徵求藏書

各省同志諸君、如有家藏書籍、無論爲經爲史爲子爲集、苟願捐入本會、作藏書者、本會當詳記捐書人之姓名於各書面上、及本會藏書目錄、使後之覽者、可知各書之來歷、咸出於諸君之慨助、收到時、再行登報鳴謝、以誌感佩、

中西醫學研究會謹啓

二

中西醫學研究會敬啓

敬啓者、中西醫學各科之範圍甚廣、故探討愈難、同人不揣綿薄、創辦玆會、亦欲與海内志士共勉成之、惟會中應辦之事甚多、暫因絀於財力、未遑措手、特先按月出中西醫學報一册、以爲交通聯絡之機關、以期互相研究、交換智識、敢祈海内宏達、鼎力扶持、代謀推廣、則醫報之發達、定可翹足而待、編者雖學殖日落、而毅力頗堅、斷無中止之理、如有願入本會、共謀膨脹本會之勢力者、請將籍貫住址台銜、年歲事業等、逐節開示、寄上海新馬路昌壽里無錫丁寓、當編入會員姓氏錄、以答雅誼、

本報價目

醫報本定月出兩期、共計六張、玆將六張、併爲一期、裝訂成本、以便閱者、全年報費本埠八角四分、外埠九角六分、

零售每册一角、

廣告價目

惠登本報廣告、以五行起算、每次一元、半頁每次四元、一頁每次六元、登兩次至五次者八折、刊資先付、長年面議從減、

王君問樵誣余造蔡小香僞函

丁福保

蔡小翁於正月底與各會員之書約有三十餘函。皆中國醫學會書記員徐君春沂代作。呈小翁親閱一過。始行寄發。其字迹亦爲徐君一人手筆。並無他人代抄。况蔡小翁之令郎香孫兄亦終日與徐君同在一處。親見徐君繕發。徐君現在本埠大東門內北城根豆米業公立商業學堂爲敎員。諸君可函詢之。王君以徐君代作之函件。誣余僞造。故辯之。

王君問樵誣余揑造蔡小香啟事

丁福保

二月十七日天鐸報所登之蔡小香啟事。乃醫學報總撰顧君叔惠所撰。小翁閱過乃定。王君亦明知之。而於醫學公報上誣爲余所揑造。故辯之。顧君現住無錫城中大婁巷。諸君可函詢之。

蔡小翁診務冗忙。故一切啟事函件稟稿等。皆託徐君春沂、桑君丹笙、顧君叔惠、何君廉臣等代撰。惟鄙人窮年矻矻。終日無暇晷。雖延聘之人。至十餘人之多。其冗忙尚數倍於小翁。故自醫學會開辦以來。始終未爲小翁代撰一字。以稍盡義務。良用歉然。

醫學公報上載濮君鳳笙之祝詞。大與鄙人反對。後接濮君來書。始知非濮君所作。并知濮君並無與鄙人反對之意。恐諸君誤會。故辯之。

前月程君端甫來敝寓。謂醫學公報上所登之程端甫來稿。乃王君所揑造。恐諸君以僞爲眞。故辯之。

勸各縣設立中西醫學研究會

本會奉勸外埠各會員。在本縣設立中西醫學研究會。糾集同志。實力研究醫學。以本會爲總會。以中西醫學報爲各會之交通機關。會員中如有願立分會者。請函達本會爲荷。

催繳報費

閱報諸君。如有未付報費者。祈從速寄下爲荷。凡事獨力則難支。衆擎則易舉。在閱報諸君雖爲數甚微。然積小可以成大。纍簣可以爲山。諸君其諒之。此亦提倡醫學之一助也。

謹謝特別捐欵

李伯蓀先生。熱心提倡醫學。慨贈本會經費墨銀五元。特此鳴謝。以誌高誼。

謹謝特別贈書

兪伯銘先生。知本會藏書無多。先捐佩文韻府一部。以爲之倡。敬誌於此。以鳴謝忱。

謝捐助椅桌

徐蘭韻醫生。博通內外各科。熱心提倡醫學。捐入本會椅桌五副。特此誌謝。

春季會課案補遺

朱坤壽君一卷。爲寄信人遺失。昨始補寄來會。謹當補入優等之末。

寶威大藥行製藥公司廣告

疾病者、為人生無形勁敵、恒使人惴惴恐怖、與吾人性命相搏擊、欲抵禦之、當以良藥為最利之器械、然天下良藥、無過寶威大藥行之所製、

自古以來、人之於疾病、專心研究、欲得醫治之藥、逮至今日、而醫學成精美專科、故藥物精奇、終不外乎醫學之發達、寶威大藥行製造各藥、均依科學最近發明妙用、寰球藥品、殆無出其右焉、

近來東西各國、其藥品輸入中華、不勝枚舉、然皆未有如寶威大藥行之良藥、名傳遐邇、亦無能如本行良藥、素蒙世上著名醫士、羣所稱揚樂用者也、

本公司製造藥物、品極純正、權量準確、携帶靈便、雖經寒帶赤道、其性質不稍改變、尤為特色、非他家所能及也、又本公司良藥、適口易服、或備家用、或水陸旅行、隨身携帶、均極利便、且每種藥品、均詳明服法用法、本公司所製品物、曾往近世最大博覽會陳賽、所得奬賞功牌、數逾二百二十餘事、均揄揚本公司所製良藥、有奇特之化學妙工、倫中外醫學界　諸君、欲索各種新藥說明書、或華文仿單、請函致上海四川路四十四號本藥行、當卽郵奉、郵資不取、（祈寫明因閱中西醫學報云云）

商標 解百勒麥精魚肝油

Trade · KEPLER ' mark

SOLUTION

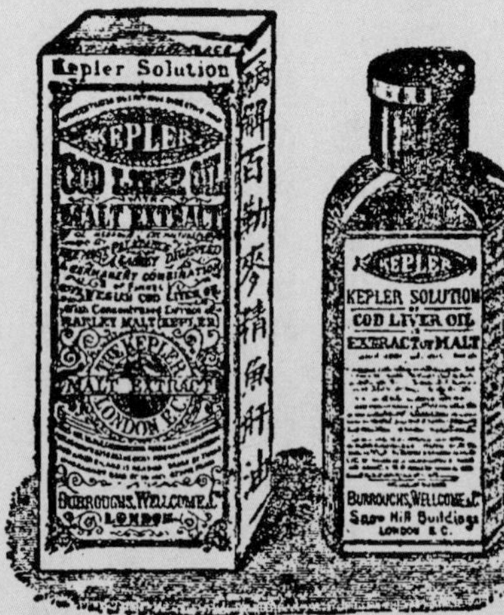

解百勒麥精魚肝油。名著寰球。爲最妙之强壯身體品。其創製之法。實爲醫學奇功。以其能將可貴之鰵魚肝油。熬成濃膏。使其味如佳蜜。

解百勒麥精魚肝油。乃涵最純粹補益之油。和以美味之麥精。即肥壯大麥內之滋養料。

凡患肺病。及各種虛損勞傷症。當以此麥精魚肝油爲最要良藥。功能平胃。進飲食。助消化。止咳嗽。又能使病者瘦陷之兩頰。漸形豐滿。

用玻瓶裝置。各埠大藥房均有發售。

總發行所上海四川路四十四號寶威大藥行

（第四期）

宣統二年七月中西醫學研究會出版

中西醫學報

總發行所上海新馬路昌壽里八十一號 無錫丁廙

上海中医学院图书馆藏

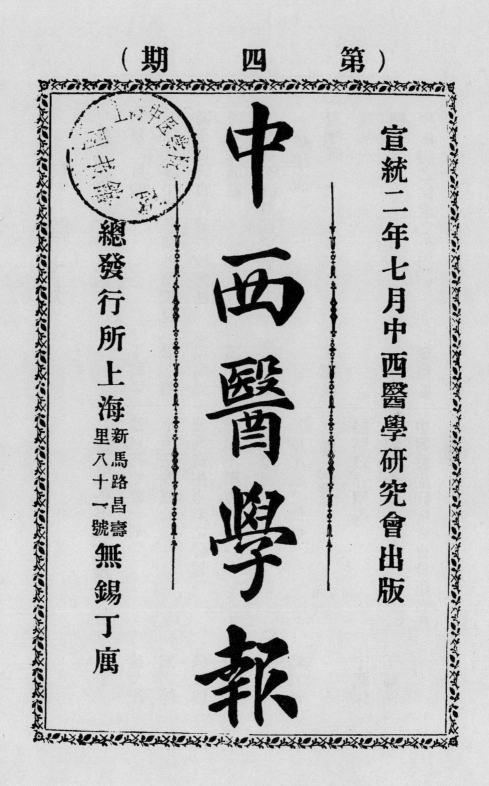

目錄　七月份

論醫之目的

丁福保 仲祜

名譽人所欲也。而安逸利益歡娛數者。尤人人所欲者也。雖然。欲得名譽。則宜爲顯宦爲貴紳。欲弋獲重利而享歡娛安逸之樂。則宜爲商人。若醫之爲業。則固萬萬不能有此。且有司命之責任。非唯安逸歡娛利益不可得而望。卽一己之健康生命。亦或不暇顧慮。且甚至有名譽亦不得不放擲者。則醫者可謂天壤間至難之業。而彼之貪利益、喜名譽、欲圖安逸歡娛者。實决不能從事於此也。然醫之業務。至極高尙。深爲世人所敬恭。其出也。御輕車。襲華服。臨於病家。主人倒屣出迎。延之上座。如待貴賓。謝辭汩汩然奪喉而出。若恐後時者。又時以重金爲壽。其他之贈儀。時亦纍纍然相屬不絕。其時人或心焉羡之。若天下之利益之名譽之歡娛之安逸。舉莫醫若者。然此特覩其外觀之焜耀。而未一察其底蘊耳。其豔羡之也固宜。

醫者一旦懸壺而後。則無貴賤貧富。無冬夏寒暑。朝診夕視。栖栖皇皇。臨診時。又須詳爲說明其病症及性質。令老嫗都解。或對於歇私的里之症。則患者絮絮陳病狀。如老嫗述鹽米瑣屑。歷數時不休。心雖煩厭。甚而猶必叮嚀反復。百計以慰藉之。迨旣歸家。而席猶未溫。忽有以急病相招者。則縱疲頓已極。亦不得不應命赴之。凡世上所有種種賞心娛目之樂事或春秋佳日臨水登山或結廬海濱招涼逭暑而醫者以責任攸在俱不得與況夫深夜剝啄乞診問病亦必破夢而興雖風雨霜雪弗顧也則其所以害健康而疲精神者甚矣幸而醫療奏效尚足貿病者之歡心設一旦橘井無靈參蓍失用則病家切齒同業飛讒而庸醫庸醫之聲上聞於天矣苟不至毀醫勝而縶囹圄者已額手稱萬幸夫以無限之苦辛買衆人之嘲罵其憤慨當何如然猶不得不強自鎮抑杜門思過甚矣醫之難也又或不幸而接於猛毒可怖之傳染疾患則投身凶焰與將士之暴原野冒鋒鏑殆無以殊然將士之隕首疆場者猶得垂名竹帛流芳千禩而遺族或猶叨國家之恩卹爲醫不幸而死則唯有最親愛之家人熱淚數行撫棺一慟已耳

由上所陳醫者之有苦無樂如此則世之業醫者其目的果何在乎一言以蔽之終不外救濟世人疾苦之誠意耳故苟欲從事於此者則必當有備嘗艱苦九死不悔之毅力壯志以爲之基非然者毋寧弗爲也而救濟疾苦之目的又非就狹小之範圍而言蓋固負有維持一國富強之責任者也何則國家積人民而成人皆病夫則國亦病國矣醫一國之人民俾皆躋康強而登仁壽則國亦壽之千萬禩而不朽壯哉醫乎且人

於積病纏綿魂夢悽惻求生不得求死不能一際爲之一藥而愈則我心之愈快我心之愈
言語所能狀筆墨所能宣舉天下之名譽利益歡娛無一可與比並者快哉此樂舍快哉此
者其誰與歸

醫者之名譽利益既爲世上所僅有則人之尊而羨之自亦有迥異尋常者然今尋常者然
業醫者多惟艷其名譽利益而不務其實其黠者甚或踵宦塲納粟之習朝納贄於之習朝納贄
醫之門夕已某某夫子傳授之牓貼遍播各地矣叩其實則略誦湯頭口訣者有之頭口訣者有
衆之文義不能連屬者有之殊可鄙也卽有負笈海外以習醫藥聞者而探其底蘊而探其底
往往買笑千金惟風流之自賞宦情萬疊隨魂夢以交縈而於學問之研究則未遑之研究則未
也曾不數祺而已畢業專科盛名鵲起某某醫學士博士之頭銜喧傳遐邇震耳徧傳遐邇震耳
小說家所謂大名如雷灌耳者庶幾近之嗚呼醫而如此尚何言哉尚何言哉　尚何言哉

今日宜急開醫學別科學校說

武進屠　筠　進屠　筠

立憲之國教育與衛生並重教育所以長國民之知識衛生所以保國民之安寧國民之安
爲國民必先具強固之精神而後可受完全之教育則謂衛生尤急於教育可也於教育可
實行地方自治衛生行政勢難偏廢舉凡防疫檢屍清潔消毒之事宜及醫院施診及醫院

職務無一不仰給於醫士乃進而視吾國之所謂醫士者五行六氣信口亂道因陋就簡爲其天性更可怪者八大傳染症文明各國以爲大恐而中醫對此絕不知其有傳染性遑問其有先事預防臨時救治之法故當時疫流行之際無論英雄豪傑貴族王侯柱石之臣秉祧之子苟不幸而罹此病大半玉折蘭摧同歸於盡傷心慘目有如是耶猶憶光緒壬寅之歲虎列拉症(即霍亂)盛行大河南北死者無慮千萬嗚呼均此滋蔓無已則不待兵凶戰危而我國民滅種有日矣尚何富強之可望哉

非不知今日風氣大開有志醫學者皆知中國舊學之不足恃或至外洋留學或在本國之西人醫院肄業卒業者甚不乏人試觀朝廷兩次考試留學生授醫科進士者若而人授醫科舉人者若而人醫學鴻材亦復不少然我國疆域有二十二行省之廣民數有四百兆人之衆何地何人不需用新醫而現在之醫科卒業者畢竟尚屬寥寥其不敷支配遠甚將延外人以承乏歟則國體攸關仍用舊醫以濫竽歟則同胞無辜預備立憲時代豈尚宜有此種怪象居今日而欲改良醫學必須多造人材欲多造人材不得不多開醫學別科學校

醫學別科創於日本明治三十年前所謂別科者其學科專用國文國語教授別於正

式之醫科而言蓋正式醫科之階級必須先習外國文若干年而後再入本科修業若干年前後非七八年不能卒業明治維新之始需用新醫急於星火必曠日持久而後收效涸轍之鮒豈能待西江之水哉日廷爲速成計變通常例特開醫學別科其制將外國醫籍譯成本國文而以本國語教授則預科學期可以縮短早習本科易於速成今已停止然由此身而得博士學位者亦有數人我國今日宜仿其制各省皆設醫學別科學校或於已成立之醫學堂內附設別科一班則經費更可節省令各省地方自治籌辦所選派聰穎青年入學其力不能自費者不妨由地方籌給公費學成返里爲地方任義務將見不數年間人材輩起衛生行政措置裕如十年之後則停止別科專辦正科以養成完全優美之人材似此因時制宜並無窒礙難行之理況今日之譯界通材指不勝屈採擇西瀛鴻寶譯爲東亞神書其事固甚易也

抑吾見今日熱心士紳爲地方自治計處處皆開辦法政講習所而不聞有組織衛生講習所豈以人人僅有法學知識即能舉自治範圍中醫士之職務而兼任之耶抑將此事待之醫界發起耶不知若輩大抵讀書不成經商乏資之人掇拾一二湯頭本草爲獵食計既無學問焉有思想惟苟安以待就木而已望此輩之發起改良是何異於

緣木求魚也且法學名家養成之則甚難若有病而乞靈於此葦草菅之則甚易何明於此而暗於彼也故今日非多造新醫決不能達衛生日見進行之目的非速成人材決不能使國民早享健康之幸福鄙人見聞所及耿耿在心用敢謹獻芻言以質諸當世之注意衛生者

論今日宜實行娼妓檢梅法

梁慎餘

梅毒即世所謂花柳病其毒之列無論何人皆能知之但世之士夫有以爲懲淫之具置諸不議不論之利任其毒風扇揚令今日梅毒病舉世界以吾國爲最多至有呼我國爲梅毒國者可恥也梅毒原於娼妓豈娼妓吾國所獨有而各國無之乎是有娼妓檢梅法耳今政府既知衛生爲強國之要素而設衛生局矣衛生之法律將仿歐美而行矣則凡有弱國亡種之憂碍公共衛生之事皆當禁止之或取締之也娼妓實淫播傳梅毒所謂有關於公共衛生能波累社會有弱國亡種之憂者也

姑就兵言之非今政府所注重之件而欲藉是以強國保種者乎兵之宿娼最平常事也雖有最嚴之法律不能禁止各國皆然無容諱也余曾在醫院見軍人之來診者梅毒實居多數噫以多數有梅毒病之兵何能強國也

且也梅毒之傳染於人，又非純在乎宿娼，即飲食器具，如烟筒手巾等，亦皆可爲傳染之媒介。飲食同器於酒樓茶館之中，防不勝防。故吾人雖永無宿娼，仍不敢謂必無梅毒。父母之遺存者，又無論矣。

是則娼當禁乎？禁娼又最難有效者也。吾國歷史，雖未曾見有實行禁娼之文，而徵諸各國，其禁娼之嚴，有劓刵殺戮火誅者，刑之慘酷，無以復加矣。然禁之愈嚴，蔓延愈廣，防之於表，發之於裏，懲之於前，犯之於後，雖幾經多數政治家之腦，而不能收絲毫之效。是故言禁娼者，實掩耳盜鈴粉飾之論耳。

娼既不能禁，則任其梅毒蔓延社會乎？此又非今日設衛生局謀公共衛生者所承認，漠視而不爲之設法者也。

辦理之道若何？亦仿東西各國，禁私娼，設公娼而已。公娼者，明許而取締之，抽稅而保護之，稽以警察，驗以醫生，每星期中必受檢一次，一有梅病，即飭其休業入醫院施治，未愈不得復作生活，是所謂公娼也。蓋不設公娼，必不能禁絕私娼，與其暗藏污毒，不若明以檢之之爲愈也。

然公娼吾粵已行之矣。粵有花捐局，局差之偵探私娼者，不遺餘力，私娼日少，公娼日

盛近永濤門外新河隄且增建洋樓規模宏敞將有如滬上之唱書館者粵人又多一消遣場矣

然此所謂公娼曾得公娼之益否乎抑徒為花捐已乎無醫生之檢梅實與各國之私娼等矣無惑乎精醫花柳包醫痱疔魚口便毒等之廣告遍於街衢報紙間也則檢之不容緩也

然仍有以為不能行於我國者、曰、我國風俗不同娼妓多以檢查為恥必多不願強之則謠言紛起故香港及上海租界、亦不能行答之曰香港租界豈不能行其所謂鹹水妹專送外人者何嘗不行也不過於送華人者既無礙於彼國人之衛生而華人又多不欲其檢查故不行耳此治屬地之放任政策也非檢梅之法不可行於香港上海也至於以檢查為恥則尤大不然此所謂恥不過由習慣與輿論而生竊見難產者雖少婦亦不以見醫生為恥也無他輿論以此為救命必需之事故耳良家婦女且如是何有於娼妓愚民不可與圖始欲其始皆樂於受檢難矣先由法律之強逼使知為大益後雖禁之不檢不可得矣

某國娼妓之在廣州者彼本無政府限以必須檢梅之律而彼亦自延醫每星期檢梅

一次焉是何也蓋不如是則妓女謂其鴇婦爲虐待也
言者又曰我國政體號稱寬仁今苛及娼妓得無於國家名譽有碍應之曰不然此乃仁及娼妓事而非苛及娼妓之事也蓋娼無自主之權鴇婦多貪利忘義苟病非至不能行動雖有病苦難言之隱仍多强之送客者不信吾言試於旁午一遊其地於娼初起粉黛未施之際留意窺之其有病容者比比皆是娼妓之多夭死者豈無故哉有檢梅法則可免如是之慘矣
更有無良鴇母於病輕時則不知其害逼之營業及至殆極則又防其死於鴇屋尋常醫院又多不收妓婦於是非置諸破屋則置諸爛艇中噫娼妓之自爲娼妓者少數耳嬰堂之女被拐之婦幼而失教習於誘惑或爲威逼或爲貧驅皆非其本意賣淫不幸而至是耳政府既收取娼妓之捐費乃不行檢梅之法設醫院以保衛之一任鴇婦之苛虐使娼妓受無窮之苦稍有仁心者卽使梅毒不能貽害社會亦當爲娼妓一謀也
言者又曰關於國體仁及娼妓爲公共衛生之必要玆事誠無可議矣然吾聞天津於數年前曾辦之且設有醫院免其藥費卒因搔擾謠啄日多遂至停辦吾恐此法雖善中國亦難行也應之曰亦知天津所以停辦之原因乎吾友陳君子光卽曾在天津辦

論今日宜實行娼妓檢梅法　十

理此事者也據云、聯軍據天津時防其軍人之染梅毒也乃設衛生局盡將天津之妓檢查之每百人中染梅毒者九十餘人即拘留醫院中調治其他無病者及醫愈出院者每星期仍須到局檢查一次若有梅毒亦即留院醫愈乃出辦之年餘每百人中染梅毒者只二十餘人其效大著聯軍既退衛生局猶照常查檢後以中國人自辦故有勢力之來局提回者日多辦理諸多棘手遂以停辦所謂搔擾所謂謠言皆鴇等之運動以便其私也然檢查法行梅毒即少娼鴇亦未嘗不知其益而仍造謠運動亦有其故

病而入醫院吾國習俗猶有以爲賤者也日新醫術又非其所信用初起病時每不自覺一經檢查以爲有毒則又不輸服強之留院自非其所樂從一也以一衛生局之醫員統檢查全埠之娼妓紛亂延時在所不免則以爲搔擾二也醫非其所信用則雖良醫亦不良也於此而強其必就此醫之調治則必多異議三也是故鴇等必盡力運動而貴遊亦每信以入醫院爲虐待也

爲今之計當詳定一檢查規則一聽其個人自擇所信任之醫、檢查調治之然今律、醫學尚無考試開業之條則醫之界線甚混檢查關於公共衛生則檢查之醫又斷非未

受正當醫事教育者所能任則當求有畢業證書、經衛生局之認許者乃得延請衛生局所認許之醫必來衛生局費領所檢梅之牌照此牌照領自衛生局檢畢、即署該醫生之名及月日付與所檢之妓認爲無病每星期一次如此遞換凡妓非有此牌照不得送客違者經偵探之稽察得實則以私娼論重罰衛生局即將各醫所繳領牌之欵建一醫院以爲治療之所

言者又曰領牌之欵有幾許可以建設醫院乎是又不然夫醫既任由自擇則衛生局祇爲監督並無檢梅之勞其牌照均由醫生之到領在衛生局不過多設數名偵探及發牌照之員足矣所費未爲多也若設有醫院則該院員役已可爲之照牌之費可以全數撥歸醫院之用其牌照式亦可刻成表體醫生於檢梅後即署名表內表可分四格則每星期檢梅一次一牌照可用四星期每牌領費一元每年亦可得數萬元何不可以建一醫院也

言者又曰既辦花捐矣又收檢梅費不應爲龜鴇一留餘地乎豈知檢梅法行每妓一月不過多費二三元（某國在粵之妓、延檢醫梅、聞其費每月二元、）而可保其減少梅病則龜鴇之得回尋常醫藥費多矣鴇以妓爲貨檢梅費實保險費耳焉得爲重抽

也。則又有疑天津辦妓梅時、雖强之入院。仍有運動彼有勢力者爲之提回。恐設醫院。亦無益於妓者。豈知天津當日所提回、不欲在院之妓多稍爲上乘者或自已身者。苟其身屬鴇母則無不以入醫院爲樂事此吾友陳君目覩之言也且醫院之設非純爲妓女吾國無自立留醫病院雖富貴者亦多就醫於外人所辦之病院貧者無論矣若猶恐醫由自擇則醫生或不免狥私而蹈吾國人舞弊之習則又有一例所延之醫不得過三個月三個月後須換別醫則每妓於一年中經四醫生之檢視可無狥私之弊而衛生局於疑有狥私之處又可以檢查其所檢者屬實則取消彼醫生之證書停止其業醫爲名譽前途計亦不至甘與龜鴇通同則檢梅之法宜若可行也

課堂清潔論

奚若節譯衛生報

夫校舍爲學生麕集之地人多氣濁最易汚穢兒童體質脆薄受病較易學校司員往往忽之不特我國教育方在萌芽不知講求卽彼歐美學校素稱完善者亦每狃於積習漫不加察故德國歷史家徐勒氏有德人爲課堂塵土悶死之譏謂予不信試訪附近二三學校則一入校舍卽覺穢氣觸鼻塵埃滿目有令人不堪者。

今日科學昌明。凡可以清潔校舍之道。無不畢備。而稍講衛生之士。莫不知塵埃汚穢爲害頗鉅。蓋塵埃爲微生物之窟宅。亦爲微生物之羽翼。微生物因塵埃飛揚。遂散布四達。侵入人身。故一室之清潔與否。悉以微生物之多寡爲準。而微生物之數。復視室中積塵多寡以爲增減。茲姑以科學專家所攷得者。縷述之如下。

意大利國加普亞城之客高士博士嘗攷得該處學校校舍。所含微生物。爲數孔多。計其課堂內。每一格拉姆(約合中權庫秤二分六釐八)塵埃中。約有微生物五百萬至二千五百萬。其體操室中。計每格拉姆塵埃內。有微生物一千七百萬至四千萬。而幼稚園內則有微生物七千萬至一億零三百萬。一年中尤以西歷六月爲微生物生殖最繁之期。且塵埃中之微生物。當授課之後。較開課之前。約多二百萬至五百萬。至幼稚園中微生物所以較多者。則因校室低下近地。窗戶適臨通衢故也。

課堂中所含之微生物。若與清氣中所含者相較。即知其爲數之多。德國赫思氏嘗考驗高山頂及海面之空氣。並未發見微生物。復驗德京伯林城中空氣。則每立方邁當氣中。約含微生物五百至一千。而在伯林某校學室中。一立方邁當空氣內。計有微生物一萬五千。仿此推計。每學生在課堂習課五小時。所吸入之微生物不下五萬。若其中一小時在體操室運動。則所吸之數。尙不止此。且塵埃飛揚時所含微生物較靜息時爲多。俄國某氏嘗驗得未開課時。其塵埃未爲學生攪起。每二立得中(約合中國二升一合五)所含之微生物。較之開課後。塵埃爲學生攪起時所含者。約爲六與八十七之比。故任以何法攪起塵埃。其空氣中所含微生物。必驟增多數。尋常學校及圖書館。恒以雞毛箒。拂拭塵埃。貽害甚鉅。美國波士敦城李査特夫人。嘗論其害曰。雞毛箒一物。各處學校。無不通用。且爲校董所許可。每晨將開課前。以之拂拭几上塵埃。使飛揚空中。致兒童入時。口鼻咽喉。充塞塵埃。飽吸微蟲。爲害甚烈。

空中微生物之多寡。並與課堂換氣法之備否。爲正比例。客乃烈及富吉二氏從事實驗。嘗攷得課堂中。設有人爲換氣法者。每立得空氣中。約含微生物十八又十分之五。他學室之除窗戶外不另設換氣法者。每立得空氣中約有微生物二十七又十分之八。幷驗得潔淨之室。每立得空氣中含微生物八十五。而不潔淨者。則多至一百三十九云。

課堂空氣中所含微生物之多寡。亦視學生之淸濁爲別。學生淸潔之校。每立得空氣中約含微生物六十三。而汚穢之校。則多至一百五十九。且微生物之多寡。與學生之年齡。亦有關係。學生年齡愈幼。微生物之數卽愈多。因幼年學生。大概較年齡長者。更不清潔。故學生較長。則學室空氣中所含微生物之數。亦必較少也。

統觀以上。空中既充物微蟲。則清潔二字。殊不可少。惟一室中所含微生物之多少。須視以下數者而定。如室外四周之境地。氣候之寒暖燥濕。室內得光之多少。洒掃之勤惰。學生之清濁。兒童之長幼。天然與人爲換氣法之備否。以及學室位置之是否易於攪起塵埃等是也。

據史得恩氏調查。大率塵埃自經攪起後。約閱十分或十五分鐘後。卽重行棲止。惟微細之塵埃。恒浮空飛颺。棲止較遲。日光入室時。恒可於光綫中窺見之。其內所含微生物甚衆。大率洒掃後。逾一小時半。空氣中始無微生物。故洒掃後。室中几案。不宜卽行拂拭。洒掃尤不宜適在開課之前。至少須相距一二小時。以便塵埃悉行下落也。

塵埃中所含之微生物。有致病者。有不致病者。各種皆有。嘗以接種法試驗之。法以此種塵埃置於一生的邁當溶液中。種入數頭幾尼亞猪體內。則猪斃而發現敗血症狀。然塵埃中未嘗發見破傷風症微菌。及肺結核菌。且種之獸身。亦未發生此等病症也。

課堂清潔論

十六

不但空氣中之塵埃。含有微生物。易致疾病。卽學堂用品。如書籍之類、若染有塵埃。含有微蟲。亦足傳染疾病。嘗聞某處學校。其學生兀坐課堂。忽患喉痧、殊不解此病何來。後檢驗堂中用品。始於書籍內發見致病微菌。此其徵也。

夫課堂所以當滌除塵埃。力求清潔者、因塵埃可以損壞肺與喉中之纖微纖質、步史丁氏曰。塵埃微點。譬如微細石屑。其鋒利尖角。往往割碎肺膜。致肺結核菌易於寄生隙內。是塵埃可爲肺結核症之先導焉。攷世界人口七之一死於肺病。內十之三均因在工廠操作。多吸塵埃所致。蓋肺結核症。雖不直接傳染、然常吸塵埃微菌。卽足使體內細胞及纖質抵制微生物之力。漸次減少。體力衰弱。受病較易。此所以不可不愼也。

顧滌除校舍塵埃。尤必清其污濁之源。如生火之煤屑。黑板之白粉。學生衣履之泥土。戶外之塵埃等。均足使課堂不潔。若不設法杜防。則徒事洒掃、必無裨益。是故近日歐美各校。對於清潔校舍之法。甚爲周密。冬日煖爐專用蒸氣。以避煤屑。校中設浴室。以除學生身上塵垢。延醫士以驗病原。僱牙醫以治牙症。（因牙齒腐蛀。吐氣污濁。易使空氣不潔故也）而於換氣之法。尤爲注意、或用機械。或賴電力。又有所謂眞空換氣法者。近尤盛行。紐約羅支士得等處學校。無不用之。原其要旨。在使每學生於每分鐘內。至少可得清氣三十立方尺。而每一萬分空氣中所含之炭養二氣。恒不得逾十分也。近日各處聞風興起。凡公共建築物。於以上所言各種。無不布置完備。馴至旅館。亦仿此制也。

然尋常學校。經濟有限。以上所言眞空換氣法。或力不能置。則退求其次。不如用煤油刷掃除塵埃。數年前美國密爾窪基城衛生員。嘗歷試各種掃除塵埃之法。以驗涉於微生物之効用。其結果在第四縣學校內。驗得凡用煤油刷掃除之室。未掃以前。其微生物之數爲五。既掃以後。驟增至二十。而尋常乾掃之室。其微生物之數。在未掃以前爲十。而既掃之後。則增多至一千一百六十五。若用濕木屑散布地上。而後掃除者。其微生物之數爲自無至一千三百二十。統觀以上三者。可知用煤油刷掃除之法。較之其餘二法。最不揚起塵埃。故微生物最居少數。大率每方尺地。用煤油刷洒掃者。其微生物之數爲五。而僅按常法洒掃者。則多至二百十八。蓋尋常洒掃房屋、實未能驅除微菌。若常換清氣。或以油類揩抹地板。則塵埃黏附板上。微生物之數。畧可減少。惟用眞空換氣法。及常以煤油洗刷者。始可使之減至極少也。

且學校常有公用之具。如茶杯手巾等物。污穢不潔。易傳疾病。故爲衛生起見。不如令學生各備一分。庶幾個人不潔。尚不致妨害他人。不然。則每晚將茶杯等具。均用沸水洗滌。勿令汚穢。容留微菌。是亦各校不可不注意者也。

夫人處此微生物競爭劇烈之世。不論家庭旅館。學校店肆。均不得不力求清潔。以重攝生。而今日學校中妨害衛生。急宜革除者。計有四物。一乾掃之掃帚。二拂揚塵埃之鷄毛帚。三公用之茶杯。四公用之手巾。至所以保存校舍清潔之法。雖極繁複。質言之。不外以下數者。

一、校舍宜擇空曠清潔之區。課堂宜求廣大。建築宜求簡單。壁板彫刻。均不宜用。兩壁相遇處。宜成鈍角或圜形。(因銳角易積塵埃。不便掃除。)墻壁平頂。均宜平滑堅實。地板宜以堅木爲之。

二、換氣法務求清潔妥適。引入室中之空氣。務必求自清潔之區。同時又當愼防戶外塵埃隨風吹入。

三、當利用尋常清潔之法。附近校舍之路。宜以地瀝青和泥沙築成。以避塵土。戶外宜設鉄絲網墊。以便入室者除去鞋底所黏泥沙。

四、校中學生。務使清潔。最妙於校中設一浴室。使常沐浴。

五、各生所穿衣履。務令整潔。或於校中另設一室。以便學生存置携來各物。並備刷帚等物。以便學生拂拭衣履。

六、學生口中如有腐齒。則吐氣汚濁。易使空氣不潔。故欲求學室空氣時常清新。宜令學生。保養牙齒。勿使腐蛀。并延牙醫。隨時診治。

七、平時宜鼓勵學生。使清潔自好。力戒各生。隨意涕吐。以便養成個人清潔之習慣。

八、各學校宜仿比利時國學制。著爲定例。禁用鷄毛箒拂拭塵埃。及用乾掃帚掃地。凡洒掃必以油刷。或採用眞空換氣之法。

九、課堂黑板。不宜多用。所用白粉。宜擇堅硬無粉屑者。不然則於黑板下。設一活動木槽。承受粉屑。以便隨時移置戶外。而粉刷尤宜時時潔淨。拍去粉屑。

十、校中所用石筆石板等物。不宜混雜。教科書籍。各生尤宜各置一册。不可調換互用。一班所用書籍。若他班不得已而移用者。亦必先爲消毒。以免傳染疾病。

十一、校中課堂器具。書籍用品。每年須數次消毒。以除病菌。

記者按西國學校。素稱清潔。而衞生學者。對於課堂一部。尚嫌汚穢。此篇立論悉本黴生物學學理。且多實驗。其所言多中我國學校通病。爰亟譯之。以供教育家之研究。課餘讀此。或知所改良乎。不禁拭目俟之。

論醫學公會課題之怪異

上海醫院中醫生吳冠道

醫學公會春季課題。有肆詆中醫之腐敗。其濫觴也。不在東西醫。而在甘為東西醫奴隸之醫云云。吁異矣。宇宙一大戰場也。國際以兵戰。學派以舌戰。兵戰以力。舌戰以理。力勝則強。理勝則存。無古無今。無中無外。罔弗然也。今觀二十世紀之舞臺。兵戰無論已。他如宗教與宗教戰。教育與教育戰。政治與政治戰。甚至農工商界。亦各執持其理想。以交相戰。而醫學界之爭戰。亦於是起焉。醫戰惟何。曰中人之崇拜西醫者。輒詆中醫之腐敗。而保守中醫者。則又詆學西醫者為奴隸。嗟嗟。諸君子。今日以口舌戰。同派而異旨。斷斷爭論不已。所謂此亦一是非。彼亦一是非。此新舊交鬨。競爭劇烈時代。所萬不能免者也。獨是仰觀前代古人學派之爭。執各爭勝其學說。初不以意氣存乎其間。蓋不競爭則學業不精。不辯駁則眞理不出。但求其是非得失之所在。惡用各逞其意氣為哉。余以為今之取法西醫者。當考求何者以西醫為是。何者以中醫為非。兩兩比較而一一辯明之。則新醫學不行而自行。執守中醫者。更當研究中醫之得者何在。西醫之失者又何在。兩兩考證而一一申說之。則舊醫學不存而自存。顧乃不此之求。

而鎖日囂囂然狂呼醜詆奴隸奴隸何爲也哉夫人身屬於人權操於人日受人之束縛而不敢稍越其範圍者方可謂之曰奴隸若取人之長以補我之短卽呼之爲奴隸則是古聖王之禮失而求諸野孔子之取菁甯人與夫今之政治界教育界農工商界凡取法乎外人者無一非奴隸矣天下甯有是理歟且夫艮知之學創自中國而今則流行日本格致算法始傳吾國而今則專美歐西故西人亦稱之爲東來法卽如今西醫之衛生學非取諸吾國古醫之養生術乎今西醫之解剖學非取諸吾國古醫之刀封學乎假曰奴隸彼外人既甘爲吾國之奴隸則吾又何不甘爲外人之奴隸也吾恐吾國人今日不甘爲外人學術上之奴隸他日且不免爲外人權力下之奴隸矣諸君諸君幸勿以奴隸二字名詞之新而遂爲醫人之口頭禪也或曰西醫言思想出於腦中醫則謂發諸心似乎兩不相謀不知心系上通於腦故心血不足則腦必厭煩然則吾中醫豈絕無根據者乃今之肆口詆中醫者其濫觴不在乎東西醫而反出諸學東西醫者唾棄吾古今醫學家之著述以服從東西醫爲唯一之主義非奴隸而何余曰不然今東西醫種種之學派大都取資吾國之學說惟其能精益求精根究夫眞理之所在遂乃超超乎騰駕吾上而謂吾學之者卽彼之奴隸未免言之已甚矣吾聞之君

子。之。於。人。也。甯聞。其。毀。不。樂。聞。其。譽。蓋。毀。乃。議。吾。之。惡。吾。自。省。之。而可。以。日。進。於。高。明。譽。乃。稱。吾。之。善。吾甘。受。之。則。不。免。漸。流。於。淺。陋。吾。願。今。之。爲。中。醫。者。見。學。西。醫。者。之。與。吾。對。敵。也。當。默。審。其。說。之。是。非。理。之。得。失。其。是。而。得。者。吾。亦。不。妨。參。用。之。其。非。而。失。者。吾。即。立。言。以。痛。駁。之。則。不。特。吾。古。代。諸。醫。之。學。說。可。以。發。明。即。東。西。醫。亦。將。反。覆。推。求。舍。彼。而。從。吾。中。醫。之。說。矣。是。舌。戰。以。理。勝。又。何。必。悻。悻。然。以。意。氣。相。爭。醜。語。相。詆。哉。余爲。此。說。余。不。敢。媚。西。醫。亦。不。敢。毀。中。醫。也。若。謂。彼。詆。中。醫。者。太。過。而。中。醫。亦。實。有。自。取之。由。焉。試。觀。今。之。中。醫。稍。涉。岐。黃。而。懸。壺。市。上。者。往。往。問。諸。經。穴。而。不。知。詢。以。營。衛。而莫。對。但。舉。一。二。甘。草。陳。皮。以。漁。利。者。腐。敗。乎。不。腐。敗。乎。總。之。醫。不。分。中。西。術。不。論。古。今。惟。其。眞。理。所。在。而。已。是。耶。非。耶。請。還。質。諸。高。明。之。君。子。

說睡眠

丁福保

睡。眠。者。腦。髓。作。用。在。休。止。時。之。狀。態。也。此。時。吾。人。全。無。意。識。外。界。之。事。均。不。能。知。與。死。人。及。陷。於。不。省。人。事。者。無。異。雖。然。此。特。熟。睡。之。時。爲。然。耳。若。在。不。全。之。睡。眠。狀。態。時。則因。腦。之。精。神。作。用。之。一。部。尚。存。而。現。所。謂。夢。焉。夢。者。大。抵。爲。拉。雜。不。可。捉。摸。之。事。湊。合。而。成。枝。節。繁。多。此。因。其。精。神。作。用。僅。限。於。一。部。故。也。

睡眠之原因乃由神經中之腦髓神經終日動作其實質疲勞而消耗是以一時休止其作用使其補充材料即於此時補充其缺遂發此一種自然之狀態也故睡眠爲人體不可少之事可以回復終日之疲勞且世愈進化吾人疲勞精神之事亦愈加多務宜深自注意取十分之睡眠以休養其腦力然徒貪睡眠而不使用腦力則又轉以鈍智能之發達於身體毫無裨益要之以善於使用及善於休養爲最良之法

睡眠之時間　睡眠爲人人生後之習慣有需長時間而始足者有歷短時間而已足者欲驟改之則甚難宜自幼即取適度之睡眠以養成其習慣睡眠之時間至少需七時或八時就寢與起床之時刻隨人之年齡職業及季節等而異難示一定之標準然能於午後十時至十一時就寢午前六時至七時起床則爲最善

睡眠之障害與其原因　睡眠之目的在休養其腦必須熟睡使腦之神經作用全行停止始能奏效若於睡眠之間腦之作用不得全行停止而不能熟睡則其效不多例如連日多夢常覺頭重而有所不快此人人所共知者凡夢多或神思恍惚不得十分睡眠者腸胃必有積食或寄生蟲身體或有他種之障礙不可不注意也神經過勞亦妨睡眠睡眠不足則起神經衰弱是以神經過勞之爲害頗大例如不眠症由神經過

勞之結果。致起神經衰弱。終宵不能一睡。此時若不用痲醉藥而使之睡眠。則未免與生命有關係也。

昏睡　病篤之患者。因全身衰弱。得一種之深眠。名曰昏睡。此雖亦一種睡眠。然陷於此狀之時。身體最有危險。因此而漸移於死者有之。昔美國有一少女。生後未幾。即陷於昏睡。歷二十年之久。再一覺而仍昏睡如故。終至於死。此其最奇之例也。

睡病一

世界數部地方。有所謂睡病者。實疫症之一。患之者卒然沉睡。不省人事。歐美著名醫士。研究其原由。謂此病之出現。實與一種菌形名曰哥拉內者。有密切之關係。凡該菌出產之地。如非洲西部海疆基安那島。非部內地及由孫哥爾以迄葡萄牙之南部等處。皆有睡病傳染。此外如巴西及西印度羣島。雖無此物出產。然每歲載運入境者頗多。故亦不能免於此病。查該菌一入人血中。則逐漸張大。是則睡病之來由。且此物易傳播。其原點恒自飛入人血中。遂致爲害。可異也。

睡病二

非洲東部。有一種烏蠅。名曰遮遮。世界上最奇最毒之蠅也。其飛行不遠。不能離河水及湖水一百五十尺之外。其喙甚利。凡人經受其咬過者。即先起寒熱症。連綴不已。或兩月。或三月。或一年。及其毒深入傷及腦脊根。其人遂頽喪衰颯。終日昏睡。不思飲食。其身體逐漸冷凍。以至於死。其中亦有經八年之後。而僥倖得生者。惟其多數皆於兩三年後。即已死去。計以前十年間。非洲土人因此染睡病而死者。已有四十萬人矣。

肺癆病之注意

梁慎餘

天下之病。其害人最慘者。莫傳染病若矣。而傳染病中。尤以肺癆病爲最烈。何也。蓋疴嘔霍亂核疫等病。世人目爲最猛者。亦限於一地一時而止。且來勢顯速。惹人注意防範。不若肺癆之柔緩。令人不察也。肺病蔓延之廣。遍於全球。流行之期。四時無間。死亡之數。合萬病計之。實占全數之七份一。雖最劇之疫癘。苟以人口全體上死亡之數相比較。尚不及肺癆病之多。現各國醫學及政治上。莫不於此病加意講求撲滅預防之法。及調治之方。歐洲亦曾開一萬國肺病預防會。合德法意英美等國諸大名醫。互相討論。政府及慈善家亦莫不提倡。特設肺病醫院。以調養肺癆病人。衛生之學日精。肺病因得以減少。吾國無疾病死亡統計表之可查考。則年中染肺病死者。無由知其確數。然自業醫十年來。默計所診者。肺病實居多數。可哀也。世人乃以爲童子傷、臊癆、陰虛。外感傳裏。謬矣。又以爲家山風水。尤謬矣。嗚呼。可不有所研究乎。美人克諾坡氏有言曰。凡諸肺癆病。得隨時保衛而隱戢其患者。亦恃賢明之政府。練達之醫師。及有智識之人民耳。然則雖有政府。雖有醫師。而吾民風水家山童子傷腺癆症等之舊腦不破。不可以得隱戢肺癆之良結果。是則編者之任也。今爲述其症如左。

一肺癆病之原因。

二肺癆病之預防法。

三肺癆病之調養法。

肺癆病之原因　肺癆病由一種微菌傳染。此菌由西音 TULMONARY 譯爲都卑加隆。日人謂之結核。此結核用五百倍顯微鏡視之。見其形如毛髮。乃法人壳茲霍氏於一千八百八十二年（卽中國光緒八年）在肺癆病者之痰中查出。曾將此菌種入兎身內。其兎亦卽發肺癆病。百不失一。又試取此菌培養之。卽以此純粹無雜者接種於諸種動物之肺內。其肺亦病。且有無數之菌。蕃殖發育。其生機不遏焉。各國醫者。遂公認此菌爲肺癆病之種。

在昔。中西各國。莫不以此爲一遺傳之病。而不知其出於傳染。自此菌查出後。始證明此。症。確。由。傳。染。而。致。其。肺。癆。病。者。之。子。女。亦。多。肺。癆。病。者。乃。因。癆。病。之。人。所。生。子。女。其體。質。必。多。虛。弱。體。質。虛。弱。即。易。染。是。症。非。遺。傳。也。人。體。康。健。則。雖。或。被。結。核。之。侵。入。仍可。殺。滅。之。其。理。畧。如。穀。種。撒。布。於。石。地。能。至。枯。槁。而。肺。癆。病。者。之。子。女。其。飲。食。起。居。皆同。相。聚。感。染。之。機。觸。處。皆。是。其。多。染。是。病。有。由。然。也。

肺。癆。既。爲。結。核。菌。之。傳。染。而。其。傳。染。何。由。入。肺。此。乃。從。呼、吸。而。入。氣。管。由。氣。管。而。入。肺。也。結。核。菌。不。獨。起。於。肺。即。由。飲。食。皮。膚。傷。口。等。處。亦。能。入。人。身。以。爲。害。然。此。乃。起。別。經。結。核。病。而。不。起。肺。癆。

猶有不信肺癆爲傳染病者乎。請將各國肺癆醫院所調查肺癆病者之歷史以告大衆。

一其始一家康健。偶一人罹於肺癆後。其父母兄弟姊妹婢僕。亦相繼而起。不數十年。遂亡其家。

一舉家因患肺癆。相繼亡絕後。承嗣其家。用其物者。亦罹是病。

一僑居曾住病肺癆之屋。亦或起是病。

一夫婦互相傳染。

肺癆病之注意

一妻因肺癆而死。其繼娶之妻。亦罹是病。或夫因肺癆而死。其再嫁之後夫。亦罹是病。

(此理因不病者之肺。本有結核種。特以體質强故。結核不能發作。他人與處。感受其菌。則發病。)

一康健之家。因留患肺病者寄宿。久之亦爲所傳染而起是病。

一素康健之人。因省親友之病。時相過從。亦染之。

一店舖工塲。有患肺癆者。同儕中亦往往連及。

一肺癆者死後。其寢具衣服等。不知誤用。亦被傳染。

其他如戲院劇塲。妓館酒樓。舟車旅店。會堂厠所等。或有病者。其咳唾之餘沫。呼吸之氣息。毒卽潛伏。均易傳染。吾國飲食。多同一桌。其傳染尤易。幸飲食不過入胃。胃之津可能殺萎之耳。則不可不講求預防之法也。

肺癆病之預防法　當以撲滅其菌。爲最有效力。而此菌生長之性。甚强。非若虎列拉菌(卽世人所謂霍亂)之暴。於高燥等地。不久卽萎者比。故任日光之微射。三年猶不絕。其生機。或置之水中。冰雪中。亦足支持數月而不滅。

此菌旣具此强頑之特質。則乾燥亦能保其生活。蕃殖涎痰中。若有此等細菌。任意吐棄於地往往經時不滅乾而變爲粉末隨塵埃飛散空中吸之入肺則勞病因之而起故歐美各國有監察道路吐痰之律習之既久且曾受教育亦無煩政府之干涉聞日前香港潔淨局亦經提議此事稍無智識者未有不以爲苛不識能實行否也然當此法律未行之際不能不望諸有肺病者之心存公德不可亂吐其痰也

抑吾聞西東諸國有肺病人之出門必攜帶貯痰之器其器有爲銅類所製者則置以殺菌藥於其中日本有用厚油紙製者歸家則以火焚之此等事吾國人則難辦到則亦宜擇街衢中低濕處吐之蓋地既低濕則其菌不能與塵飛揚於空中其生長之力亦弱於穢汚中所生之尋常微菌由各菌爭競生存之勢則自然撲滅者多然則凡公共多人集合之處如學校工塲火車站頭輪船鄉渡戲塲會館等處皆宜置多數適宜之痰盂貯以殺菌藥以便人之吐痰也

若客棧酒店茶樓等地更宜爲此既可以保守潔淨之法亦可以此招徠生意也

至於醫院善堂贈醫之地更當嚴禁病人任意吐痰其有肺勞病留醫者亦不可使與他病者同處一室及凡肺勞病經住之房所非經用法消毒後不可給他病人居住所謂消毒法如下

一燒藥。即將病者經用等物。難以使其潔淨者。用火燃燒。以滅其毒。

二煮沸。即將病者經用之物用沸水煮沸以滅死其菌。

三用藥。將病者經用之物。以加布力酸開水擦抹或浸之。痰盂亦宜先置此藥。

學校中學生。若經校醫診斷。認爲肺癆病者。則當禁其登校。以防傳染。別生亦可使之。節勞靜養。以遂其生。然吾國學校除軍隊等官立學校外。多無校醫試驗體質。方準入。校之法。則又不可不於教授室運動場寄宿舍等嚴禁任便吐痰也。

然此皆公共之豫防法耳。若個人衛生之道。則首以保身強健爲最要之件。欲保身強健。則當於居處運動衣服各項。畧爲留意。今述其關於肺病者於左。

一衣服 衣服務以寬大者爲上。過窄。則有妨胸部之發育。胸部發育不足。最易起肺病。因肺即在胸部也。近粵中衣服均以窄爲趨時。謂爲西式。不知西人衣服無不寬闊。未有如今日操衣之緊束其身者。

二居處 居處首貴潔淨。仍當以空氣流通光線透足者爲上。睡房尤當注意。蓋肺爲呼吸之器。與空氣有直接之關係。空氣汚濁。則肺先病也。

三運動 運動最能令身體強壯。以免肺病。試觀肺癆者。多文人。女子。少運動之人。故

欲免肺病宜常郊行以吸空氣粵城人烟稠密又無公園則晚間散步於河隄亦一良消遣也

四沐浴　皮膚乃排洩器之一與肺稍有相代之功寒天汗少則由肺呼出之氣含水質較多此吾人所共見者也故浴身至少宜間日一次以凍水爲妙更用手巾摩擦其胸部及全體不特取潔淨已也皮膚受冷水之刺戟則呼吸自劇呼吸劇則肺中空氣之更換加速於肺部亦大爲有益然吾國人慣用熱水之浴驟爲改用凍水亦甚難事由漸而改或由熱天而改可也衛生家常有用凍水浴身可免傷風感冒之語其益可知

是即可免肺癆之傳染乎人生不能無交遊交遊中不能保無肺病者也又故與肺病者長談當其咳嗽噴嚏高聲雄辯之時其唾液之泡沫呼出之霧汽亦當慎防其含有結核細菌吸入而感染之雖其泡沫等不能達三尺之外然不可不知所趨避也至於問病或看護病者之人則時有與病者密接談話亦宜靜窺病者之呼吸不宜迎合病者呼出之氣應於病者呼時則呼吸時則吸醫士診病時如此看病中亦不可不如此

其他結核菌之有自口直接傳染者如吾國之烟筒茶杯等衆人同吸與歐美之以接吻爲禮者其傳染亦不少也故近有倡公共快箸之說而歐美亦漸譏接吻之非凡此皆個人豫防肺病之道也其有遺傳素因身體羸弱皮膚蒼白易於感冒胸膛扁平陷而不揚稍一勞動則精神委靡年在十五六歲以上春情發動期至三十歲之間者尤當注意蓋結核菌在人肺中發生以此間年齡爲最盛觀世之患癆病不起者甚少幼年及四十歲以上之人也

肺癆病之調養法　肺癆一病非專恃醫藥可能治愈也必要於調養衛生之道適合方爲有效而調養衛生之道又要其病者之深明此理謹守勿違否則雖在醫院日受醫生之指示亦任情苟安不肯篤信謹守醫生嚴爲監察則又頻傷病者之感情均非養病之善法也故爲父兄者不可不將此病之理由詳告病者而病者亦不可不知此病之普通調養法也

一養性　病初起時當知此病爲一極延緩之症非急速可能獲效又當知此病若盡適當之法以調理即甚危重亦可痊愈故以耐煩爲第一義古人所言却病之要治病之失有甚合於本病者不盡迂闊也節錄數條如左

社友來稿彙錄

產婦死亡書一則

室人高氏。同邑芝江公之長女也。性婉順。嫻姆教。年二十來歸。事上以孝。御下以慈。儉以持己。恕以待人。戚部稱其賢。幹理家事。一以付之。十五年於茲井井焉。余得無內顧憂。嗚呼。今者我室人分娩殞身。棄我而長逝矣。遺子女各二。號咷跳躍。煢煢無依。每一撫摩。悽然欲絕。因推其致死之由。一誤再誤。雖由於醫藥亂投。執拘者之紛呶謬論。莫衷一是。而余一丈夫身。不能排斥衆議。果斷獨行。依違自誤。甯獨無尤。惟念前車既覆。來軫方遒。不大其聲而疾呼之。則後至者將踵余弊。用布區區。願我父老昆弟。假片刻餘閒。卒讀一過。輾轉相戒。勿蹈往轍。我室人雖犧牲一身。而同病者得爲殷鑒。勿誤服虎狼之劑。所謂大方脈世傳女科者。或能悔改前非。力求進步。弗復草菅人命。則亦稍稍補益社會。死而有知。無遺憾矣。余妻於四月初五上午分娩。臨蓐時胞破水出。孩將露頂。忽作噁欲嘔。孩滯不下。穩婆堅稱瀝胞生。靜俟之。無礙也。而產婦痛及遍身。不復可忍。因延請本鎮甲乙二醫診治。同稱胎孩無恙。係他病所致。催生滑胎之方。概置不問。僅投以平肝和胃順氣之劑。服無效。余家無知醫者。第思胞破而胎滯不下。又無動勢。意胎已死。詢諸二醫。咸謂不死。詰問至再。甲醫乃曰。產婦舌苔不靑。卽胎孩不死之證。至初六日病如故。二醫仍執前議。時余在申聞信。因於初七日延二女西醫莅硤診視。以聽筒驗胎。斷曰已死。遂用催眠藥。取出胎孩。孩已臭腐不可嚮邇。蓋死腹中已三日矣。幸取胎時。產婦不覺痛苦。比及蘇醒。痛亦漸平。飲藥水三次。是夜神尚安。翌晨覺稍爽。九鐘西醫覆診。又進藥水一次。另給七服。囑每四小時一進。十句半鐘西醫歸滬。產婦已談話自若。余方額手慶更生矣。乃寡識者。少見多怪。反對西藥。略迹原心。至誠可感。惟拘執太甚。遂至因愛成害耳。其言曰。中西體質不同。藥水萬不可飲。前醫雖無測驗死胎之能。而善後調理。是其所長。明阻暗擾。衆論紛紛。余心撩意亂。茫然無主。於是復請乙醫診治。乃醫家通病。不究脈理。但探口氣。人云亦云。謂西醫沖洗瘀血。業已淨盡。下元虧損實甚。書方約黃昏煎服。免與前服西藥衝鬥。亦鄭重意也。乃時未昏暮。產婦忽面赤氣促。汗涔涔下。一躍坐起。指甲作深紅色。漸紫漸黑。余等不明其故，仍請二醫。甲醫先至。亦謂去瘀過多。虛陽上冒。開方用高麗參及龍骨牡蠣白芍棗仁等藥。謂產後虛症。以大補氣血爲主。又引書證之。謂雖有他證。以末治之。乙醫踵至。贊成甲方。囑加眞珠粉二分。遂卽煎服。余以爲續命之湯。賴有此耳。詎料產婦愈喘愈急。延至夜半而歿。其後屍腹膨脹。及於胸部。口鼻流血。慘不忍覩。事後往滬。詢知藥水爲去瘀要品。深悔未用。又就詢精於醫術者。究其所以致死。始悉胎死舌青。雖有其說。然未曾一一而驗之。古書未可盡信也。其週身疼痛。係胎死血阻所致。胎下卽止。其明證也。產婦而面赤躍坐。爲瘀血上衝無疑。死後口鼻流血。尤係實據。乃不去瘀而進補。速其死已矣。所謂雖有他證。以末治之。其說誤人。已爲研究醫道者所駁斥。讀父書而不知變。以爲引證確鑿。是何異坐視嫂溺而不援。猶詡詡然謂人曰。吾乃守男女授受不親之禮乎。至瘀血洗盡一說。妄度臆造。尤爲可笑。西醫洗血。僅去外面瘀腐。臟腑之中。全恃藥力。斷不能滌腸而滌胃也。夫余之喪妻。私言之則爲大不幸。公言之則亦尋常事耳。陳詞刋布。亦自笑其愚。惟念室人之死。旣延西醫診視。明效昭彰。乃格於衆議而傾藥其藥。臨機不決。卒殞其生。表而白之。以誌予過。惟　閱者察焉。宣統庚戌硤石西南湖徐受謙謹述

水治法源流論

袁焯

水治法之不講也久矣。不講水治法。則病之可以水治愈者。皆宛轉困篤而莫之救。然

不先考古人水治之成法。則其中之得失利弊。末由知之。夫水治之法。吾國在周秦時。已發明其大意素問陰陽應象大論曰其有邪者。漬形以爲汗。五常政大論曰。行水漬之。和其中外。可使必已。其明徵也。迨漢唐時之大醫家。若華元化徐嗣伯輩。尤爲水治法家之泰斗。觀後漢書華佗傳。佗治一寒熱經年之久病。以冷水澆灌百度。始出冷汗而瘳。（後漢書華佗別傳有婦人病經年世謂寒熱注病也冬十一月佗令坐石槽中平旦用冷水灌云當滿百始灌七十冷顫欲死灌者懼欲止佗不許灌至八十熱氣乃蒸出囂囂高二三尺滿百灌乃燃火溫床厚覆而臥良久冷汗出以粉撲之而愈）南史徐嗣伯治房將軍之伏熱病。以井水百斛澆之而冷疾頓除。反覺渴熱。（南史將軍房伯玉服五石散十許劑更患冷疾夏月常複衣徐嗣伯診之曰乃伏熱也須以水發之非冬月不可十一月冰雪大盛時令伯玉解衣坐石上取新汲水從頭澆之盡二十斛口噤絕家人啼哭請止嗣伯執撾諫者又盡水百斛伯玉始能動背上澎澎有氣俄而起坐云熱不可忍乞冷飲嗣伯以水一升飲之自爾常發熱冬月猶單衫體更肥壯）則當時以水治病之法。固已大明於世。不待西說東漸。而始有水治法也。不寧惟是。名醫類案載程元章婢。患熱疾昏狂。以溼泥草罨之而得生。（名醫類案傷寒門載程元章婢患熱疾發狂奔躁不納粥飲體昏憒家人謂不可治舁入池上茅亭以待絕命明日天未曉聞有叩宅扉者詢爲鬼物叱之婢曰我是梅香病已無事乞即歸家啟門信然驚問其故對曰半夜後髣髴見一黑物將澤泥草徧罨我身上環繞三四十匝便覺心下開豁四肢清涼全無所苦始知身在茅亭中蓋此婢嘗放一鼈於池內啣澤泥草罨其身者即鼈也蓋陰騭所招云）葛可久治傷寒發狂置病人於水中而獲愈。（葛可久治一士人得傷寒病不得汗比葛往視則發狂循河而走葛就捽置水中使禁不得出良久出之裹以重繭得汗而解）則尤與泰東西醫書治熱病用冷水浴及冰罨之法若合符節推之肘後方治傷寒時氣溫病用冷水。（葛稚川肘後方云傷寒時氣溫病熱極猝未可者以冷水漬青布罨之靈夢溺亦言熱證之極汲新井水浸衣裳互熨之爲妙）外臺秘要治熱霍亂煩渴用冷水。（外臺霍亂門若熱霍亂則渴心煩欲得冷水喫則宜恣意飲冷水及土漿取足定止）及後世治中蒙汗毒。（濟急方中蒙汗毒飲冷水即安）中砒石毒。（經驗方中砒石毒多飲新汲井水得吐利佳）中煤炭毒。（經驗方中煤炭毒一時暈倒不救殺人急以清水灌之）衄血不止。（葉氏治衄血不止用新汲水隨左右洗足即止一方用冷水一瓶淋射項上及啞門上或以濕紙貼之）燒酒醉死。（蘋湖集簡方急以新汲水浸其髮外以故帛浸溼貼其胸膈仍細網灌之至甦乃已）無一不賴冷水之力其法雖有內服外罨之不同而皆屬水治法範圍以內蓋水性涼潤含有養氣內服則能清火解毒而助血輪中之養氣外罨則能透入肌膚而解血中之熱毒故無論熱病中毒但得冷水則病立解毒立消特其間淺深輕重各不侔耳雖然病之需水治及水之所能治者亦惟伏熱中毒二者而已使以傷寒之痲桂青龍湯證柴胡桂枝湯證陰極發躁之四逆湯證陰虛發熱之青鼈蒿甲湯證溼溫之蒼朮白虎湯證火鬱之升陽散火湯證而亦以水浴水罨諸法治之則未有不僨事者蓋冷水雖能清熱解毒而亦能冰伏陽氣消散元陽故古人於伏熱中毒而外鮮用水治卽泰東西醫書亦多用之於傳染病也明乎此而後可與言水治法而後水治法之大用庶幾復彰於今日歟。

公共衛生事業之要旨

倜奴述

自古迄今虎列拉腸窒扶斯赤痢、咽喉、肺病等流行於我國罹此黑劫者殆不知幾千萬人謂非國家之一大厄乎然此等病原依近年之經歷施以衛生上相當之豫防法亦可阻遏其發生也蓋此衛生方法乃社會公共之事業非一家一己之衛生必以社會公衆之團力而切實施行乃克收其效果。茲於衛生新論中。得有關公衆衛生之事業者數條。爰錄之。以備參考焉。

第一　日常供給之水。須求十分清潔。清潔之法有三。

(一)煮沸法　煮沸法之利有三。(1)蒸發有害瓦斯(2)沈著石灰質(3)殺滅有害菌種。

(二)濾過法　以濾過器濾過之。便得清水。濾過器製法。以大石子爲底。小石子爲中層。細砂爲上層。

(三)藥清水　濁水中加明礬少許。經一晝夜。則汚物沈降於下。

第二　人家之汚穢棄物及製造場中有害之腐敗物。皆宜處置妥貼。勿投棄於人民居處之地。

第三　凡溝渠河道積滯不通。則蒸發惡臭。充滿於市街居宅。最害衛生。不可不速爲開通。

第四　市街之掃除方法。必當完全。

第五　大雨之後。雨水積滯於市街居宅。不可不速爲排除。

第六　發布衛生條例保護公私之事業關於衛生之檢查不可不密

辟瘟不藥方

朱詒彬 均伯

天時不正之氣歲所時有然病之來總由人之不注重衛生如多食口腹或寒煖失宜飲食不節多食生冷油膩麪食葷腥瘟牛狗肉餿菜等物適其人本寒濕暑風內蘊肝木乘脾胃升脾降清濁混淆釀成霍亂甚則有入腹轉筋之險危在頃刻朝發夕死之症體弱者觸氣亦病一病即危遂以為瘟疫傳染謹擬避法可保無病不病奚藥

一家中如有患霍亂吐瀉之病所出穢物宜於僻處掘地掩埋切不可傾於河內即屎尿亦不可倒入厠所以防傳染亦宜另外掘地深埋更不可將病者汚衣於河干洗濯恐旁有淘米淨菜蔬者陰受其流毒總不可使穢氣感人譬如此氣着人所謂一星之火能燒萬頃柴場慎之慎之

一如有瘟猪死畜等物敝鄉惡習不埋於地而拋於河謹告海內大善士家每年夏間如河中見有此等死畜務僱人撈起掘土掩埋既不害人又可肥田又可積德一舉而三善備焉若棄河內穢腐之惡臭烈日薰蒸人飲其水吸其氣又有蠅蚋為媒介均能致病每年夏秋之疫癘未始不由此發萌譬如地方有瘟牛一頭所值不過四五元耳

若輩罔知利害。除去皮毛角骨。以門售人。不過二元之間。有力者。將全身牛肉。獨購掘一大深潭埋之。三四月後。已經爛盡。然後發開。將此坭代作肥料。力勝荳餅十倍。如其不信。請以死雞比例驗之。以雞埋於土中。俟其爛盡。掘此土以培花草。能使葉黃轉黑。以此類推。血肉有情之品。含壯力可知。所以枯骨尚有燐質。或問鄉風惡習何以不埋。以爲埋則畜魂不散。凡人家作享。必來攫祖宗之血食。其愚見如此。鄙人屢屢勸導。終鮮大效。深以爲憾。

一疫厲家伴病人。未可聞通關散及開竅等藥。既經開竅。更不可再吸鼻烟。蓋一吸一開。所謂開門揖盜。賊進關門。穢邪留中。臟腑恐有受戕之患。非徒無益。而又害之。此鄙見也。候質高明。

一望病。慰喪。及帮辦喪事。總宜在家飽食。及預戒房事。萬一身體內虧。枵腹前往。吸其氣息。而加以油膩生冷等。恣其大嚼。鮮有不受其害者。甚至死亡踵接。遠近遍傳。咸歸咎於天災流行。其實不注意於衛生耳。

一疫厲之鄉。有一種迷信之惡習。不揣其本。而以神道設教。招偶像游行於市。作驅邪逐疫之會。金鼓喧天。刀槍蓋地。以塗花面之活鬼。療垂危之死病。甚至設醮祈禳。隔靴搔痒。於病者無絲毫之益。徒事虛縻。且正能尅邪。凡人生平正直。作事問心無愧。不貪口欲。加意衛生。卽果有疫鬼厲邪。亦何由而入哉。所望明達之士。隨時宣講感曉然於傳染之原因破除迷信。改良惡習。地方幸甚。鄙人所注重者。撈埋河中死畜。其尤注意者。在私河小港不通流之處。更要留神。世不乏熱心好善之士。隨處留心。所費無多。功德甚大。幸不憚煩。不勝盼禱。

南潯醫學會成立

六月初四日下午兩句鐘。南潯開醫學大會。通判劉別駕溥時、巡司曹二尹星階、首先演說注重衛生。紳商學界。踴躍赴會。不下二百餘人。會員各盡義務。先認輪流施醫。熱心公益具見一斑。

治療瘿瘤之問題

時霖溥

鄙人深慨瘿瘤一症。中西均無專科。痰瘤割後。祗須挖去內膜。卽能收功。血瘤破後。深恐血管破裂。血流不止。同社諸君子學貫中西。定有特別治療之法。敢希宣布方法。拯救羣黎。想諸君子必不吝也。

美國三十年前之瘋人院

江寧李小池先生曰美國有瘋人院。在費城之西。約十里。偕行西友衛君云。三十五年前。凡瘋狂者皆送至城內養病院。與病人同處。嚴拘手足。不使少動。醫藥等亦未盡善。故就痊者甚鮮。嗣紳民聚議。以爲瘋人與病人同處。拘定手足。氣血既不和通。且日受他人病氣。是病上加病。無怪醫藥不奏效也。宜處之美室。以安其身。鬆其手足。以和氣血。視以名醫。以探其病源。多種花草樹木。以沁其心脾。妥擇靈敏之人照料。以防其舞動。若瘋甚者。惟拘其手。閉於室內。然後調勻飲食。進以良劑。順其心意。以開導之。投其所好。以誘引之。自可漸漸就痊歸家。有日仍不失爲好人。設竟未可愈者。更宜憐憫之。使安住其中。以終其身。於是擇地城西。建屋以居男女瘋人。復以男女同一院。法猶未善。故添建一屋居男人。原屋則居婦女。統名之瘋人院。基廣三百餘畝。屋居十之一。餘皆花園。四周繚以木柵。進頭門。見樹木花草。曲折布滿。中有方塘。水極清澈。馬車行約二百武。始抵院門。進門左首。爲醫生房、客廳、飯廳。右爲書房、琴室、藥料房。再後兩旁有門。內皆長巷。深二百尺。廣十二尺。室門相向。計二十八間。十七間爲瘋人臥房。高十二尺。寬九尺。深十一尺。四間爲照料人等住房。七間爲書房、琴房、新聞紙房、浴房、飯廳、臥房內、設一牀、一桌、一椅、一厠桶。後有窗。玻璃槅內。罩以鐵絲網。窗外卽花園。頗極明潔。亦有間隔較大者。亦有二間中穴戶洞爲一間者。櫥櫃椅炕幃幔俱全。此爲富貴中之患瘋者所居。共十有六巷。屋五百六十間。皆同式。病者乘車來院。嚴閉車門。至院門停車。先由醫生詢明原由。登簿。視其病之輕重。然後送入何巷何屋居住。醫例先取三個月飯金。富者多取。貧者少取。或不取。病愈後。須由其家人或鄰佑具保。始可出院。設醫生三人。內推一人爲院長。其餘司事工人。不下六七十名。地底有大輪機一副。凡磨麥麪。熟菜飯。吸水洗衣。風筒暖氣筒。咸賴焉。院後界以木柵。另有大門。進內爲女院。其房屋式樣間數。及一切規制。與男院同。醫生而外。執事者皆女子。合兩院公舉一人總理。每七日往查一次。其買地建屋。栽種花木、購辦輪機。共用洋錢約一百萬圓。出自富室善士捐助。兩院經費。每年約需二十萬圓。亦多半捐自富人之有病來院者。每屆年終。總管應將一年收支各項、病人進出數目、現住數目、及一切情形。彙錄成書。刷印多本。呈報其國主、及地方官紳。遊人入院觀覽者。亦酌送一本備查閱焉。（西國凡衙署公所每屆年終必將事實印出供衆覽）

說衛生要理

張石朋

樂生惡死人之恆情抑知人之百體生與死互相倚伏固無時不死亦無時不生旋生旋死卽死卽生何也吾人一言一語一舉一動則司言語司舉動之官骸必有一小部分朽化而死甚至一構思一轉瞬一傾聽亦莫不皆然讀者疑吾言乎則諸君亦身嘗試之矣手足勞動而疲倦耳久聽而昏目久視而眩精神久用而聵此卽官骸朽化而死之徵也吾請明言其理

人之百骸無論何部分皆由微點積聚而成此微點曰細胞人欲運動某官骸則由血管輸來多少新鮮血液集於某官骸之內血中挾有一種氣類曰養氣此養氣遂燃燒該官骸之細胞化之爲炭養溶和於血中血遂成紫色其時發出一種熱力於是而該官骸遂爲此熱力所驅使而運動如機器之於蒸汽焉此所以某官骸既運動而後必有一小部分朽化而死也

雖然無傷也血中更挾有一種修補人身之料曰營養料旋卽集於已朽化之處而營作之裨無缺憾所以吾運用某官骸之時間甚暫則細胞之朽化有限修理極易故吾人不復有所感覺倘運用之時間甚久則細胞朽化多而修理未易竣工故吾人嘗覺某官骸疲乏甚或痛苦俟修理既竣亦復無所感覺矣一夜能修理人體此理甚易顯

明。吾人肌膚小有損傷。無須醫理。不久自然創愈。此其証也。惟損傷太甚。必須用醫藥以補助之。然藥物不過能阻止肌膚腐朽。使血液得乘間修理。非醫藥能修理之也）

或問曰。然則運用官骸。誠不利於吾人之生存也。應之曰。惡。是何言也。凡百用器。愈新愈良。陳舊者每不適用。此人所知也。然則吾人身軀內之各官骸。亦即用器耳。甯使之日日常新。必勝於使之舊且朽也。運動者所以破壞各官骸。亦所以保全各官骸也。不觀乎勞動之人。肌膚質堅而色濃。婦人女子。肌膚質弱而色淡。此運動與不運動之別也。吾人欲身軀化陳爲新。舍運動一道。末由哉。雖然。運動過度。則破壞太甚。亦非所宜。其故已於上文明言之矣。

或又曰。血中之養氣何自來哉。應之曰。由肺中得來。肺有氣管。上通於喉間。外間空氣。吾人吸之入肺而貯藏之。俟血液循環全身後。成爲紫血。回流至心之右室。由右室流至肺。遂收吸肺中空氣之養氣。同時血液挾來之炭養。盡濾存於肺中。而血遂呈鮮紅色。回流入心之左室。由左室再循環全身。（血含養氣。色遂鮮紅。此理易顯。如市上所賣之盆盛猪血。其上面一層色最鮮紅。其下則否。因上面一層與空氣相切近也。倘將上層用刀撇去。不久再成一鮮紅之層。此空氣中養氣之作用也）至肺中所存之炭養吾人時吐之外間。

或又問曰。血中之營養料何自來乎。應之曰。自胃中得來。胃有食管。亦上通於喉間。吾人採取各種品物食之。下集於胃。遂消化爲適宜人身之營養料。傳於血液中。血乃載之以循環人體。而隨時修理其破壞之處。

由是觀之。吾人欲身體健全。當知三事。一曰運動。一曰呼吸。一曰飲食。

運動貴能適中。毋過毋不及。呼吸貴吸取清新空氣。吸入養氣多。則如機器加足馬力。運動益靈便。飲食所以採取修理人身之資料。宜擇有益身體及易消化之物。三者皆能完善。則登斯民於壽域。誠不難哉。雖然。人身之理至繁且奧。豈可以一二言能盡。然其大端亦未嘗不可略舉。讀者諸君欲從事研究乎。別有人身生理學在。

論人壽之短長

西史載洪水前人壽多長。洪水後則多短。自天主生民以來。未及萬年。洪水至今。約五千二百年。洪水前有壽至九百六十九歲者。其時人少。若壽不長。傳類不能旺。後世林林總總。生齒日繁。故人壽多短。

統計天下。一百零四歲者。萬人中一人。一百歲者。萬人中十人。八十歲者。萬人中千人。

五十。歲。者。萬人。中。五。千人。説見。西。報。想非無因。若計。華人。之。壽。定。不。逮。此。西醫。謂。年。至。九十。者女多男少九十。未死而至百歲者男多女少成人之年男死少女死多壯歲則男。死多故寡婦多於鰥夫又黄。種多夭。他種。多壽。父母身。體。強弱。於人。壽大有關係父母。康健子孫易。於多壽泰西有一生惟飲牛乳者壽至百歲西人郭。某。Carnaro 日食。卵。黄。三枚。雖老。亦童。顔。羅馬。樞機。類皆八十。餘。精神。矍。爍。尤奇。者。貧。賤人中壽者多富貴。人中壽者少因貧賤人。時行。操作氣脈流通富貴則恣慾縱情危機蝟集也然亦有兇。惡。之。人。偏得。長。壽。者。如盜。跖。是地方。溫和。則居人。多。壽。日本於一千八百九十年。共四十一兆八十二萬人中。有過一百歲者一百七十八人。男四十九。女一百二十。一百零五歲者二人。一百零九者一人。一百歲者十人。

論一生之經過

人生於世。年以八十爲限。罕有過之者。體學家析人壽爲四節。一曰胎年節。二曰幼年節。三曰壯年節。四曰衰年節。胎年節者。自受孕以至誕生也。其間八九月。始而生血肉。既而分四體。別五官。又繼而官骸漸長。又繼而百體俱備。乃生下。幼年節者。自初生以至成丁之年也。是節又分三葉。一曰小葉。自初誕以至九月生齒之時。二曰嬰葉。自生齒以至毀齒之年三日童葉自毀齒以至成丁之年始二葉身長最速生時僅長四十六至五十五生的適當合中國一尺半左右重則僅三法斤合中國四斤十五兩不數月而身幹肢體皆長頭不覺其過粗消食管吸氣管皆動用自如血則流行甚疾而記悟之性領會實繁學言學數均似不教而成當是時須啖以美食處以安居否則易染病動輒夭殤比至童葉長稍緩力漸大腦髓則合用敎以書理藝術皆如泥從印畢世不易忘壯年節者自成丁以至衰老也婦人十四至四十七八爲壯過此不能生育男子自十六至二十三爲第一葉其時身猶長喉管變大故女子之聲漸響男子之聲漸重當是時人之意想紛馳少識見而易於被惑女自二十男自二十三以後爲第二葉不復長惟漸粗學問能進聰明不復增識見則日廣全身氣力亦充故疾病較他時爲少若積慮不釋易染痴症衰年節者自衰老以至壽終也人一入此節齒髮漸落頭漸禿髮稍稍變白面則消瘦五官之用都減記性更少一切富貴功名之想漠然不動於心蓋如草木之枯槁矣一生荏苒轉盼成空人爲可以弗思

細菌學發見年表(醫學衛生報)

某醫校學生擬組織「奬進醫會」其節略有搜羅近世諸大發明家肖像懸置校中

以興起吾人景仰之思。並以時爲諸發明事業舉行祝典、一條意甚盛也。錄此貽之。冀有採焉。

一六九年康熙三十一年

盧溫福氏以自製簡單顯微鏡、於雨水、及唾液、及下痢症之糞清。檢驗得一種生活體。名曰最小動物。是即徵菌學開派之始祖。

一七九八年嘉慶三年

占那氏發明牛痘接種。痘瘡免疫之法。

一八三一年道光十一年

歇爾敦氏實驗筋肉中之被囊族毛蟲。

一八三七年道光十七年

拉都爾氏發見釀酵原因之酵母菌。

一八三八年道光十八年

伊連壁氏闡發滴蟲爲完備的有機體。

一八四〇年道光二十年

之意朱子曰犯而不校蓋是他分量大有犯者如蚊蟲過前自不覺書何暇與之校耶此猶是孟子見解也西銘二句說得好民吾同胞物吾與也顏子之不校蓋如此（劉時卿語）

吾道於忙處辱處難處能鎮靜寬裕此卽入道之門（鄒南皋先生語）

康齋日錄有曰君子常常喫虧方做得覽之惕然有省於是思之曰夫子之道忠恕而已矣忠恕之道喫虧而已矣顏子之道不校而已矣不校之道喫虧而已矣孟子之道自反而已矣自反之道喫虧而已矣（顧涇陽先生小心齋劄記〇林文安公將歿時子孫請遺令公只告以學喫虧三字）

聞謗不怒雖讒焰薰天如舉火焚空終將自息聞謗而怒雖巧心力辯如春蠶作繭自取纏綿（袁了凡先生語）

與人善言煖於布帛傷人之言深於矛戟（荀子）

賈瓊問何以息謗曰無辯何以止怨曰不爭（文中子）

人有不及可以情恕非意相干可以理遣（晉書衛玠傳）

一激之怒炎於火三寸之舌芒於劍（天祿閣外史）

忍之一事衆妙之門(呂本中官箴)

或問君子之與小人處也必有侵凌困辱之患則如之何程子曰於是而能返己兢謹以遠其禍則德益進矣詩不云乎他山之石可以攻玉(語類)

陸清獻公因負己者而自警曰人之待我有至陋者在我不可以陋處之有至刻者在我不可以刻加之惟自處於仁禮可也苟我亦效其陋與刻爲傍人不見彼之陋與刻但見我之陋與刻卽若人亦自忘其陋與刻但覺我之陋與刻其招尤而叢怨也多矣卽無論怨尤吾平生所自期待者何如乃效此輩所爲耶傳曰楚辟我衷若何效辟斯言可三復矣又曰春秋之義不責下責上不責小人責君子大易之義不憂衰而憂盛以此思之人生何時可不戒謹

游戲之言斷不可出諸口莫道是詼諧其實是輕薄

人之作孽莫甚於口言語尖刻必爲人忌

明道先生記趙中丞語云吾不爲他學但自幼卽學平心以待物耳(朱子文集)

呂文穆公蒙正叅知政事初入朝堂有朝士指之曰此子亦叅政耶公佯爲不聞而過之同列欲詰其人公止之時皆服其雅量(宋賢事彙)

林翼字觀焯年四十三歲福州閩縣人五品銜儘先選用縣丞深通中西醫學熱心提倡公益事務現充陸軍第十鎮講武堂軍醫官兼陸軍小學堂醫官閩省醫學總會總幹事兼講習所總理

李星祥字仲樞年二十四歲浙江仁和縣附生精內科學

呂慶墀字濬齋年三十一歲山東濟甯直隸州人向充民立高初兩等小學堂監督商務分會會董諮議研究分會庶務員自治學員議事會議員惠濟粥廠管理員分省候補知縣熱心公益辦理地方事務卓著成效

孫丙熙字季雍安徽黟縣人五品藍翎候選府經歷現充北洋灤州官礦總局會計員篤志研究中西醫學

王完白年二十七歲浙江山陰縣人得醫學博士學位現充蘇州福音醫院醫員兼蘇州醫科大學教員教授藥物學治療學化學等諸學科醫術高妙直達西人堂奧

金華字鏡花年二十一歲江蘇吳江縣布衣少習岐黃精通中西醫學現辦伊犁甘肅一帶陸軍處文件

江祖范字月潭年二十一歲江蘇泰州人世習岐黃精通醫術兼工繪事

徐兆奎字耀五年三十六歲金山縣監生精於醫術喉科外科尤其擅長

陳鷟字振飛年四十二歲世習岐黃專精內科經其治療者無不應手而愈

陸炳烇號頌武無錫附貢生精內外兩科前山東中西醫院醫員

熊鏡丞字彥廷年二十二歲江西德化縣人曾肄業九江中學堂研究生理衛生等學精中西醫術

張會麐字樾侯年十九歲江蘇南通州附生又南通州師範學校本科生兼通中西學術

賴象河字漢濱年二十七歲福建汀州永定縣附生又江南審判研究所畢業生平素熱心公益提倡醫學

陳震字雨辰又字攀五年三十一歲江西九江府德化縣人在縣倡辦尊生送診施藥局及中西醫學研究分會平素熱心公益專以濟人利物爲己任

馮似堂年四十六歲寶山縣吳淞人素精幼科兼善鍼灸術曾肄業鍼灸傳習所平時熱心公益現與同人創設集益治療所

趙學株字訒莘鎮江丹徒縣人法政學堂畢業員少喜習醫精內外兩科曾肄業鍼灸

傳習所兼通東西醫學現與同人創設集益治療所

姚允中字艮成一字少蓀年四十三歲浙江杭州府錢塘縣人博通中西醫學

張蓴字亦樓一字癯梅年三十歲鎮江丹徒縣附生又通州師範畢業生博通中西學術

劉志中年六十歲鎮江丹徒縣附生平素熱心公益提倡中西醫學尤不遺餘力

戴典字季芬年二十三歲鎮江丹徒縣人法政講習所畢業生平時熱心公益與劉君志中提倡中西醫學

李本厚字載之年四十六歲鎮江丹徒縣廩生精岐黃術熱心提倡醫學與劉君志中戴君季芬深表同情

黃金聲字漢英一字震初年二十三歲江蘇崑山縣安亭人震川公學優等畢業生現充震川兩等小學總教習兼任鄉間自治公所文案世習內科兼通東西醫術又曉英文

陸師凱字方我一字仿和年二十四歲浙江湖州府歸安縣人髫年篤志於醫好學不倦於中西醫理貫澈靡遺

張壽祺字仲維年四十八歲湖北黃岡縣人江蘇候補府照磨家傳醫術獨具心得兼通東西醫理

胡霞字字球年三十四歲江西南昌府人江西醫學堂本科肄業生通中西醫理

馮勤字卜允一字民生年二十五歲江蘇南通州人日本鐵道本科兼商科畢業學員前寧省鐵路路務議員平素熱心公益樂成地方善舉

陸兆麒字賓鳴浙江平湖縣貢生少習岐黃專精內科曾受業於嘉善沈雲巖門下蓋雲巖先生高足也

陸廷釗字曉儒浙江平湖縣人精外科學善用手術經其醫治者無不立奏奇効

孔慶銓號選之又號瀛伯揚州江都縣人精通內外科兩淮運憲考取上等醫士

周葆艮號秋圃江蘇宜興縣人專精內科

戚同復號賡揚江蘇震澤縣人年五十五歲博通中西醫學

錢國寶號舜五金壇人年三十九歲轉精內科

楊昆天號修竹湖南邵陽縣人兼通中西醫學年四十三歲現充南洋第九鎮步隊第三十六標第一營軍醫生

吳鶴齡號子周鎭江丹徒人年二十八歲博通中西醫學創辦鎭江醫學研究會爲鎭江衛生醫院醫員

王繼恒號久堂鎭江丹徒人年二十一歲爲衛生醫院醫員

卜世艮號善夫揚州甘泉人年三十七歲精通內外科前經南洋大臣考取給有文憑

莫振魁號希廷揚州府江都縣宜陵西鄉大六橋人專精內科

張楚珍精理內外科

徐石經號紹波浙江平湖縣人年五十二歲五品銜儘先補用巡檢前儀棧官醫局委員

余振鐸字玉笙年三十三歲湖北漢陽府夏口廳人爲漢皋名醫余鳳池先生之次子曾在湖北省城模範監獄學堂畢業委任江夏縣拘留所事務精究內外各科現創設診治所於漢口日本租界

殷梯雲號豫亭別署東溪漁隱江蘇蘇州府吳江縣附生現擔任平望禁烟局醫員拒烟分會義務醫員兼工詩詞年三十九歲

朱樹璋號彥清松江金山縣人年二十六歲精通內外喉科

陸元復號介山浙江嘉興府平湖縣附貢生年四十三歲精通內外科
汪仲鼎湖南永州江華縣人博通中西醫學湘潭長老會醫院醫生
阮錄傳號緒成揚州揚子縣附生年四十四歲精通外科
周鏡藜號佐虞山東新城縣人年四十歲內廷方略館供事官江蘇議敘本班儘先補用典史現充江蘇陸軍步隊四十六標三營軍醫長精通內科
董定森號寶書湖北京山附生年五十三歲南京陸軍工程營軍醫生
陳少庵鎮江丹徒縣人精通中醫年二十七歲
楊品臧號冰懷廣東廣州府順德縣人年四十五歲醫學堂優等畢業生兼法政學堂

優等畢業學員

孫賢號問鷗又號文英江蘇長洲縣人年二十五歲江蘇長元吳公立師範暨體操專

修科畢業生

胡雪號挽球江西南昌縣人年三十二歲江西師範學堂畢業生
黃夢庚號秋琴江西靖安縣人年三十一年江西師範畢業生
周煦號漢山浙江餘姚縣人年三十七歲現充文報局辦事員精通醫理恒以醫術濟

世

毛禮裕號笠塘甘泉人年六十五歲候選運同精外科得永安臧氏眞傳爲揚城領袖

董國藩號蓮卿江都紅橋人年五十一歲候選運同精內科

劉炳然揚州人年四十六歲內外兩科

曹國柟號平子泰興歲貢生精通醫理著有素問指歸二十本神農本草經指歸五本傷寒指歸十本金匱指歸十本待刋

吳靄塘江西南昌人年六十歲候補同知銜早年遊興化受業於趙君筱湖學習岐黃卒業後寓淮安阜寧以醫濟世歷二十餘年自錄臨床之實驗丹藥之効果積集成篇以待異日刋行於世

李壽培號養之浙江紹興府山陰縣人年三十五歲現充直隸財政處籌欵股書記

吳蒙號愈愚江蘇震澤縣廩生醉心中西醫學有年年三十九歲

兪鏡元號爾康浙江紹興上虞縣人年四十二歲棄儒習醫有年深通醫術

沈文彬號杏苑江蘇上海縣人年四十歲候補州同精通內外各科現充上海巡警總局醫員兼浦東中學及震修學堂校醫

胡鎭號伯衡安徽祁門人年二十八歲專精內科九江中西醫學研究分會發起人熱心提倡醫學現充九江尊生送診施藥局內科醫士

江辰字廷珍安徽黟縣人年三十三歲專精內科九江中西醫學研究分會發起人熱心提倡醫學現充九江尊生送診施藥局內科醫士

李良慶號樑卿監生江甯人年二十八歲九江商務總會調查員中西醫學研究分會贊成員九江尊生送診施藥局董事熱心提倡地方公益事宜

胡文輝字蘊山安徽黟縣人年四十四歲九江尊生送診施藥局董事九江商會書記員熱心提倡地方公益事宜

陳中瑞號靄廷九江德化人年三十八歲中書科中書九江商會議董中西醫學研究分會贊成員尊生送診施藥局董事熱心提倡地方公益事宜

聞自新津河師範畢業生熱心教育現充楊村兩等小學教員

范庠字毅夫江蘇省蘇州府長洲縣附貢生年三十六歲文正公二十六世孫范文正書院義莊內初等小學教員喜讀難經內經及近時俞西昌葉天士薛生白徐洄溪柯韻伯尤在京貫珠集各書於中醫頗有心得

財政觀雜誌

吾國籌備憲政百廢待舉皆以財政支絀致碍進行故財政爲今日**最急之先務**亦卽**最難之問題**本社有鑑於此特創斯報其立論務**根據學理斟酌國情**幷參考各邦制度以爲**匡正政府指揮輿論**之張本吾卿國相士夫以訖商工業界鉅子凡留心財政者不可不手置一編也

本報內容一**論說**二**譯述**三**雜錄**四**專件**

每月一冊現已出至第二期每冊售洋二角半年一元一角全年二元二角總代售處上海棋盤街集成圖書公司

衡社廣告

介紹牙科高長順醫生

齒牙關係至巨保衛口腔碎嚼食物實攸賴之一有缺損非惟有損雅觀而且傷及胃腸消化高君長順爲日本醫科大學齒科教授片山學士之高足研究東西牙科歷有年所鑲牙拔牙皆能獨出心裁醫治牙症尤能應手立効余數有牙痛今賴高君治愈敢爲一言以告世之有牙痛者高君現寓上海英大馬路壽康里

無錫丁福保啓

一

二

敬謝捐助書欵

鎭江徐抗歐君提倡醫學具見熱忱裨益本會不少近復捐助本會經費二元壯悔堂全集一部特此鳴謝以誌高誼

敬謝捐贈書籍

松江清華女學校長夏昕蕖君捐贈本會陳臥子安雅堂稿一部式古齋文集一部八指詩存一部熱心公益特此誌謝

敬謝贈書

劉伯英君熱心提倡醫學惠贈本會王百穀謀野集抄一部特此誌謝

本報價目

醫報本定月出兩期共計六張茲將六張併爲一期裝訂成本以便閱者全年報費本埠八角四分外埠九角六分零售每册一角

廣告價目

惠登本報廣告以五行起算每次一元半頁每次四元一頁每次六元登兩次至五次者八折刊資先付長年面議從減

寶威大藥行製藥公司廣告

疾病者、爲人生無形勁敵、恒使人惴惴恐怖、與吾人性命相搏擊、欲抵禦之、當以良藥爲最利之器械、然天下良藥、無過寶威大藥行之所製、

自古以來、人之於疾病、專心研究、欲得醫治之藥、逮至今日、而醫學成精美專科、故藥物精奇、終不外乎醫學之發達、寶威大藥行製造各藥、均依科學最近發明妙用、寰球藥品、殆無出其右焉、

近來東西各國、其藥品輸入中華、不勝枚舉、然皆未有如寶威大藥行之良藥、名傳遐邇、亦無能如本行良藥、素蒙世上著名醫士、羣所稱揚樂用者也、

本公司製造藥物、品極純正、權量準確、携帶靈便、雖經寒帶赤道、其性質不稍改變、尤爲特色、非他家所能及也、又本公司良藥適口易服、或備家用、或水陸旅行、隨身携帶、均極利便、且每種藥品、均詳明服法用法、本公司所製品物、曾往近世最大博覽會陳賽、所得獎賞功牌、數逾二百二十餘事、均揄揚本公司所製良藥、有奇特之化學妙工、倘中外醫學界 諸君、欲索各種新藥說明書、或華文仿單、請函致上海四川路四十四號本藥行、當即郵奉、郵資不取、 （祈寫明因閱中西醫學報云云）

商標 解百勒麥精魚肝油

Trade · KEPLER ' mark

SOLUTION

解百勒麥精魚肝油。名著寰球。爲最妙之强壯身體品。其創製之法。實爲醫學奇功。以其能將可貴之鰵魚肝油。熬成濃膏。使其味如佳蜜。

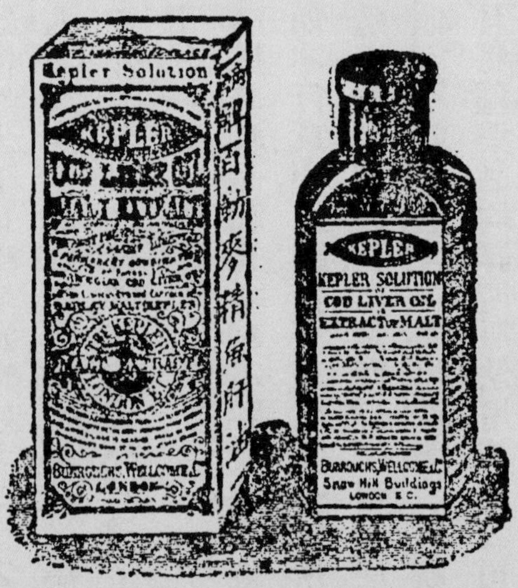

解百勒麥精魚肝油。乃涵最純粹補益之油。和以美味之麥精。即肥壯大麥內之滋養料。

凡患肺病。及各種虛損勞傷症。當以此麥精魚肝油爲最要良藥。功能平胃。進飲食。助消化。止咳嗽。又能使病者瘦陷之兩頰。漸形豐滿。

用玻瓶裝置。各埠大藥房均有發售

總發行所上海四川路四十四號寶威大藥行

（第五期）

宣統二年八月中西醫學研究會出版

中西醫學報

總發行所上海新馬路昌壽里八十一號無錫丁庽

目錄 八月份

脚氣病之原因及治法序

左氏有言曰。沃饒而近鹽土。鹽水淺。於是乎有沉溺重腿之疾。此脚氣病之見於經者也。夫脚氣病、古名壅疾。（張氏云脚氣兩脛腫是爲壅疾）內經名厥。兩漢間名緩風。晉宋呼爲脚中。見王羲之及羊欣書。永嘉喪亂。公卿徒跣跋涉。侵江南之蒸氣。不習水土。飲食亦異。脆弱之質。爲脚弱爲腫滿斃命者踵相接不絕。至脚氣之稱。始見梁武帝書曰數朝脚氣轉動不得是也。武帝大通三年。侯景圍建康。閉城之日。男女十餘萬。擐甲者二萬人。被圍既久。人多身腫氣急。死者什八九。隋煬帝大業元年。劉方征林邑。士卒腫足。死者什四五。後梁紀。會陰雨積旬。黃澤道險。菫泥深尺餘。士卒援藤葛而進。皆腹疾足腫。死者什二三。唐人謂之軟脚病。備載於孫氏之千金方。王氏之外臺祕要。唐人又稱爲江南之疾。韓昌黎曰。是疾也。江南之人常常有之。柳子厚之貶永州也。亦曰昏眊重腿。意以爲常孫氏論脚氣曰。魏周之代無此疾。魏周皆在江北故也。太史公稱楚越之地。烹海爲鹽。飰稻羹魚。地勢饒食。不恃賈而足。以故呰窳。說者曰。呰弱也。窳病也。羸弱而足病也。則江南之多脚氣。秦漢既然。而左氏之言。於是乎益驗矣。其在日本也。唯江戶最多此疾。

脚氣病之原因及治法序　二

而京攝次之。意者江戶地勢。大較與江南相類。此病狀之所以相同也歟。上海地土卑下。濱海而處。邇來學校工廠中之患脚氣者日益多。因此而斃命者不少。余乃悉發家中藏書。凡關於脚氣者悉研究之。唐李暄有新撰脚氣論三卷、脚氣方一卷、嶺南脚氣論一卷。蘇鑒、徐玉等有脚氣論一卷。宋董汲有脚氣治法總要二卷。徐叔向有脚弱方八卷。徐文伯有辨脚弱方一卷。日本飯貞密有脚氣發明一卷、今村亮有脚氣鉤要二卷、三浦守治有脚氣之病理三卷、脚氣治療法一卷、山極勝三郎有脚氣病論五章、賀屋隆吉有脚氣論一卷。古今之論脚氣病者。略備於此矣。余本平日之實驗。觀察古今之學說。用昌黎氏提要鉤元之法。隨閱隨編。成脚氣病之原因及治法二卷。上卷述古法。下卷述新法。中西之藥品雖不同。而其理則一。見仁見智。存乎其人。既脫稿因書其緣起於簡端。

宣統二年庚戌四月無錫丁福保識

脚氣病之原因及治法後序

脚氣病之原因及治法。校刊既竣。乃復爲之序曰。脚氣者因食物而起之一種特別中毒也。吾國之廣東上海與日本流行最盛。其症狀大抵先現於脚部。故名脚氣。其原因諸說紛紛。今日尚未確定。日本醫學博士山極勝三郎氏曾就雞而實驗之。其結果謂飼米之雞。大抵經四月而斃。檢其病狀。全身起水腫及痲痺。心臟亦起痲痺。凡直接危及生命之症狀。均與吾人之脚氣相類似。餵以陳米。死亡更速。餵以新米。生存較久。或症狀較少。然則脚氣爲米之中毒。不待辯而明矣。雖然米中之毒分。非脚氣毒。實因貯藏法之不善。以致腐敗或生黴菌而有脚氣毒也。西洋之某醫學大家曰。西洋之脚氣。大都基於腐敗肉類。與土地亦有關係。低地、濕地、都會等。流行較盛。約言之。腐敗之米。實爲脚氣之主要原因。風土僅助其發生耳。考其經過有急性與慢性之別。急性者猝起重症。不速施適當之處置。頗多危險。慢性者之症狀進行紆徐。置之弗治。亦呈不良之容態。惟豫後極佳。施妥適之療治。守嚴密之養生法。經三四週。便可痊愈。若論脚氣之徵候。最初時脚部起水腫。亦有水腫不甚著明、他種症候、日漸發生者。此亦險惡。與急性者同。有水腫時。以指壓之。便生凹痕。不易消失。知覺亦麻痺。其麻痺自足甲及下脚之內側爲始。漸次上進。及於上腿、腹部、與手。劇烈者唇亦麻痺。故水腫與麻痺並發。實爲脚氣之確証。但平生有久立之習慣者。往往亦猝發此種狀態。宜留意焉。其次則膝蓋腱、失其反射作用。筋痛亦爲脚氣徵候之一。脚氣患者有此二症。故步行之狀。非常奇異。或因麻痺而失其支持力。步行時蹣跚而遲緩。或易傾跌。有筋痛後。下脚舉起。足踵不克附着於地。病症愈重。而脈搏愈速。動悸甚高。呼吸亦促迫。實因脈搏過多、心臟筋麻痺、血液循行停止之故。此謂之脚氣衝心。治脚氣者。尙無特效藥。以硫苦爲最佳。暫廢米食。以麵包或麥飯代之。且使患者遷居於高燥之地。其效頗著。屬輕症者。苟於疾病初期。速行診治。則症狀不至加重。歷二週間。便克全愈。病中宜守一般之養生法。若因不養生（例如食不消化物等）而起衝心現象。殊爲可慮。罹脚氣後。宜避激烈運動。不可勉强步行。食消化較良之食物。治腸胃以調節大小便。醫師所用之脚氣藥。除鎮靜動悸外。多以此爲目的。患者自還居後。稍覺快愈。可爲不激烈之運動。脚氣之危險症狀。雖悉行除去。然稍不注意養生法。往往復發。養生法中。食物尤宜注意。而房事亦不可犯。行以上之方法。若不能就治。則經過一定之時期。毒物蓄積於體內。而血管緊張。心臟遂因之擴張肥大。血壓增進。此時苟投以下劑。尚能奏效。蓋硫苦能中和毒物。以排泄之。輕心臟之負擔。然亦有疾患不能治愈。起衝心症而陷於死亡者。罹脚氣後至衝心時期。觀察脉搏及心臟之狀態。易於診定之。此時期內。行各種之療法。不能就治。則已達衝心期之終末。蓋衝心者。實因心臟不堪重荷而起也。故以多量之血液排出體外。重荷遂因之輕減。余所遇之衝心患者。行瀉血法後。嘔吐遂止。至衝心時期而下劑不能奏效。實基於嘔吐。予試行瀉血法與下劑之伍用。果克收良好之成蹟。由足以觀。則欲令衝心患者之嘔吐停止。惟有行瀉血法而已。蓋瀉血法能輕減心臟之負荷。除排毒物也。今之業醫者。既昧於脚氣之原因。復不知脚氣之治法及衛生。因書其大略如此。以告世之患脚氣病者。

上盛宮保書

編者案、宜興蔣履曾先生。精究醫學有年。留學日本京都醫科大學。每試輒冠其曹。戊申暑假回國。訪福保於上海。匆匆不及詳談。頗引以爲憾。蔣君上盛宮保書。張學使小圃與蔣君書。及聘請醫生之合同。頗詳密。可爲吾國開辦醫學堂之採擇焉。

宮保大人閣下。前日趨聆訓誨。辱承垂詢殷殷。仰見熱心興學、濟世利人之至意。識荆願遂。執鞭心傾。承詢醫學一節。以今日之趨勢。京中大老。亦皆願就西醫日醫診治。惟絕無設學育材之舉。卽籌辦醫學。所有畢業學生。其材仍不足用。他如北京醫學實業館、湖北武昌軍醫學堂。則皆半途廢棄。或以公欵爲酬勞。或以局差爲餬口。其宗旨別有所在。不過借醫學一名詞。以便其私圖而已。宮保深知其弊。首思培養眞材。實爲探源立論。殊深欽佩。竊思醫學者、關於個人。關於國家。左手扼其亢。右手與以天下。雖智者不爲也。日本私立醫院。到處林立。市上藥舖。有如櫛比。營業有稅。丸散行九一印花稅。軍事、赤字、警察、衛生、內政外交。在在需醫。其關係之重要。早在烱鑒之中。日本維新之初首創醫學而我國視爲緩圖長此終古非特利權無收回之日卽生命保險皆寄於外人之手將來何堪設想政治界無論矣卽實業界創一公司與一工廠設遇疾疫流行不能先事防遏損傷必多鍾淵紡績社會之附設醫院講究衛生其用意概可想見宮保以政治家爲當今大實業家知大隈伯之政畧野心能以同仁會膨脹勢力於清韓慨然以私立大學自任其氣魄雄厚規模宏遠此舉實爲全球之所屬目而獨一再而囑條擬學堂醫院章程生何敢不少抒意見以供採擇惟是開辦之初驟建大學設置恐難完備似宜先照日本專門學堂辦法爲漸次擴充改設大學之基所擬章程畧舉大綱一切細則日本專門學校章程可備參考呈上京都府立醫學專門學校一覽伏乞垂察大致醫院乃豫備學堂之材料而藥局實維持學堂之經費蓋開辦學堂既蒙慨捐鉅貲苟將來有收入以爲之補助事業可以擴充縱勢力範圍雖不能如同仁會發展於外國而內地各省有學堂中養成人材以分布之亦可防外人之侵入也惟是解剖屍體與看護婦及醫院不能無死人此三者以中國現在人心風俗頗爲一問題蓋中國重死不重生其生也不聞爲之謀其衣食及其死也尊崇備至西人則不然一息尙存必代謀其一線之生機解剖死者正所以爲生者計也吾得正解之日俄

日戰爭。日本不惜犧牲數萬生命。以爲殖民政策。今何惜犧牲數個屍體。以謀生人幸福哉。至以婦人看護病人。愚者必騰口說。然今人獨許人爲妓。而不許人爲看護婦。亦惑之甚也。院中不聘殺人庸醫。至求其生而不得。則死者於我無憾也。再嚴定院規。修明法醫。對於澆薄人心。應無過慮。且醫院本爲生財大道。日本私立醫院無不獲利。北里醫院可見一斑。京都府立醫院。歲收入二十二萬無論矣。京都大學醫院。前二年。歲入十三萬。福岡大學醫院。歲入十一萬。而施醫藥膳宿者。實居十分之六七也。與大事業者。斷不惜小費。但醫學中實有理財學存其中焉。例如某督齒跟生白膜。日醫兩禮拜中。得其萬五千金。(以皇華館待之。其實尚不止此數)老邁昏庸之口口口。得其六千。如早開辦一醫學堂。聘一洋教習。即使博士。亦可作三年束修之費。此爲支出項下言之也。此次北里所開藥方。如蒙飭人錄一紙賜下。由生代辦呈上。應需若干。比較觀之。顯而易見也。但宮保一片熱心。而人材缺乏。此則滿志而尚待躊躇者耳。肅此祗叩勛安。伏乞鈞鑒。

鄉晚生蔣履曾謹上

籌辦醫學堂說帖

蔣履曾擬草

一日宗旨。以造就人材爲惟一之目的。

按、中醫僅恃切脉。而欲知一切病狀。處於今日。有自然淘汰之勢。然學西醫者。教會中亦不乏其人。各省亦有開辦醫學堂者。然吾聞之洋教習曰。但造就一班看護手耳。今力矯其弊。造就眞正人材。以爲天下模範。豫備將來各部各省醫官及教員之用。

一曰名稱。　名爲盛氏私立高等醫學堂。

今世學者。皆以留名書籍以爲榮。卽君子亦病沒世而名不稱。此次籌辦學堂。如蒙宫保獨捐鉅貲。則名與字與姓。任擇其一。以冠學堂名稱。將來與銅像巍巍、共垂不朽。況醫學一門。實有大事業存其間也。試觀日本後藤新平。以一醫生。由臺灣民政長官。而爲遞信大臣。其經濟學問。非從醫學中得來乎。苟能造就出一人材。如後藤者。功德有何限量。惟是大學程度。請西洋教習、能直接聽講。學生能參考西洋醫書方合大學名稱。今擬但稱爲高等。以期名實相副。徐圖擴充。改爲大學地步。

二曰經費。

開辦學堂。購買基地。建築校舍。置備器具。聘請教員。收容病人。創辦之初。需費甚鉅。然除基地外。餘皆可以分年籌備也。如京都醫科大學。法醫學講堂。尚未落成。精神

籌辦醫學堂說帖　十

病講堂。方始提議。病舍年年添築。佈置漸臻完備。又查京都府立專門醫學校。創於明治五年。至明治十五年。即離醫院而獨立。然則有醫院、學堂即可支持。醫院之基礎既固。規模即可擴充。改爲大學也。今擬購買基地。須合有大學規模之面積。寄宿、看護婦、收容病人。約可容千人。且宜於道德上及衛生上無害之處。至於建築校舍。解剖學講堂一。生理、衛生、物理合一講堂。化學、藥物爲一講堂。內外科各一講堂。爲婦科、產科、眼科、皮膚科、耳鼻咽喉科、通用病理解剖、與法醫學合一講堂。其次爲事務處、及實驗室、研究室、圖書室、器械室、標本室、藥品室、製煉室、外科手術室等。亦須於教授上、管理上、及衛生上相宜。且要堅牢。器具需用顯微鏡最多。生理、病理、組織學、五十元左右一具者。至少百具。微生物學用千倍顯微鏡。須五十具。（可至第三年買）大約五年之後。可以精算出入。（若常州中學堂。既分五年招生、而寄宿舍早已落成、未免辦事無次第耳）支出之欵不外上之四五項。然有出無入。究難爲百年長久之計。則收入一項。亦當豫算也。學堂收入惟學生束修。京都府立專門學校。年收學生百六十名。四年級共有六百人。每學生徵收三十元學費。亦有一萬八千元。中國學生。欲徵收其學費。從前甚覺爲難。供其衣食住、及零用、以招之。常不肯應。今日情形。不無少異。卽使不徵學費。斷不能供其衣食住。以糜經費。醫院收入。全在藥資。查京都府立療病院。歲入二十二萬。開設醫院所以爲研究醫學、敎授學生之目的。西醫院附設藥局、尤爲補助經費維持永久之方法也。收容病人。入院調治。宜分三等。一二等皆不施藥。一等、饍宿藥費爲三元。二等二元。三等一元。惟願供敎授學生、及研究醫學之用者。則不收費。

一曰學制。

醫學堂、先敎授醫學科。續辦製藥學科。

以四年爲學生卒業期限。

按日本醫學專門學校。其卒業期限。皆定爲四年。惟臺灣加豫科一年。但年限太長。人情必望而生畏。今參酌日本臺灣之間。變通辦理。而開辦之初。設置尙難完備。合豫科正科。共爲四年。俟數年後、招考中學堂畢業生。卽可裁去豫科。一年分爲二學期。所敎課程。以解剖學、組織學、生理學、病理學、藥物學、內科學、外科學、眼科學、婦人科、產科、精神病、衛生學、法醫學、醫化學。爲正科。化學、物理、德文、體操、爲豫科。

一星期中。授業時間。約三十時至四十時。

招考學生。以有中學程度爲合格。注重漢文。四年分爲四班。額設百人爲一班。惟開辦之初。酌量情形考取。

徵收學費。從廉每人月修二元。分二期徵收。前期收十元。後期收十元。設優等生若干名。不收學費。考試成績一年分考二次。爲學期考試與學年考試。平均在六十點以上者升班。

卒業獎勵。宜照優級師範請獎。奏咨立案。學生處分。照學部通行學堂規則。但注重懲戒。不得輕議革斥。

又按富貴子弟。未必就學。且不願學醫。則學生中、寒士殆居多數。然醫學需材孔亟。此次設立醫學。培植眞材。以備各部各省將來之用。擬照日本陸海軍醫學生、囑託醫科大學、及專門學校之例。募集有志軍醫。及到各省充當義務者。咨行陸軍部、及民政部、及各省。按人月給學費十五元或十元。如此變通辦理。既可免半途輟業。又可以備任使。出路既廣。求學者必多。

一曰職員。

高等醫學堂。宜設有左之職員。其人數另行酌定。

學堂監督、（或堂長）承宮保之命。掌理校務。統轄所屬職員。
教習、承監督之命。教育生徒。
助教習、通譯洋教習。兼助教習指示學生。
提調、承監督之命管理庶務。
書記、承提調之指揮。從事庶務會計。
助手、承教習之指揮。從事實驗練習。
監督宜擇醫學卒業生。精明强幹。長於政略者。奏任之。
教習宜擇長於專門學識者聘任之。但中國人材缺乏。不能不添聘外國教習數人。以教各科學。解剖病理一人。藥物一人。兼教他項科學。內科一人。兼小兒科。外科一人。兼皮膚科、耳鼻咽喉、及婦科產科、但外科最難處置。必須四人。方能用手術。再有看護婦三數人。事前安排。臨時接渡器具針線。方能有濟。則外科請外國人一名。必得有本國人以爲之助。外科於軍事衛生。最關緊要。然消費甚鉅。內科開方服藥。收入頗多。兩科交相爲用也。聘洋教習。另立聘約。
提調宜擇實心任事之人任之。

○醫學堂附屬醫院職員。

設院長一人。監督兼充。

內科長兩人。(先設一人)

外科長一人。

小兒科、眼科、婦產科、皮膚科、耳鼻咽喉科、皆宜有長。開辦之初。暫由他科長兼之。

藥局長一人。(以上各科長皆以教習兼充)。

庶務長以提調兼充、下設書記數人。

醫院若干人。分配各科。為各科長之補助。從事診療及醫務。

調劑員、聽藥局長之指揮。從事製藥及調劑。

二宜養成教員也。日本卒業生。皆係專門學堂出身。回國營業。則有餘。充作教員。則不足。宜於此項人員中。擇其有志趣者。厚給薪水。重行派赴日本。再肄業大學專門二年。將來庶可獨當一面。西洋卒業學生。亦可以此類推。再就現在肄業日本專門醫學校私費生中、呈請將來願投效宮保醫學堂者。酌給學費。卒業後對於宮保學堂、有應盡之義務。再不然。聘請洋教習。以東西洋畢業生。充當助教。悉心研究。洋教習

期滿回國。庶可繼其職任。除此三法外。四五年後本堂學生卒業其中亦必有可用之材

一曰設備。

日本大學無論矣。卽高等專門。類皆設置完備。若開辦醫學堂及醫院。則電氣爲至要也。醫院收容病人。需應煩忙。非電話則呼應不靈。晚間需用電燈。醫療上需用電氣以及林托翳光線。（卽X光線）在在需用電氣。則電氣機械一具。在所必備也。（聞機器數千金足矣）至自來水與煤氣燈。如購辦不合算。亦須自行置備。自來水掘井爲之。無需多費也。又汽罐爲消毒暖房之用。醫院中萬不可缺者。所謂工欲善其事。必先利其器也。又學堂及醫院中。無一處不須玻璃器具。而又最易消費。藥局中所用藥瓶。如一日百號。平均則需瓶二百。大學醫院。一日有多至六七百號者。若玻璃器具。全仰給於外國。其爲漏卮甚多。於經濟學上必大受打擊。亟宜自製玻璃細料。以挽回利權。且學堂用品。大致以玻璃器具爲多。亦可暢消無滯。惜張季直所辦耀徐公司。猶帶商人專利性質。學堂用品一層。猶未能見及此。

一宜養成及產婆與看護婦也。天地好生。胎產卽爲婦人所不免。乃中國通病。臨盆時

不用醫生。而專任產婆。該產婆既不知消毒法。又令其暗中摸索。夭枉盈路。良可浩歎。今擬先從養成產婆入手。自今以後。非受醫事教育者、不得接生營業。至於看護婦在中國今日尤爲少見多怪。然各國醫生師師濟濟。而於查察便溺、檢溫、測脉、猶須看護婦以分其勞。況終日侍候病人。斷非男子所能辦到者也。或曰。以婦人看護病人。未免騰爲口說。不知中國之病。非失之過高。即失之過卑。未成婚而守貞。其節操可欽。强倚門而買笑。實饑寒所迫。中國女人。祇此兩途。此外絕不許其有謀生之機。抑又何也。況各國赤十字會看護婦。實司其任。俄國前年波羅的艦隊司官令某之姪女。親爲看護。日本愛國婦人會王公夫人。皆入其中。則看護婦之重要。亦爲世界所公認也。

一醫學發達進步。必以解剖學爲入手之基。中國醫書。左肝右脾。腑臟位置。既已倒置。更何足與言治理。況病理變化無窮。非研究其理。何能確有把握乎。但解剖之事。創始爲難。此事宜咨商法部。修訂法律大臣。將犯重罪死刑之囚。供醫學生之解剖。至學堂附設醫院。病人入院。如饍宿藥費、仰給於醫院者。入院時須具甘結。設有不幸。則解剖以供學問上研究之用。或購乞丐貧賤屍體亦可。又醫院收容病人。有施醫藥與不施醫藥二種之別、治愈者固居多數。不幸而死者。亦所常有。施醫藥者、固具甘結歸解剖之用矣。自費者、入院時。亦須令其親族保證。死後院中不代殯殮此事亦宜奏咨立案。

一診察宜嚴定規則也。中國舊法。望聞問切。謂之四診。今但切脈而欲知病人腑臟之病其妄可知。況握手不及足。已爲張仲景所譏則診察之法。斷不可不改良也。例如心肺之病非聽診安知其有變化胃腸之病非觸診安知其生癰瘍西醫以診察精詳爲能事中醫以方脈數術爲高明而病人亦往往以身試醫不自以生命爲重但以簡便爲安醫與病人兩受其損也今宜參酌各國醫院辦法。先由學生問明起始源因遺傳關係敘列病狀（開辦之初不必由學生詢問）再由醫生望形切脈繼用聽診觸診查察內臟變化（如係婦女內外科准其隨從親族婢僕一人、婦產科不在此例）然後斷爲何病用何藥調治醫生但與病人言其病名至欲加診斷書則收費洋五角如兼藥方則收費洋一元非然者診察掛號絲毫不取分文至診察之次序新舊之分別自當嚴定秩序。

一藥方宜審定配合也。查各國皆有藥局方。爲全國之所遵守。著爲法令。惟大學醫院、及專門學校醫院、各官立私立醫院皆合二三種藥水配爲方劑本院所立之方惟本院醫生、與藥劑師知之。例如單用遠志根浸劑名爲第二種單驅痰藥加入杏仁水則爲第二種複驅痰藥是也。用洋文標名可用漢文標名亦可且爲經費維持起見本院醫生所開之方。自當購本院藥局之藥。至於藥價亦當有一定規則。一天之藥一種大約一角左右。如須施藥之處。用西藥亦成本較輕。

一施藥、施診宜有一定限制也。教授學生。研究醫藥。不能不收容病人。供其膳宿藥費。但漫無限制。勢將有不能容之勢。院中宜密定規則。外科大約半月至一月。內科亦酌量情形辦理。大約病愈八九。即可使之退院。家居靜養。服藥。至於每日外來請診者。早晨八點鐘以前掣籤。內外各科。每日共施醫藥三十名爲度。掣到施藥籤者。可施以一二月之約。再酌量停止。其餘但施醫藥費之外。不取分文。

一傳染病舍宜斷絕交通也。小兒痲痘。最易傳染。(宜於每星期中施種牛痘一日、)他如霍亂、一切疫症流行之際、一面施治。而防範不可不加嚴。

一公衆衛生。不可不檢查楊梅瘡也。按梅毒一症。大與人種强弱有關。東京國家醫學會雜誌言之最詳。上海通商最早。而梅毒蔓延。想有不可嚮邇之勢。宜商之領事及上海道。用強迫檢梅之政策。以爲公衆衛生之計。以上畧舉大綱。其餘詳細條目。大致可照日本專門學校辦理。至於藥物一項。暫購自外洋。然中國地大物博。如遠志杏仁等類。自當就地取材。管見所及。是否有當。伏乞 訓示爲叩。

附錄張師嘯圃來函

醫院事。尊論極是。惟奉天已設有衛生醫院一所。中有日醫三人。德醫一人。現歸巡警道統屬。從前次帥在此所辦也。中國以西法治病。自此始。惟院中總理。係一半通之北洋醫學畢業生。大權坐落於外人手。而藥製手又係本國人之不甚精熟者。極爲可慮。弟擬延之校醫。自然只可與之分道揚鑣。惟藥物擬依賴舊醫院。該醫院現在規制。凡醫重病者留院。否則就院一診。若官塲則可延醫則家看視。其藥物則悉由官給。一概免費。奉省本地人。惟利是視。因不出貲。故就醫者極多。刻下每日已有百數十號之多。官家所支雖繁費。然風氣則實可自此開通。今弟所辦之事。擬法如左。

(一)延校醫二人 (二)藥物暫由衛生醫院開支。 (三)由譯員與醫師。教科書先行審訂。譯成中文。但授醫學。暫不授藥物學。 (四)招學生三十名。先學東文暨英文德文之淺近者。（五）一年後授醫學所有課本。以中文譯成者教之。惟病名詞、生理名詞、藥物名詞。存留西文之舊。（六）醫學以三年爲畢業。其科目則由醫師就所長者授之。（七）一年之內。醫師管查察各校衛生事。診治學界人。兼審訂譯書、及設學事。（八）第二年後。學生於查察診治外。兼理授課事。（九）擬定學生畢業後、服務年限。（十）一切歸提學司之節制。以上各端大略如此。至聘訂醫師一節。刻下擬訂暫限一年。

（一）其名稱爲校醫、並醫學教習。（二）其職務爲檢查學校、教授生徒。此外如有臨時派辦之事。承命而行。（三）聽提學司之節制指揮。並受提學司所派總理之督視。（四）不得有自行營業謀利之事。（五）月薪若干。按照中歷計算。支付日鈔。（六）膳費包於月薪內。住宿則在校內。若帶家眷。則准住校外。其房金歸其自理。（七）其校內住宿所之設備。用中國常品。由校內備具。其需特別之品。由受聘人自行購置。其被褥烟酒之類。亦由自備。（八）限內不得有他就。若因任事不勤。得由校中辭去。（九）來奉川資百五十元。限滿回國。川資百五十元。餘時不給川資。（十）設使人用中國人。若須自帶僕從。工膳不由校供給。大略如此。乞公亘眼。再加酌奪。

聘約式

清國奉天提學司張鶴齡、今由某某君介紹、聘訂日本國某某君爲奉天省醫學教習、兼奉天省校醫。所有應行議定之件條。列於左。

第一條、受聘人之職任。爲教授醫學學生。兼省城各校之衛生診療各事。但設備未定之時。得先由主聘人委託以兩端中一端之事務。或將來事務較繁之時。亦可由主聘人專任以一端之事務。

第二條、主聘人當以優待之禮。加於受聘人。受聘人亦當聽主聘人、及主聘人所派之代表人委託命令。盡其職守。

第三條、受聘人遇主聘人有特別之委託、亦須盡力辦理。惟於職守範圍以外之事、不得干涉。

第四條、主聘人給受聘人新膳費。每月三百元。用日本國鈔爲定率。按照中國月份。以受聘人到奉之日。爲給予之期。

第五條、膳食由受聘人自備。惟將來能與中國官員一同膳食。即由公中供給一律之膳食。住宿即在校舍、或公所之內。須另住則由受聘人自備。宿舍內之器具。由公中供給中國常用之品。如須特別洋式器具。由受聘人自備。下役用中國人一名。其月薪膳食由公中供給。如須添用、或另僱日本人。由受聘人自備。

第六條、主聘人給受聘人由日本來奉之川資日鈔二百元。限滿回國之日。再給回國川資日鈔二百元。其因私事請假回國。不給川資。

第七條、受聘人請假回國之事。至多一年不得過一次。其日期至多連往返程途。不得逾一月之限。其餘因疾病或不得已之事。請假至多每年不得過三週以上。各假期如在限期以外。得由主聘人酌量停止薪膳金或辭退。

第八條、受聘人星期日假休一日。(但遇要事仍須辦理)餘如中國萬壽節、元旦、元宵、端午、中秋、除日、暨日本天長節、元日、除日、一律假休一日。其餘時日。不得曠誤其職任。

第九條、受聘人自到奉天之日起算。在奉兩年。為此約完滿之日。在此約兩年之期限內。彼此不得辭退。如有不得已之事。故辭退之意。發於主聘人者。仍給回國川資。發於受聘人者。但給予本月之薪膳費。為止不給回國川資。約滿後。彼此相宜。得續行議訂

第十條、此次約欵。其語意以漢文為準。用漢文寫一式兩份。一存主聘人處。一存受聘人處。

主聘人張鶴齡押印　　受聘人　　押印　　介紹人　　押印

却病之要　要靜坐。觀空。萬緣放下。四大原從假合。勿認此身爲久安長住之所。戢戢以爲憂。要煩惱現前。以死喻之。勿爭長較短。要常將不如我者。巧自寬解。勿以不適生嗔。要知造物勞我以生。遇病却閒。反生慶幸。要覓高朋良友。講開懷出世之言。或對竹木魚禽。翛然自得。

治病之失　驕恣牽性。不遵戒忌。輕命重財。治療不早。聽信巫禱。不信醫藥。急欲速效。雜劑亂投。寢興不適。飲食無度。過服湯藥。腸滌蕩胃。

二改業　凡在城市繁盛。人烟稠密之處。及當多坐而鬱謀之職。與勞動於塵埃物屑飛越之中。難得新鮮之空氣者。均宜改業。至於製造食物玩器等。防有傳染於別人之事。亦宜具公德心。改圖別業。

三節慾　節慾有益於身體。人所共知。而有肺癆病。尤當加勉。蓋此病之性。能令慾念之度加增。且其菌在人體生長。最易最盛。又在年少春情發動之時。故未婚者。當延其婚期。既婚者。以分居爲要。

四體操　當擇空氣清潔之處。於每晨早起時。習柔軟操式。以開張胸部。令多吸空氣。

五日光　日光能興起人之精神。醫學中有使病者得採用日光直射之法。謂之日光。

浴。且日光。又有殺菌之功。患肺癆者。多見疲乏。必須常見日光也。

六空氣　凡調養肺病。必要通風。苟聚集多人。或作念佛求神等事。多點香燭燈火。固非所宜。即夜間取光之燈。亦不宜多點。在省中有電燈爲最妙。因其不獨無生出烟之炭氣。且不燒去空氣中之養氣也。

雖然。空氣易得。柔軟體操。人以爲多事。乎得其意。則甚簡便。可矣。其法。先伸直軀體。閉口。由鼻中深吸空氣。旋舉肩向上。牽轉頭於後。約吸二三秒時。然後呼氣。呼時移肩於前。作向下之勢。又復作如前。

或將身立正。兩手向下垂低。當深吸氣時。則直伸兩手。於左右高與肩齊。約二三秒時。然後呼氣。呼時即復將兩手垂低。如是數次。反覆操演。以不過於勞爲度。

呼吸以鼻者。以鼻孔有毛。足以防禦塵埃及細菌之侵入。且能令寒凍之空氣。經鼻而溫暖。其肺不至爲凍氣所刺戟也。

七飲食　肺癆病。最易消瘦。又最易令胃不思食。故食物。當擇其易消化者。使勿勞其胃。又擇其多養身之料者。以補其所耗。吾粵俗所謂戒口品物。多乏養身資料。又皆難於消化。所以有癆病愈戒口。愈弊之謬。無此理也。不得其道耳。

入病所　若病至有吐血或潮熱等事。則宜選擇適宜之地。在文明國本有專治肺病之醫院。(平常普通醫院不收此病者。恐其傳染也。聞省柔濟女醫院亦不收是病云。)此醫院之地。必擇海面或高爽之區。氣清塵少。復能調劑氣候。寒熱得宜。(病房寢室空氣之溫度於寒暑針約六十度左右爲最合。)多設花草。怡情悅目。吾國現在留醫病院。多爲貧人而設。故求其能於病室畧爲通風潔淨。已難其選。(外人所設之院。雖稍能合法。然仍是施贈性質。亦多阻礙。)則不能不自擇養病之所。富有者。則莫妙遠游於氣候適宜之區。以轉換水土也。所謂適宜之件。畧述如下。

甲　風小及塵埃少之處。

乙　衛生法完備之處。卽食水清潔。溝渠疏通合法。無阻塞留滯者。

丙　多樹林與高爽之處。

丁　交通利便。養身食品易得之處。

然遠游外國以調養疾病。西人視爲常事。在吾國習俗。則萬難實行。以粵城計。則莫如於白雲山各寺院矣。近聞有某君等。欲於白雲蒲澗附近之處。倡建一肺病調養所。以居留肺病之人。畧仿歐西高等醫院之式。鋪陳雅潔。收回費用。若成則造福不少矣。

統上各條觀之。肺癆病調養之要。畧具於是。吾復欲贅言痰吐之事。蓋痰吐不慎。不獨貽害於人羣。即凡患此病者。其吐痰亦自應注意。因結核菌既吐出。無再復感染之弊也。海來爾氏曰。一痰塊中。約有菌三億。噫。不亦可畏哉。而或者以爲此篇所論調養之法。非富有資財及小康之家。不能辦到。是誠謬。所以有以此爲有錢佬病。然最要之事。如養性。節慾。體操。日光。空氣。謹愼痰吐諸條。則貧富無不可行也。是在篤信否耳。

傷寒症（西醫書中名腸熱症）

金陵醫院徐步瀛譯

傳染之病類甚多而最險能致人於死者。其爲傷寒乎。往歲患此來院醫治頗不乏人。惜大半爲醫所誤。施救不及。蓋中國俗見輒謂西醫僅善外科。嗚呼左矣。余竊憫之。今夏令將交。恐此症續起。不佞體上蒼好生之心。作未雨綢繆之計。謹將此症原因傳染現狀結局治法預防法由西醫書中摘譯一二。以公諸青年。

原因　此症不拘輕重。皆有一種桿形之微生物。其物本生於水內之菜蔬。螺絲蝦蟹等類之上。生命持久。非旦夕可滅。雖嚴冬冰結。仍不能損其毫釐。唯畏熱力。苟熱表過百度表之六十度。二十分鐘後。始能絕其生命。

傳染　此症傳染之由。難以盡述。要多因病人大小便痰吐而起。蓋病人便溺痰吐內藏有微生物。撒於戶外。附入灰塵。因風起落。飄蕩空中。隨呼吸以入人體。此種微生物更有順溪水。聚族於池塘。人飲料水。或食水內之生物如芋藕螺絲蝦蜃等。則不受症者幾希。

現狀　此症現狀甚雜。限於篇幅。僅擇其要者而言之。凡病之初起。體覺不舒。四肢無力。頭痛。腰痠。納穀維艱。嘔吐頻仍。間亦作瀉。漸則體溫加增。朝退夕長。約百有五度。脈快而弱。舌苔乾燥而白。惟邊尖色紅。呼吸粗大。十日後之狀。一、人事不省。鼻血間流。瞳人放大。頭痛加增。二、斑點現於胸腹及大小腿。粒凸而紅。終不變烏。是爲起點。四五日後。退銷不見。另出新點。多有七至二十一天。脾經加大。溺少色濃者。大抵此症期候以二十餘日或二月爲率。(餘狀甚多非醫家不明概從刪除)

結局　此症患屬小腸單腺。微生物在焉。單腺腫大發炎。漸爛至腸之肌絲。設不攻去其毒。勢必腸壁爛穿。糞入腹內則必致命。或脉脂破血流而死。　沾此症百人中死五至二十人之數。

治法　此症多起於夏秋二季。凡人體一不暢。卽宜靜臥。切勿起動反側。宜食流質之物。如牛奶。檸檬水、肉汁、蛋白、米汁等。切勿進定質之物。因腸內之瘍。一爲定質擦損。即易流血。如大便燥結。宜服迦路米（即甘汞）三厘。如體溫過度。宜用氷水手巾。蒙於頭額。以及全身等處。此外無庸他藥。即日告痊。（如有西醫則以就醫爲上。）

預防法　此症流行之時。無論何人。所飲之水。所食之菜。皆宜熟煑過度。雖擦洗食具。亦宜全用熟水。否則微生物即傳染入體。而年幼氣弱之人。尤宜謹慎。親友人家。如有患此宜遠避之。縱因公德起見。入視其疾。必先令病家以消毒藥水。（即石灰酸一分用二十分清水和勻）除淨病人汚垢。始入其室。庶免傳染。

傷風之新理解

病夫

傷風、冬令最尋常之不快也。不限於地。到處有之。輕者鼻塞流涕而已。重者則有體熱加壯、頭昏胃滯、目澀喉痛等現象。然俱數日而愈。故均不需醫藥。然其中人之難易。又各不同。有經年不遭者。有動輒得之者。其理亦頗費解。

傷風。雖小恙。然不即愈。或連綿不止。則可爲諸危症之始。如喉症。肺病。皆可因之而起。俗諺有曰。傷風咳嗽。郎中對頭。非虛語也。

近人頗有謂傷風之來。由於傳染者。其說亦非無理。蓋鼻之爲官。兼司篩淨吸入之氣。

故各種細菌每易集其涎膜按法國細菌學大家麥精尼考夫所考驗謂疫症及癟症之細菌俱有黏於鼻膜者蓋通游空氣遂集於此也近有一女士嘗精心研究傷風之果由於細菌否據其所報告謂嘗見患傷風者其鼻膜上有一種細菌曾因偶不經心而將此細菌之浸液一滴落於實驗室內不數時而室內諸人俱微有傷風此其明證屋內燃爐空氣因之過乾人身之織質因之而感覺加敏一遇內外熱度之不齊即易傷風蓋人身血熱恆在華氏表九十八度零六分之五則體氣健壯者雖外氣之熱度甚高甚低亦能支持而體內之熱度仍在此率但甚大之熱度不能久任以體內時時生熱不止約每半時而增一度如外熱過度不能宣洩則三十六時之後人體熱至沸點矣若耐冷之能則較耐熱為勝故探極之士雖近北極而體無所損更不傷風又寒道之野番每赤體走雪中而亦不傷風故當知肌膚觸寒與傷風實為二事而不必有因果之相關非如俗情所誤會者蓋人身過寒體內時作保存溫熱之功則可不憂傷風惟居太熱之處而體內作宣洩溫熱功用之時則甚易成傷風也居煖室者之易患傷風症理即由此且煖室類多門戶緊閉人數衆多故致空氣汚濁吸之不足養人此又致傷風之一由也

傷風之新理解

藥料之臭花卉之芳有人嗅之亦能患傷風症如有人嗅玫瑰花則遂傷風是以名玫瑰傷風此等人須住不產玫瑰之地乃可無恙然玫瑰花所製之香油則不足以感之緣花之粉實觸鼻膜而使之得此症云

至於重傷風一症俗名之曰瘟傷風英語曰星感症以古人迷信此症乃由惡星所感而致也據近世醫士所攷核則似因飲食過度所致按其所論謂日食三餐實爲過當而致種種疾病傷風亦其一也嘗有英國上等社會中人年三十八每年患重傷風症意欲遠往南非洲以求水土之宜醫者告以日進二餐且減麵包之量其人從之疾不復作又一人居西印度常患瘧疾與重傷風乃回英國求治三十年而不能瘳後用減食之法竟得愈

常人日食三次必求其飽不知操作不多用力者其胃之消化至緩須八小時方畢其工今及其未盡化時而鮮料又已輸入胃內於是胃須同時作二層工夫且一餐飽食每需胃汁一二英升是則胃因此而疲乏消化遂多阻滯且有因之而全停者其效果則成胃不消化症而重者竟可致命

且人體所納養料過度即使終已消化而融入血液流行百體於肌肉中奏其酸化之

功即燃燒而成炭氣之謂也。然因養料太多不能盡燃。仍由血液運至肺部。夫肺之功用原祇爲交換氣質之用。吐炭氣而吸養氣是也。今血中猶多未化氣之餘料。亦須煩肺部之柔嫩織質作酸化作用。於是該部充血而肺病矣。當此時人身苟速經不同之熱度。如出煖室而入戶外冷氣之內。則重傷風成矣。或更可成肺炎等危症焉。

吾人當切憶體所進之養料過於所需。則非但無益。反足以害內臟之功用。常人所食每多於所需。故按天然之理。使體患病。所以去其餘滓。而人不之知。猶心異疾病之多。故近年之生理學家。每按此理。勸人節食減飲。或數日禁口不食。而久年之痼疾自可漸愈。即如重傷風之類。亦不致屢纏不已。病人每無胃納。不進飲食。此蓋天然止疾之法也。

兵士長行之際。其食量每不多。而終不患傷風。蓋因日日跋涉長途。運動無間。故其體內之酸化作用甚爲活潑故也。角力賽技者。當練習之時。每日之戶外運動。衣服之厚薄。食料之多寡。皆有定章。不容稍紊。故其身體之健康達乎極點。絕無傷風之感冒。苟吾人日常起居飲食。亦能如是整齊劃一。不自放縱。則輕如傷風。重似肺炎等症。俱可減至甚稀。蓋無可疑也。惜常人易爲古傳之習慣、（如每日三餐之制。小喫點心之意。

夜不開窗之迷。飽而猶食之惑。等皆是。）口腹之偏欲所制。服年年日日。成其疾病。戕其性命而卒未稍悟。可悲也哉。

近人考得治傷風之法。以肉桂油十五至二十滴。和乳內飲之。每時一次。至四五時以後。稍減至每越五時或六時一次而止。或有用加利油代肉桂油亦可。中國所用舊法。飲沸熱薑糖茶。熱水煨足後。卽入重衾臥至天曉。亦可截止初起之傷風。如於次晨起身之時。冷水浴體而後用力擦乾。更為有益。然如傷風已成。則其法無效。

有用桂銀治傷風者。有效有不效。不能一例。如與亞摩尼亞並用。其成效較佳。然傷風。最佳之治法。並不恃藥石。而在合宜之運動。如能長在戶外。空氣內速走於略斜之山地上。乏則小休而後再走。每一二時間。飲涼水若干。則傷風之脫體甚易且速焉。

論痧

侯光迪

痧之名義至廣也。考之通俗。暑天疾患。多半為痧。故挑痧刮痧提痧等治法。婦孺咸習用之。凡俄然嘔瀉、腹痛、煩燥、盜汗、身熱、或汗閉、身冷、尋常謂之發痧。忽然攪腸痛者為攪腸痧。轉筋者為弔腳痧。指上現縐紋者。為癟螺痧。中暑傷暑與熱病初期之症候亦名為痧。故痧之名稱極簡單而意甚複雜。所指之症候亦無一定。如不善為區別。必多誤會之處。治法因而失當。鮮不貽誤者矣。

社會中每以痧症爲普通疾患。喜用挑痧法治之。此自促其生命也。

以余之所經驗夏秋之疾患。無非飲食失宜。腹部受寒。以致腸胃失和。醫者宜調和其腸胃。而預防霍亂之發作。此正當之治法也。彼挑痧者何爲乎。

或曰挑痧可以通竅而散痧氣。故患痧而挑者必有紫血流出。此痧氣之確證也。是大不然。蓋人體之血。如由靜脉流出者本現紫色。此與患痧與否毫無關係。且尋常之痧患本非危險之症。稍服通氣提神藥劑。病卽霍然。豈必待通竅乎。況竅果閉塞則呼吸必停。在西醫爲窒息之症。恐針未刺入而患者已死亡矣。故挑痧之舉。余可斷言其無用也。茲請言其弊害三種。

一刀圭針具。最尙消毒。挑痧者本不知消毒之法。而以針刺腰際腹部以至內臟。是於人體內外爲一切病菌開放門戶。播種病毒。引起危險之症。較之持刀殺人者。更爲酷虐。此弊害一。

一病各有因。醫者當審其原因而治之。斷無以一針而治百病之理。如患痧者。實係危險之症。急須相當治法。而往往以挑痧之故。就醫太遲。遂致不起。此弊害二。

一患痧者。本極痛苦。而挑痧者復刺以多針。增其苦楚。以敗壞其精神。甚至針孔潰爛。膿毒竄入血液。終成不起之症。此弊害三

挑痧之弊害。既如上所言。然則治痧當用何法。曰是在醫者之審察病原。因病制宜而已。其尋常之痧症。於上節已論及之。當不外乎調和腸胃。至俗之所謂急痧者。蓋卽霍亂之症。

此夏秋之時疫也。考之吾國藥書有霍亂吐瀉。霍亂轉筋。霍亂傷寒。霍亂煩渴等名目。而西醫所論之虎列剌。適與霍亂相符合。其攪腸痛、轉筋、癟羅、吐瀉、煩渴皆爲霍亂固有之病狀。本無須另立名目也。

當霍亂之起。實發原於一種病菌。(卽名虎列剌菌)夏秋間天將最暖。熱度升騰。此菌因而發生。凡不潔之水。及卑濕之區。皆爲其天然根據地。故欲預防霍亂之發作。首宜注意飲食。凡水之不潔。而未煮沸者。及菜蔬食品之沾染生水而未煮過者。必有虎列剌菌粘附其上。侵入腸胃。卽起霍亂之症。此得病之原理也。茲先言預防法十二種。以備衛生家之採擇。

一戒勞力過多。

二戒。思想過度。

三戒。驚惶。

四戒。吞食生腐菜果魚肉。

五戒。飲酒無度。

六戒。飲未煮之水及牛乳。飲水須煮沸二十分時

七戒。用鹽類瀉劑。

八戒。腹部受寒。

九戒。房勞。

十戒。與霍亂患者接近。

十一戒。往霍亂盛行之地。

十二戒。手觸霍亂人嘔瀉之物。

至於治法一項。當視病情而斟酌損益。斷無劃一之方法。余故置而不論。所以免病家之誤會也。余所切望於同胞者。當此時疫流行之際。亟須注意於霍亂預防法。以保持健康。並喚醒下流社會。勿惑於挑痧之說。而促生命。此區區之微意也。是爲論。

醫說

錢祖翰 康侯

參天人之奧奪造化之權究時令之殊窮陰陽之理一醫者必兼備之醫道如此其精深也辨難如蘇張勇敢如賁育富厚如陶倚貴顯如許史一醫者可盡殺之醫術又如此其危險也然則藝雖下而理甚微道雖小而任甚重擴而言之種族之强弱生靈之盛衰無不與醫有密切之關係故不具胞與之仁者不能學也不知古今之變者不能學也不識人情物理之機緘而毫無閱歷者不能學也不秉虛靈神悟之姿稟而拘守方書者不能學也古之名醫辨症則望聞問切神明於規矩之中立方則丸散膏煎洞澈乎癥結所在是以有濟人之功而無殃民之罪百餘年來風氣一變矣博學多才之士鄙醫爲末藝而不屑究心業此者大都讀書不成窮無聊賴之輩執成方一卷從名師三年勤幾句陰陽說品熟幾味藥性歌訣高榜門牆自詡司命其運佳者敦請無虛日終身衣食取給於此不幸知我者希青囊冷落則歎爲時命之窮輒思中道改業蓋今日之行醫陋矣昔范仲淹有言曰不爲良相必爲良醫夫以醫道比諸相道醫之關係甚鉅可知緣宋時考試醫學功令所頒人自不敢嘗試今欲整頓醫學鄭重衛生非舉天下之醫生實行淘汰則醫業總無轉機若因陋就簡而任其自然則醫生日益多

而品日益雜道日益壞草菅人命正不知伊於胡底也人謂多一醫生即多一殺人之人不知此語猶借譬耳天下能殺人者必能生人一彼一此之理也今之庸醫微特不能生人並不能殺人使病者在不死不活之間遷延俟其自斃而已徐大椿謂庸醫殺人無罪吾敬其宅心之忠厚爲醫者開脫也

書喻嘉言寓意草篇後

錢祖翰 康侯

名醫著作多有治驗醫案以其爲生平得力之處且留以示後人也然枚舉驗方而不言其所以然則雖技通神明心參造化後世閱之震其名者則詫爲異事疑其術者則視爲讕言烏足以開示法程乎惟嘉言喻氏寓意草一篇歷舉治驗各案及得病之由詳晰標示門人用以正後世之謬傳發古人之遺蘊其說理則精切而淵博其治法則巧妙而絕倫誠足爲軒岐之功臣矣夫診視之學有二一曰經常一曰權變經常者一定之法如惡寒無汗項强則爲傷寒治以麻黃湯發熱有汗惡風則爲傷風治以桂枝湯裏急後重爲痢治以芍藥湯便泄溲短爲瀉治以胃苓湯此有古人成跡可循也權變者無定之法如衛弱病傷寒不可與麻黃湯恐其氣泄陽亡也酒客病傷風不可與桂枝湯恐其助濕壅熱也脾衰不運臟氣窒塞而痢者不可執芍藥湯以下之清氣下

陷濁氣難降而瀉者不可拘胃苓湯以利之。此無古人成跡可循也。知經。常。而。不。知。權。變。則醫。術。未。造。其。極。臨。症。有。束。手。無。措。者。矣。喻氏寓意草每說一病。必反覆於先後標本。每立一法。必詳悉於汗吐下和。齒齒鑿鑿。見道分明。豈空言學說所能襲取哉。夫葉氏醫案。多被洄溪指摘。法有餘而理不足。應敵先窮。故未慊人意耳。且醫術之化繁爲簡也久矣。李東垣創隨症用藥例。陳藏器創諸虛用藥例。開業醫者之捷徑。於是醫者咸蹈其陋習。遂置病原病理於不講。專以某藥治某病某病用某藥爲事。嘉言所謂先議病後用藥者不可見矣。況今日者西醫輸入。以寒暑表測寒熱高下。以量氣尺驗氣息盛衰。以診脉表定血脉遲數。以聽病筒占病竈所在。而於五行生尅陰陽施化之理。斥爲迂談。則是寓意草可一筆删之也。嘗讀喻氏書者。篤信好學。斯亦保存國粹之一端乎。

疥癬之新療法

民政部衛生科理長　丁永鑄　九皋

日本醫學士大野豐太君於皮膚病學會。演述疥癬之新療法云。疥癬之普通療法。咸用軟膏。今醫生於用軟膏之外。則加僕喜氏爾那布篤兒。又用拔爾撒謨劑者亦甚多。然此等之藥劑。往往因其副作用。而起腎臟炎等症。且拔爾撒謨劑其香甚烈。患者塗之不獨旁人易生厭惡。即病者亦恒感不快也。

余近年來。療治疥癬。常用ヒノゾール。（即酸化ヒノリン明礬）無不奏効。較之用拔爾撒謨劑等。其益有五

（一）塗ヒノゾール於身體之患部。不生刺激。

（二）其香極薄。不惹人厭。

（三）入水易溶。尤爲便利。

（四）殺菌殺蟲之力甚强。比用拔爾撒謨劑全治之期。尤爲迅速。

（五）不起他副作用。故無發生他病之虞。

余用此劑治栗本氏之子女。於一週間。即已全治。其他治愈者甚多。不遑枚舉。其使用之量如左。

ヒノゾール	一〇、〇至二〇、〇
倔利設林	二〇、〇
水	一〇〇、〇

以此量塗抹疥癬病者之患部。比用軟膏及拔爾撒謨劑。奏効確實而迅速。且不起副

作用。故疥癬之新療法。以用ヒノヅール、爲最良之劑。可深信勿疑也。

夏日衛生譚(錄青年)

病夫

▲夏日多病之理由。　每屆夏令。民間類多疾病。疫癘間起。死亡相繼。考其原因。則以天時旣煖。熱度旣高。各類之細菌。俱易生長。而致病之微生物。遂多由各種路徑潛入人之體內。因起各種傳染之病。如霍亂吐瀉、赤白痢等皆是也。若夫通常之症候。則並不因夏日而有所增加也。

▲戶外生活之好時節。　夏日和煖。正可多居戶外。以領受流動自由之清氣。洗滌肺臟之積穢。衣服亦輕薄。則空氣易於接觸皮膚。增其健全之能力。如每晨能赤足步行濺露之草地。尤爲有裨身體之舉。此法卽醫界著名之露治法是也。世俗有一誤見。以爲人熟眠時。不可吹風。故往往雖在夏日中夜。仍嚴閉窗牖。不入外氣。誠大誤也。夫人身苟好爲裹蔽。雖熟眠時。當風亦屬無妨。所忌者。惟逾格之彊風耳。人體當夏日洩汗之額加多。因而臥室內之空氣。變汚尤速。是宜日夜大開門窓。以宣洩之。非狂風暴雨。勿遽閉也。如夜臥廊下。或晒臺上。習慣戶外臥息之法。尤爲有益。勿因俗謂不能損人之說而誤會也。

▲飲食之注意　夏日多飲水。以補汗之所洩。理甚明也。然各處飲水。無問來自何途。俱含有多少之害物。故必沸而飲之爲萬妥。市上隨處出售之冰冷水、檸檬水、凉粉等物出自無知小民之手。難免病毒。宜一切戒絕。購荷蘭水。宜擇上等局店之所製造。雖値略昂。不必計也。市上剖賣之瓜果。不宜入口。自購瓜果。宜先削去其皮。且用已冷之沸水洗過。然後可食。出外宜自備飲杯或飲料。勿即用他人所已用之杯盌。

食宜節減。勿至滿腹。以夏令和煖。體內需養料。較寒日爲少也。如質性與蔬菜合宜。則減損肉食。亦爲佳事。然不必拘定。未熟及已腐之果蔬戒食。菜蔬宜洗淨煑透。食之方爲妥當。我國農人以糞爲肥料。菜蔬枝葉間所沾之病種。不易除絕。惟洗之淨。煑之透。乃可免害。魚類易敗。夏日食之每致病。沽時必愼選擇。每日所備食料。勿使過多。食餘過夜。則宜再煑而後用之。

▲謹避三蟲　蚊能傳熱病及瘧疾之毒。蠅足與糞。能傳各種傳染病之毒。蚤能傳疫病之毒。故夏令三蟲實爲害人之惡物。除蚊之法。不僅用蚊帳也。居屋四周之積水草地。俱宜剷除塡塞。一切盛水之具。皆須密蓋。不使蚊得生子。小器具盛水既畢。即宜覆置。使底無餘瀝。陰溝之中。時時傾入火油少許。則蚊遠避之。除蠅之法。宜去其源。人家

附近有糞坑及牛馬欄。則爲蠅之樂園。滋生必蕃盛。宜設法去之。一切食物宜刻刻留意。度置涼廚之中。勿使蠅得著足。黏蠅紙及殺蠅藥水亦可用。惟不如淨其源之爲要耳。去蚤之法。一在衣被清潔。二在勤洗地板。三在不畜貓犬。如畜之。亦不令入居於室中。

▲消滅穢物　居屋所用餘之水。棄諸陰溝。宜時時通洩。勿令壅積。致釀汚氣。廚房等處所餘皮肉毛骨枝葉灰塵等異物。宜積貯一箱之內。每日一次。在空地焚燬。否則掘穴埋之。使在地內腐爛。皆所以遏絕細菌發生之機也。

▲舉動寬緩　一至夏令。人體便覺寬緩。不如寒季之皮肉緊密。精神奮發也。故宜順天之時。行事以緩。不使體內之精力。過於消耗。力能得暑假者。固宜擇山水佳處。小作優游。蹈流垂釣。臥蔭讀書。以養心機。而體肌力。即爲事業所牽。不能遠離城市者。亦當力自解脫。早晚涼時營業。午正休息。或高臥北窗之下。或酣聆高朋之談。皆可排遣煩惱。招致清涼。世俗每聚友賭博。或痛飲忘暑。皆有損於身心。不可不戒。惟識得上乘樂趣者。斯不陷溺俗好之中。凡吾少年。其勉尋各教中樂地。

論人巧免疫之理

陳援菴

（甲）天然免疫性

同一微生物傳染於人，亦因人所禀之體質而異。甲感其毒，乙則不感其毒，故別人之體質爲二：曰感受性體質，曰免疫性體質。更別此體質爲二：曰先天的，曰後天的。

一先天的感受性，及先天的免疫性。不獨人類有之，禽獸亦然。即如黴毒、猩紅熱、痲疹、回歸熱諸疫，惟人類感之，禽獸則不感。此外犬之於脾疽疫，兎之於馬鼻疽疫，山羊之於癆疫，亦各不感。鷄、鳩、雀、鼷、兎諸族，均爲虎列拉微生物所犯，然犬貓則毫不爲所犯。同是人類，如二人同入瘧蠻之地，甲客先觸毒發瘧，乙客則康健如故，毫無所感。同一家族，甲兒患痲疹痘瘡，乙兒則獨免感染者。凡此均屬先天的免疫性者也。

二後天的感受性，與後天的免疫性。因體質機能相異之故而別。即老幼之差、職業習慣之歧、衣食居住之懸殊、精神感動之不等是。例如實布的里（喉生假皮）疫犯嬰兒，癆疫犯壯年，虎列拉赤痢犯過飲暴食者是也。此外窒扶斯、癆、虎列拉，易感於恐怖懊鬱之時等是。

三有病退後而體質增感染性者。如痲、瘧、肺炎、實布的里諸疫是。如瘧疫則一次感染之後，每歲依期而發者有之。意大利亞、臺灣等地，不乏其例。若是者何也？因前所犯微生物未悉泯滅。而潛伏身內。依期而作。再逞生育蕃殖之勢也。二三疫病學者謂一次感毒之後。其體變爲虛弱。適遇微生物自外新侵。因致年年相發。亦無據之言耳。

四　有病愈後變感受性爲免疫性者。如痘瘡、猩紅熱、痲疹、窒扶斯等諸疫是。虎列拉亦有已愈後能保守半年至四五年之間。成爲免疫性而不復染者。總之疫病之一生祇發一次而不再發者。稱曰後天的免疫體質。

（乙）人巧免疫法

近今疫學進步。愈究愈精。不僅恃天然免疫法。更創人巧免疫法。人巧免疫法之製造有五種。列於後方。

一　先將疫源（即微生物）之毒最激烈者。假天工、或人巧。減其毒勢。始接種。其法、將微生物置於體外高熱之處。或曝以日光。或空氣。或觸以電氣。又或作養池加藥物少許後。令微生物蕃生乎其中。最妙就禽獸係感染性者。種疫源於其身內。俟疫發之後。更將其疫漿移種他體。如此者再三。然後用其疫漿施於人體。如是而得輕減其毒勢。占那種痘法。亦屬此法。而其所用痘漿。係自牛身轉過者。所以毒性極軟也。

二先於身外一處培殖疫源微生物後以熱或電氣奪其生或粉碎其形而濾之取其新產之毒汁注入康健之體內以令免疫此卽一千八百八十八年法人琶司奪兒虎列拉微生物所發明者也別盧也兒等由此法用攝氏表五十五度至六十度殺戮窒扶斯微生物以其少量噴入窒扶斯病者不過一二回卽見身熱下降脾腫減少此法兼免疫與治病兩大益

三將異種微生物或同種微生物噴入病者身內令其與所已侵微生物互競爭存以免其毒例如患脾疽疫者將丹毒或肺炎微生物種之身內則不特減其熱勢卽疫退後亦終身不再患脾疽現日本講疫學者欲施之於虎列拉及腸窒扶斯而其效終未顯固必有達目的之一日也

四將已殺死之微生物製一種類似蛋白質名曰布羅迭應用之噴入人畜身內則可以治病又可以免病如德人鄺荷所擬而爲世人所共賞者之刺別兒哭杯療法及法人諾加兒奪所創之厤列晉療法皆錚錚者也

五將非微生物噴入身內以奏治疫免疫之効如夜夜兒利奚之以植物性蛋白利金(萆麻子之毒質)及阿不林(莢豆之毒質)別令孤北里緒方岡田諸氏所施於窒

扶斯虎列拉、狂犬毒、脾疵、鼠疫、丹毒、破傷風、賓布的里、諸疫之血清噴入法。均屬此法。此法既履施之禽獸身內効驗。特顯斯道之進步洵有不可測者。

（丙）免疫之理

今無論先天後天與天然人巧。請畧述能令感染性轉變爲免疫性之理。諸大家所說各異。未有一定依次論之如左。

一養料食盡說。　此說係庫列部士、琶司奪兒、諸家所發。曰、疫源微生物一侵人畜也。所有體內所含之養料。悉取食盡。致令再來微生物、無棲息餘地。按禽獸一患疫已愈之後。試屠之取其血與肉更接種以疫源微生物。潑潑以動。蒸蒸以殖。毫不見有食盡養料之跡。故知非確論。

二奪生說。　此說係已滅氣尼可副、等所發。曰、人畜之體。一經感染疫病。則血肉俱變其質。可以抵抗疫毒。故遇疫源。再侵克保守本體。而反令微生物致死。按此說亦似不妥。

三遺留說。　此說自簽別與等出。曰、人畜患疫已愈之後。前所侵微生物。則產有如炭酸質者、仍遺留於人畜體內。能令微生物不能再侵。按此未足爲確據。人畜之體血與肉刻刻消長新陳代謝無時或休則安有使特種產質永留體內之理。

四強胞獨存說　此說自部福湼兒、臥兒副烈兒故、諸家出曰人畜之感染疫毒體內之弱細胞爲微生物所蹂躪而先滅惟強細胞獨存不滅能拒微生物不令再侵按此仍屬無據

五習慣說　此說係路部湼兒所倡曰、人畜患疫後不再感者。非微生物所能使乃因微生物所產之機能也微生物一入人畜身內當產特性微物綿綿不斷混於血與肉間反生抗毒之力猶食砒者之能慣於砒毒吸鴉片者之不畏鴉片均由習慣成性按此說似稍可信

六液質說　此說自別令孤等出曰、各疫之不再感染於人體因其血內含有特異抗毒的液質之所致按近今學者所屬望即在此說例如將家兎之血及犬之心包液、或其眼房液、噴入於脾疽疫中則足以殺其微生物、而令無餘毒距今二十年前法人副龍些嗄兒用動物之脾核液汁噴入於粘液水腫病者即能治之亦因此理也

(丁)血清療治法

今特述血清療治法此法一出於世。猶闇夜得燭。迷海得磁。試就諸家所創血清治法。

論人巧免疫之理

略述其說。令人易解。

別令孤將脾疽微生物。種於鼠血、或其血清內。見該微生物。倐。忽。滅。死。又種之於鼷、天竺鼠、家兎、牛、等血、及其血清內。即見該微生物。活。潑、蕃。息。氏於是證明鼠血之滅微生物。非他因其有先天的免脾疽性也。厥後。氏及來現。俱就此等動物。反覆。歷驗。乃證出動物之血有先天的感染性。與先天的免疫性之別。又證出「先天的免疫性動物之血雖噴入於先天的感染性動物中。不能免其無病。亦不治其已病。北里嘗因鷄有先天的破傷風免疫性。乃將其血清。種於異種動物之同患此疫者。毫不奏效。別令孤、及維兒尼奚等、又因鼷鼠、犬、馬、牛、及鳥類等均有先天的實布的里免疫性。乃取其血以種於異種動物之同患此疫者。亦復無効。二者可以爲例。然先天的免疫性動物血中。更加多量毒質或增加其毒力。以噴入於人畜體內。則微見免疫抗毒之効。即如鷄之血原含先天的破傷風免疫性。然取多量同疫毒質加之。則稍變其原質以發抗毒力。乃取之以種於異種動物體內。果微見有免疫之効。鼠族於實布的里係先天的免疫性。試取其血施於異種動物。視其所顯。亦與前不異。所謂人巧的免疫血清者。即由此法出。

有人嘗將犬血噴入於家兎腹內云可得癆疫免疫性又有人將免疫性山羊之血移於異種動物廻管內云可得癆疫免疫性二者俱不足信

以上言先天的免疫性動物之血不能治病及免病

人巧的免疫動物（後天的免疫動物）之血與天然的免疫動物（先天的免疫動物）之鹼其質不同因抗毒力之强弱也此說於一千八伯九十年別令孤北里俱公於世兩氏將實布的里毒或破傷風毒以種於動物待疫發更將人巧的免疫動物之血種於體內卽能治之又將其血先種於健全動物亦得以免疫其効如此者因血內化生有抗毒質也抗毒質者何西語稱安齊佗其心非血內細胞含之乃細胞外之漿液（血清）含之也此安齊佗其心能消疫源微生物所產毒質令不肆其毒

茲設一養池以養破傷風或實布的里微生物俟微生物脫去乃將所遺之液種之於健全動物以試其毒性之强弱不久疫發甚烈幾不異微生物入乎其中又除去養池內雜質取其毒性之最純者種於健全動物其發疫亦復相同若仍種之於曾射血清之免疫動物則二者俱不顯出毒性而健全之體不異

隱於破傷風疫係先天的感受性別令孤北里等乃將人巧破傷風免疫性動物之血

種於其體內未病者則變爲免疫性已病者則得因而治之反之在其體內先噴入疫毒或種以未經人巧免疫之家兎牛犢等血則不惟不滅毒疫勢必太劇或因此而斃此二者實地試驗反覆不爽即知非人巧免疫性之血則不能奏効別令孤更就實布的里疫創人巧的免疫性其法先種疫毒於動物體內病發垂死乃種以已經免疫動物之血或血清能使其回生因知免疫性動物之血或血清不獨施於同種族有效普施之於人畜亦均奏効所謂血清治法廣濟民生也

以上證明人巧的免疫性動物之血乃可以治病及免病

榼汝滅奪等又創交換性免疫法是亦屬一種血清治法也或曰蛇毒免疫血清能令異種動物不中其毒破傷風免疫血清能令異種動物不感其毒則因同疫相攻也今試欲移蛇毒免疫性動物血清以治破傷風則不能因異疫相攻也然如狂犬毒免疫性家兎血清則反之得移以治蛇毒與阿不林毒豈有異疫不能相攻之理魯氏又欲種實布的里毒於諸動物以防其感阿不林毒但夜夜兒利奚斥之謂是不易遂行

以上言交換性免疫法其說奇闢頗動醫界然其法未精未見實用於世

醫事新聞

萬國衛生博覽會

德國明年五月。開萬國衛生博覽會。前由德使照會外部、請中國派員赴會。經外部轉咨學部民政部商辦。現聞民政部尚書肅親王擬派專員帶同隨員赴德與會。案德國欲以衛生學中研究所得之最新學理。獻諸世界供大衆之研究。次第見之實行。特開此大會。分爲十二類。各文明國中流行之疾病。會中皆特立專部。各部部長。皆以德國著名科學家當之。其會章共有一鉅册。言衛生事宜。詳備靡遺。本報擬逐期登出。使我國人咸知萬國衛生博覽會之大略焉。

宣統二年七月十五日民政部衛生陳列所會議議決事件

一由部咨農工商部。借北京出品協會房屋。作陳列所。並由部咨農工商部郵傳部陸軍部海軍處。徵集有關衛生物品圖籍。借用赴賽。均請汪司員與準會司員貞到衛生司速辦。

一搜集物品。分作四路。同時舉辦。

一北洋軍醫學堂、教育品製造所等處。所有關於衛生物品。由傅科長汝勤。於四五日內往天津調查。商定一切。

二南洋勸業會所有各物。由朱僉事德裳。於本月十六日赴南京接洽。商定一切。

三各省有關衛生物品。由吳科長毓良。到農工商部商品陳列所調查登記簿冊。分省抄錄。幷博覽會章程。交由衛生司行文各省徵取。限日到京。

四應在京購辦各物。俟各員簽注徵取方法。交齊後。再分員分任徵集。現在暫定者如左。(一)中國醫藥諸書。及城市房屋之建築書籍圖樣。並關於起居飲食體操拳法諸書。由王僉事揚濱、丁科長永鑄、陸科員震。徵集購辦。(二)力鈞家藏、及所箸醫藥諸書。由章廳丞向借。(三)丁福保家藏及所箸醫藥諸書。由丁科長永鑄向借。(四)中國藥品。由王僉事揚濱、丁科長永鑄、徵集購辦。(五)廣東出產藥品蠟丸。由吳醫官爲雨、徵集購辦。(六)廣東熱道衛生事宜。由吳醫官爲雨調查。(七)陶齋金石錄。由章廳丞向借。(八)四庫全書提要中之醫學一門。應蒐得持赴賽會。

一以後衛生陳列所。每星期五下午一時。在內城官醫院會議。如有改變。臨時通知。

一衛生陳列所應用製造模型及繪圖人員製造模型者。可詢問大學堂及北洋教育品製造所僱用。

一博覽會章程所載十二類。應各任一二類。按照擬定應行出品各物、及徵集方法。明白簽注各員分任如左。

第一類空氣、光、地、土、水。曾司員貞擔任。第二類人民居處。陸科員震擔任。第三類養身術及飲食物件。汪司員與準傅科長汝勤擔任。第四類人身之衣服及保護法。張譯員清澄擔任第五類職業及工商事業。張譯員清澄擔任。第六類傳染病。傅科長汝勤擔任。第七類病人看護法及救護生命事業。第八類保護及教養嬰兒之法。丁科長永鑄擔任。第九類交通。吳科長毓崑擔任。第十類陸海軍。傅科長汝勤吳醫官爲雨擔任。第十一類熱道衞生。吳醫官爲雨擔任。第十二類衞生統計。由章廳丞請憲政館及部院錄寄專門病症。傅科長汝勤擔任。

揚州中西醫學研究會成立

揚州中西醫學研究會。由袁君桂生、陳君瑞辰、金君誦閶、孫君漢庭、孔君瀛伯發起。現奉江寧提學使李、揚州府嵩、江都縣方、甘泉縣萬批准立案。給示保護。並蒙紳商學界多數贊成。醫界之入會者、亦聯袂而至。現已籌辦一切。不日卽開成立會。并擬月出雜誌一册。以資研究。

籌備全國衛生研究會

民政部特派參事朱師晦先生赴南洋勸業會調查衛生事宜。朱君發起全國衛生研究會。八月初十。已在南京公園羣賢居。集合各省同志。公議辦法。該會簡章。業已訂定。聞十三日仍在公園會議云。

浦東醫會成立

劉君蘅亭。熱心提倡醫學。發起浦東醫會。聞入會研究醫學者甚多。其會章等已戚本報專件類。

呂巷施醫局誌盛

松江金山呂巷鎮施醫局由黃君選林、顧君志賢等十二人發起。蒙何君望達等極力贊成。慷慨捐助。又蒙醫員錢君杏蓀、楊君殿臣、何君憲人、顧君鞠庭、何君蒔清、梅君友梅、俞君道生、梅君詠仙、李君伯平、呂君齊眉、朱君忍齋、等二十一人、各盡義務。於七月初四日始。每逢四九借商務分所施診。兼施時令要藥。熱心公益。深堪欽佩。特誌於此。以揚仁風。

上海縣詳復上海道文（爲醫學界衝突事）

上海縣爲詳復事。奉
憲台批醫生丁福保稟瀝陳接辦醫學報詳情、並非朦請執照。由奉批。來稟閱悉。本道前此批飭劃清界限。無非預杜爭端。今既照改中西醫學報。並將醫學報及醫學公報分歸蔡鍾駿王楨辦理。各有責成。所擬甚是。仰上海縣遵照
撫憲前批。給示保護。其餘各節。查有李董鍾珏。於醫學會事宜。攷究詳明。另行會同查明具報。仍即飭知。此批。稟抄發。證據一包並發。仍繳等因奉經出示保護。並照會李紳查復去後。茲准李紳函復。以查上海醫學會。昉始於鍾珏。時在光緒二十九年。借英租界小花園地方創立。署置圖書。爲同志研究醫學之所。夏令邀請內外科送診施藥。行之三年。始終未收會費分文。後因鍾珏丁憂停辦。三十一年。分有現辦醫學研究所之顧紳鴻逵發起重立醫學會於英租界寶安里內。至三十二年。顧君復於城內之沈香閣開辦研究所。而城外之會。旋即解散。維時醫生蔡小香。即蔡鍾駿。倡議。設立中國醫學會。亦曾商之鍾珏。以其範圍太大。恐無實際。未敢與聞。乃未幾而王楨又稟設醫學公會。刊刻鈐記。到處招搖。並設醫報。妄將賤名。列入贊成員內。查王楨原係蔡小香之

徒。因師生意見不合。遂至分道揚鑣。各樹一幟。丁福保以書生而好東醫。譯書頗多。文筆條暢。王楨初欲引爲醫報撰述。丁福保讀書多年。初出問世。得一同志。以爲知已。而兩人品類。原自不同。一薰一蕕。十年猶臭。凶終隙末。識者早知之矣。以上爲醫學會之源委。即此案之原因也。總之中國醫學。散漫而無主持。誠得有實學。有公心之人。設立醫會。醫報。召集同志。實心研究。誠爲醫學前途一線不絕之幸。若假公濟私。招搖撞騙。則有會不如無會。有報不如無報。非但不能保存中醫。正所以促短中醫之命而已。現在王楨所設之醫學公會。已奉　督憲批准註銷。丁福保之名譽。亦可光復。應請詳准道憲。將控案註銷。以免延訟等由。前來理合具文詳復。並將証據附繳。仰祈憲台鑒核。批示銷案。爲此。

計附繳証據一包。

一詳　道憲蔡

詳復醫生丁福保控王楨一案請批示銷案由

宣統　二　年　六　月　初　九　日　禮　科

正堂田行

中西醫學研究會總會與分會聯絡簡章

會員丹徒陳邦賢也愚謹擬

一聯絡緣起　本會成立以來。會員日益加多。各地分會。亦漸次成立。故共和聯合。以期集思廣益收研究醫學之實效。各分會以本會爲總會。以中西醫學報爲交通機關。

一聯絡宗旨　本總會聯絡各分會。以實力研究中西醫藥學、交換智識、改良醫學爲宗旨。分會須各體此意。不背宗旨。方爲合格。

一聯絡權利　(1)各分會會員研究醫學。如有心得。或有疑竇。以及分會記事報告等。均可登入中西醫學報。以供衆覽。以資質問。(2)總會開會議事時。各分會代表有蒞會參議之權。

一擔任義務　(1)總會有代分會採辦醫籍新藥儀器及發行分會所出書報之義務。(2)分會有扶持總會及發行總會所出之書籍與中西醫學報以及調查報告等之義務。

一研究辦法　總會與分會苟研究有得。宜告同志。以決是非。彼此可以參預討論。惟不得任意誹謗。

一入會性質　(1)各分會會員。總會無所歧視。如有願入本會者。即將履歷寄下。總會當編入會員題名錄。(2)各分會會員有以財力(捐助經費)學力(寄贈著作)贊助本會者。可徑寄總會。本總會收到後。當將助贈姓氏登報表揚。

一職員權限　(1)本總會定章。因發起人各避嫌疑。故不肯設立會長。即以本總會爲各分會公共之集合團體。各分會之正會長。即爲總會之評議員。得評議本會所議一切事件。副會長爲總會之調查員。得調員各地藥品及醫生之優劣。以報告於總會。而勸其改良。(2)總會職員及各分會職員。須化除畛域。共保名譽。以期不背聯絡宗旨。

一劃清經濟　(1)本總會對各分會。每年概不徵費。惟往來文牘及郵費等。須欵甚鉅。各會員有願捐助者聽。不捐者亦聽。(2)各分會每年徵收分會會員會費與否。及常年經費贏絀。本總會概不預聞。

一開會日期　本總會除有特別事故。隨時開特別大會外。其餘每年開尋常大會一次。(日期臨時酌定)先期登報佈告。各分會可公舉代表。如期赴會。(或投書本會)

提議一切。共圖進行改良。以資聯絡。

一隨時改良　本總會與各分會聯絡簡章。有未盡善處。得隨時改良。

福保謹按、右陳君所擬簡章、甚爲公允、然總會與分會聯絡事關係至鉅、決不敢以一人之意見、視爲定案、尙祈各分會諸君、各抒卓見、條擬函示、以備採擇、又案各處醫學會、（並非本會之分會）願與本會互相聯絡者、其一切權利義務等、大約均照陳君所擬簡章辦理、

浦東醫會簡章

發起人劉鏡蓉

一定名　本會名曰浦東醫會。

一宗旨　本會以研究中西醫學組織交通灌輸智識爲宗旨。無門戶異同之見。無新舊黨伐之心。

一會所　本會以浦東東溝塘工局爲會所。

一會友　本會會友現就塘工局義社施診所義務醫員。爲組織本會之基礎。此外醫界各君。如有願入本會。交資研究者。本會極爲歡迎。不取會費分文。隨時均可入會。

一會務　會中藉備研究之資及應辦之事甚多。現因成立伊始。暫由塘工局董朱福田君捐備中西醫學報各分並由發起人捐置醫籍各部。藉資披覽。容後擴充時再行籌購各種圖籍模型儀器等件。

一研究　本會爲實行研究起見。即以上海中西醫學研究會爲總會。藉便溝通。苟本會會友由研究心得具有新說新理。或由經驗得有何項成績即行開會公同議決後。投函總會。登諸醫報。以廣流傳。或仍由總會於開會時提議。

一利益　本會會友有各種著作。確有發明。堪以裨益醫界者。可由發起人轉請總會酌量選登。如有疑義之醫理。亦可由發起人按章分別質問。

一利權　醫道爲神聖不可侵犯之學問。惟範圍極廣。非合羣無以資研究。非集思無以廣見聞。報載江祖韓君擬勸徧設中西醫學研究會啟。可謂深切著明矣。謹按預備立憲奏定法典草案第二百九十六條內載以醫爲常業者。須經公署之許可。歲戊申　江督端遂有考試醫生之舉。促醫化之進行。導醫界之改良。大業昌明。行當不遠。我輩宜交勗焉。

浦東醫會會友兼施診所義務醫員姓氏錄

周獻臣內外科兼牛痘謝秀山外科趙雲達針科沈杏苑內外科汪紹周內科兼按摩謝綸才外科石曉山傷科針科外科顧小雲外科汪伯英內科唐志鈞及喆嗣頌淸淵眼科喉科內外科韓蘭生外科黃劭夫內科兼牛痘劉甯亭內科徐朗亭外科盛茂詳內科盛瑞邦喉科王吉甫內外科

各大憲批准

嚴陵醫學研究會簡章

第一章　定名

第一條　本會定名嚴陵中西醫學研究分會。

第二章　會所

第二條　本會會所暫借嚴郡中區天尊廟爲會所。

第三章　宗旨

第三條　本會以交通智識、推廣醫報、研究中西學術、共謀進步爲宗旨。

第四章　會員

第四條　本會會員分別甲乙丙三項。（甲）以學力提倡本會者。均推爲本會名譽員。（乙）捐助本會經費。（或物件）推爲本會特別贊成員。（丙）有志醫學。願入本會研究者均爲本會普通會員。

第五章　經費

第五條　本會經費（除左列甲乙會員外）各會員每年擔任會費洋一元。（懸壺者）每月擔任筆墨費二角。以此二項收充本會經費。

第六章　會期

第六條　本會每月逢一開常會一次。實心研究醫學。討論東西新理。

第七章　職員

第七條　本會舉定正會長一人。副會長一人。書記員二人。會計員一人。評議員八人。

正會長　蔡振之

副會長　胡小亭

書記員　畢子良　翁子栽

會計員　程煥屏

評議員　周植三　任辛巖　祝喻農　沈邦涵　葉載梅　張聖臣

程稽農　宋福華

第八章　會員義務

第八條　本會會員有介紹入會之義務。（選舉以上執事者。概不取給薪水）

開會議決籌備事宜記錄

總理蔡振之演說本會應辦事宜。

一儀器類。

先購人體男女模型以供觀摩。

一圖書類。

續購中西新理各書。以資研究。

一本會另設辦事處一所。俾有歸束。

暫借本城三元坊上區一段第三十四號門牌蔡寓。

一本會之交通機關。

本會以上海中西醫學研究會爲總會。以中西醫學報爲交通之機關。

一擬選派報員一人

本會推廣中西醫學報。爲交換智識起見。舉定派報員方君子彤以司其職。不給薪水。

一稟請鈐記

本會前經稟詳　大憲批准立案。應請鈐記以資信守。

一擬請公舉醫學勸業總董一員

嚴郡地居山僻。風氣未開。半多故步自封。經由紳學兩界公舉（通稟各憲奉有照會）勸業總董廪貢生方君子祥。開通風氣。維持醫學。調查藥品。（係本會名譽員）自應歡迎入會。以期集思廣益。共謀進步。

文潞公彥博知益州。嘗宴客於鈴轄廨舍。夜深。從卒拆廄。爲薪以爇火。軍校不能止。白公。坐客驚欲散。公曰。天實寒。可析。與之。神色自若。飲如故。(同上)

范忠宣公解他山之石。可以攻玉云。玉者。溫潤之物。若將兩塊玉來相磨。必磨不成。須是麄礪的物。方磨得出。譬如君子爲小人侵凌。動心忍性。脩省廻避。便得道理出來。(同上)

范忠宣公。忤章惇。落職。知隨州。素苦目病。忽失明。上表乞致仕。惇抑之。不得上。貶武安軍節度副使。公怡然就道。每諸子怨惇。怒止之。江行舟覆。扶出。衣盡濕。顧諸子曰。此豈章惇爲之哉。(同上)

自家不能快自家意。如何要他人盡快我意。(朱子語)

呂文懿公初辭相位。歸故里。有一鄉人醉而詈之。呂公不動。語其僕曰。醉者。勿與較也。閉門謝之。逾年其人犯死刑。入獄。呂始悔之。曰。使當時稍有計較。送公家責治。可以小懲而大誡。吾當時只欲存心於厚。不謂養成其惡。陷人於大辟也。(宋稗類抄)

人當大怒大忿之後。睡了一夜。還要商量。(溫節孝家訓)

忍得一番橫逆。便增得一番氣度。(先正格言)

一語千金錄

逆我者只消寧省片時便到順境方寸寥廓矣(同上)

非意相加必有所恃可與較乎(同上)

人褊隘我受之以含容人險仄我平之以坦易猶炎熱中投清凉散矣(同上)

夫人之情易發而難制者惟怒爲甚第能於怒時遽忘其怒而觀理之是非亦可以見外誘之不足惡而於道亦思過半矣(程子定性書節錄)

恩讐分明此四字非有道者之言也無好人三字非有德者之言也後生戒之(呂榮公語)

氣不平亦是量狹人量隨識長亦有人識高而量不長者識實未至也(程子語)

知其爲小人以小人處之更不可校如校之則自小矣(韓魏公語)

夏原吉德量閎厚人莫能及或問公量可學乎公曰某幼時有犯者未嘗不怒始忍於色終忍於心久則自熟殊不與人校何嘗不自學來

接物大宜寬宏如行曠野而有展布之地不然太狹而無以自容矣故曰長者之懷汪洋而無涯褊人之情刻覈而繁瑣(薛敬軒先生語)

與人言宜和氣從容氣忿則不平色厲則取怨(同上)

盧謙字預甫年二十九歲安徽無爲州人自幼即習中醫深入長沙之室至光緒三十二年入天津北洋軍醫學堂肄業學習一切醫科將中西醫學冶爲一爐宣統元年畢業歷任南苑永平及保定各醫院軍醫譯有心理療法普通衛生救急治病法簡明內科學及自識錄簡明生理學中西新方會通等書以淺顯之筆達幽深之通苦學十載積三十餘萬言今已寄贈本會願刊入中西醫學報將新醫學普及全國其熱心公益一時無兩近世醫學界之鉅子也

李祥麟號振軒江蘇陽湖縣籍年二十五歲五品銜兩浙候補鹽經歷杭州廣濟醫院肄業生通英文英語及理化算學嗣又遊學東洋又通日文日語著有實扶垤里亞血清療法達旦微積談

許昭號君明又號明齋江蘇昭文人年三十四歲江蘇師範優等畢業生現充蘇城奕辦小學教員研究中西內外醫理有年著有中西歷代名醫傳畧歷代醫政攷醫學書目問答等待刊

吳承林號子庭又號海山年四十二歲湖北江夏人精內外各科前充江西陸軍二標正軍醫長現充九江警務分所施診局外科醫員

蔣端號以莊江西德化人分省府經歷精曉內科熱心提倡醫學

趙國瑩號鴻卿浙江平湖人年五十七歲世習醫業精咽喉內外各科

趙景蓉浙江平湖人年二十四歲精內外各科

趙芝珊浙江平湖人年二十一歲精內外醫理

倪昀青號芑豐年三十二歲浙江歸安縣附生候選縣丞精內外各科爲徐香泉先生高足近又研究東西醫學著有精選指南醫案勸經廬醫話隨筆中西治驗見聞錄等待刊

丁紹慶號雲卿又號芸青年二十七歲江蘇揚州府甘泉人精內外各科光緒三十四年應南洋大臣考試醫學拔取優等第七名得有優等醫士證書

姜振采號性魯年三十九歲山東歷城縣籍候選府經歷現充近畿陸軍第五鎮工程第五營軍醫長專精內外科

陳恭藻號伯紳年四十六歲浙江新昌縣附貢生直隸補用知縣候補州判順天法政最優等畢業生現充自治研究所教員研究中西醫學有年

張德驥號志千江蘇吳江縣增生江蘇師範學校湖北教育學院暨日本牛痘館畢業

生精通日文日語博物理化各科

饒漢章號銀槎年四十四歲江蘇震澤縣人世業內科常懷博施濟衆之意因近時藥舖製藥均未盡善特於光緒三十一年自設藥店精製各藥廉價出售以應病家之用爲藥學界改良之鉅子

王懋吉號仲蓀年三十八歲金壇縣貢生精曉內科融貫中西醫理常以振興醫學爲已任

金作霖號鑑泉年三十六歲安徽廬江人以巡檢指分江蘇試用精通中西醫理

曾晉號光宇又號次麐年三十歲廣州附生北洋陸軍醫學堂畢業生奏保軍醫副軍校精通日文及內外各科

方慶熺號子祥年三十九歲浙江建德縣廩貢生博通中西醫理工詩古文辭現充嚴郡醫學勸業經董

蔡友恭號振之年三十八歲浙江建德人分發安徽試用巡檢素業岐黃精通醫理現充嚴陵醫學會會長

周其槐號植之年三十五歲安徽績溪人家世業醫專精內科在嚴同創嚴陵醫學會

現就甬江之聘任甬江巡警衛生事務

胡彙和號小亭年五十八歲浙江建德人歷經慕游皖省篤志醫學性好詩文現充嚴郡禁煙公所醫員

孫麟瑞號書玉年五十三歲嘉善附貢生江蘇候補縣丞精通中西醫理現充嘉善公立醫學會正會長

阮性同號義超年三十三歲浙江餘姚人江蘇候補布理問自幼即喜研究理學並各種工藝及中西醫學皆得其精奥故學術俱有根抵不同凡儔

黄飛鳳字覺人江蘇崑山附貢生年五十一歲精中西醫學熱心公益現充安亭西區小學堂主任敎員

余元浩號小鐵年二十四歲安徽績溪縣人知州銜兩浙補用鹽運判博通醫理熱心公益現辦理寗郡督銷局事務

楊紹箕號南軒年四十五歲沈邱附生有志研究醫學現爲沈邱勸學總董

王濂溪號茂村年三十七歲沈邱附生篤志研究醫學現爲沈邱勸學員

陳紀號漢卿年三十七歲沈邱增生研究醫學頗篤

王培元號益初年三十八歲沈邱師範傳習所畢業生篤志研究醫學現爲養正小學堂教員

程道南號雪門年二十八歲沈邱縣人縣丞銜河南法政畢業生篤志研究醫學

王瑞連號輯五年三十歲沈邱縣人前陳州中學堂肄業生篤志研究醫學

郭廷彥號棟宸年三十一歲太和附生現爲太和高等小學教員熱心教育提倡醫學

郁成章號佑臣年二十三歲嘉善附生浙江巡警高等學堂內外科畢業員博通中西醫理

沈善果號祖蔭年二十六歲浙江平湖人博通中西醫理

郭沈堅杭州海寧人浙江高等學堂畢業生深通中西醫理

吳承林號海山年四十二歲湖北籍精曉外科前充江西陸軍二標二營軍醫現充九江警務分所外科醫員

舒法甲號先庚年四十三歲安徽黟縣籍花翎四品銜光祿寺署正九江商務總會協理尊生送診施藥局總董醫學研究會贊成員博理中西醫通熱心提倡公益事務

廖仁澄號月潭年六十三歲德化增生專精內科九江尊生送診施藥局醫員醫學研

究會發起人熱心提倡醫學

張熙芝號醒秋年二十九歲專精內科充九江尊生送診施藥局醫員又醫學研究會發起人熱心提倡醫學

羅應極號少仙年二十二歲江西南昌縣人九江尊生送診施藥局監察員醫學研究會贊成員篤志研究中西醫學

鄧隱山年二十八歲江寧人精通藥物學九江醫學研究分會贊成員

孫文彬號百先又號伯軒年三十七歲江蘇揚州江都人精內科婦科兼理幼科現爲鎮江誠仁堂醫局醫員又揚州中西醫學研究會贊成員

王彥號碩如又號跛仙年二十六歲江蘇鎮江丹徒人受業興化趙海仙先生門下得趙氏之眞傳現爲誠仁堂醫局內科醫員著有新時方妙用槐蔭良方雜存及趙海仙先生醫案待梓

侯可權號竹我年三十二歲廣東嘉應州人同知銜候選州同嘉應商務處商董中區警務董教育會會員自治會畢業學員熱心地方公益深通西國藥學創辦嘉應惠仁大藥房及畬坑大藥房

黃緝熙號伯襄年三十五歲廣東嘉應州人中學師範優等畢業生前東廂小學教員現充龍盤學堂教員篤志研究醫學於中西醫理頗有心得
葉椿榮號文民年三十四歲廣東嘉應州人候選府經歷自治會畢業員倡辦家族自治研究會博覽醫書尤精婦科
顧承壎號繩伯浙江歸安附貢生菱湖米業公立初等小學堂堂長兼菱湖公立高等小學堂職員篤嗜醫學研究甚力故於中西醫理頗有心得
王家儒號經鋤年四十五歲浙江歸安人精通醫學治病有著手成春之妙推爲菱溪領袖
姚廷相號燕清年十八歲浙江歸安人專習內科受業菱湖王經鋤先生門下研究內科學頗有心得
孫學㸚號景初年十八歲浙江歸安人與姚君燕清同受業於經鋤先生門下研究內科學頗有心得
張鑑虞號德威年三十一歲浙江紹興嵊縣附生因父母及妻均死於肺結核故發憤習岐黃術研究內難等書而於肺癆一症最有心得近又研究化學物理解剖生理

衛生藥物學等

尤機號秋巖江蘇元和人習醫十餘載專精內科

秦福基號第化年四十四歲精中西醫術現充步隊三十六標軍醫長

費毓楷號耘聲年三十五歲浙江湖州歸安人由監生報捐縣丞指分江西不論雙單月儘先選用自幼隨父習學醫術精曉內外兩科

王晟號介侯年三十二歲浙江杭州仁和縣附生受業於寧郡馬志鴻先生門下精諳內外兩科兼治瘋氣及一切疑難雜症現寓湖設局濟世兼充仁濟善堂送診所醫員

林傑號再生年三十九歲江蘇無錫人南洋第一次考取內外科醫士現充南京步隊三十三標二營軍醫

林世偉號俊臣江蘇無錫人肄業日本名古屋愛知醫學專門學校精東西醫術

姚景沂字亦曾年四十三歲江蘇鎭江府溧陽縣附生前福建順昌縣知縣博通中西醫學

李煒字雲年江蘇蘇州府吳縣人年四十五歲專精兒科熱心振興醫學

與函授新醫學講習社社員書

丁福保

謹啓者、蒙諸君子不棄、引鄙人爲同志、入社研究新醫學、不及三閱月、已有九十人之多、自維學殖荒落、不足爲諸君子顧問之資、綆短汲深、時虞隕越、幸諸君子不以艱深之學理相問難、爲鄙人藏拙之地、每一念及、慚甚無已、茲有鄙意七則、爲諸君子陳之、謹錄右方、祈垂察焉、

一、第三期講義。僅有三種。曰赤痢實驗談、曰西藥實驗談、曰家庭侍疾法。此外如急性傳染病講義、各種內科病講義、脚氣病之原因及治法等。概未訂入。恐 諸君中或因暑假後別就他事、不暇研究醫學、勢必半途中止、若再將新出之書。訂入第三期講義。則以後敝處各書。必有殘缺之處。故本期講義。頁數雖增。而種類反少者以此。

一第一月選讀之書。爲醫學指南正續編二册。欲先知各科醫學之門徑也。第二月選讀之書。爲普通醫學新智識。欲知內科學之大略也。第三月選讀之書。爲新內經。補習解剖生理衛生學也。新內經、出版最早。今已再版。社員中幾家有其書。故不復與第三期講義同寄。以免重複。如社員中有未見此書者。祈函知敝社事務所補寄。

與函授新醫學講習社社員書

一西藥實驗談中、處方極多。閱者每苦於不能記憶。從八月起、擬別編一種最簡要之西藥方。凡安睡、止痛、退熱、化痰、止咳、止痢、止血、止氣喘、退水腫、通利大小便等。每門各舉三四方。寥寥數十頁。即能盡之。而一切普通病。以此數十藥方治之。無不應手取效。茲編選方甚少。用藥愈簡。雖不習醫者。亦可備藥品一小箱。照方試治。其功效有爲名醫所不能及者。其書名曰實驗良方一夕談。其藥品配成一小箱。名曰實驗普通藥庫。

一擬續招社員十人。以足百人之數。惟報名須從速。額滿則不能再收。因講義僅印百份故也。

一社員中有尙未寄欵者。或因鄙人學問譾劣。不足備顧問之資。故區區之數。亦不屑寄擲。鄙人亦深自抱疚。取古人不可則止之義。謹自八月分起。囑事務所停寄

一社員中素封者固不少。而寒士亦多。定章每月學費二元。講義郵費等一元。家寒者每月學費減半。講義郵費等一元。

一此期講義寄到後。祈各社員詳細示知。或因事故退社。則以後之講義。卽當停寄。凡不退社者。亦祈示及。

二

函授新醫學講習社社員

朱霖字雨人南滙縣附生
甯爾信字成之安徽青陽籍
陳宗亮字師龍蘇州吳縣籍
胡蓮伯字景濂廣東順德籍
楊立三金壇廪生
宋善慶浙江歸安附貢生
徐文海字月波廣東南雄州優廪生
戚夢齡字漢仙江蘇淮安籍
馬天騏字驥超江蘇揚州籍
黃占巽字劭夫湖南湘鄉籍
余祖鈞字嗣珊湖北孝感籍
李桂森字馨山江蘇常熟附生
蔣宗周字藝軒一字啓新奉天錦州籍
林寶善字性皆廣東南海縣廪貢生
劉鏡蓉字莆亭湖南湘鄉優增生
賴象河字漢濱福建汀州永定縣附生
許敏文崑山附生
林翼字觀焯福建閩縣籍
周士鏘字蓉初嘉善附生
周超字匡國安徽宣城縣監生
陳邦賢字也愚鎮江丹徒籍
程朝鋒字雲樵安徽婺源籍

函授新醫學講習社社員

余元浩字小鐵安徽績溪籍
何繼休字丞邵一字鏡蓮江蘇無錫籍
朱天民江蘇上海籍
徐石生江蘇泰州籍
趙佩文廣東新寧籍
葉祖章字仲華江蘇元和籍
鄒文霖字雨生江蘇揚州甘泉籍
汪夢甲字培齡蘇江常州籍
何壽椿山東濟南籍
王士傑字養才安徽徽州歙縣籍
李雲年江蘇籍
宋寶仁南滙縣籍
朱鴻壽字阜山江蘇寶山籍
江愈侯江蘇鎮江籍

方叔唐字金源崑山籍
李石安湖北籍
秦仲立江蘇無錫籍
張紹修江蘇松江籍
姚潤生江蘇松江婁縣籍
汪嘉培浙江餘杭籍
伍麗澤安徽蕪湖籍
蔡景謨字子良浙江湖州德清籍
劉生淇福建福州籍
黃金聲字振初江蘇崑山籍
呂思勉字成之江蘇陽湖附生
施介人江蘇上海籍
金蔚霞山東博山縣籍

金華字鏡花江蘇吳江籍
朱昌言廣東新寗籍
汪一鶚字劍秋無錫附貢生
金作霖字鑑泉
林中容
黃琛字孟菁一字詠莪福建籍
錢國賓字舜五金壇縣籍
周榮卿江甯籍
吳鴻鑾字杏坡江蘇籍
許元之湖北宜昌籍
余翰垣字毓屏廣東新甯籍
汪大壤字鎮川安徽旌德縣籍
史庭蕙字化棠吉林延吉籍
葛錦川字樹基江蘇通州籍

梁五雲字香仙廣東香山籍
何幼廉浙江紹興籍
王桂芳安徽霍邱縣籍
沈詠霓江蘇吳江籍
曾沛庭
盧從德字佩馨安徽和州籍
楊値春金壇縣籍
劉伯英湖北籍
朱鵬字枝山鎮江籍
康思齊字東臯江蘇籍
歐陽鏡湖江西龍南縣籍
董禝浙江嚴州籍
王則棠福建福州籍
孫丙熙字季雍直隸籍

李敬脩字光迪四川梁山縣籍
端木藩字適安江蘇元和籍
胡文炳字嵩甫江蘇元和籍
郭以安字壽平安徽合肥縣籍
林薌廣西貴縣籍
吳鼎元字中臯浙江嘉興籍
張尚義江蘇籍
陳恭藻字伯紳宦游直隸

周秋圃江蘇無錫籍
劉懷典四川簡州籍
陳祖培字樾喬臨平籍
何檣浙江紹興籍
倪昀青字芑豐江蘇籍
榮桂森安徽潁州太和縣籍
許漢勛南匯生員

敬謝惠贈書籍

松江袁叔渾先生熱心公益提倡醫學捐助本會二十四史九通政典類要合編六十册衛藏通志八册黃帝內經太素六册幼科鐵鏡二册會典簡明錄一卷經籍舉要一卷勸學篇一本鄉塾正誤一册袁氏藝文志一卷袁太常戊戌條陳一册稅務司戴樂爾理財節略一卷特此鳴謝以誌高誼

謝書彙誌

本會蒙徐友丞先生惠贈引痘略一册過庭筆記一册徐抗歐先生惠贈瀛志略一册戚飯牛先生惠贈顧亭林先生年譜一册朱柏廬先生編年無欺錄三册朱節孝先生觀復堂稿一册泊宅編一册紉佩仙館吟鈔二册精選文虎大觀二册張曾蔭先生惠贈白喉忌表抉微一册誌此鳴謝

謝捐會費

朱井叔先生捐助本會經費二元敬誌於此以表謝忱

敬送良方選要

是書早已登報施送現在所存無多如欲索閱速將姓氏里居開明示知函內附郵票三分以便寄奉

甯波育才學堂徐友丞啓

一

二

送贈醫學書目提要

文明書局近五年內刊成之新醫學書、已有五十餘種、用欵已二萬餘金、茲將各醫書仿四庫提要之例、撰成書目提要一卷、將各書之內容提要鈎元而詳述之、索閱者若將姓名住址寄來、內附郵票四分、敝社即將此書寄上不誤、　上海新馬路昌壽里丁寓啓

本報價目

零售每册一角、

醫報本定月出兩期、共計六張、茲將六張併爲一期、裝訂成本、以便閱者、全年報費、本埠八角四分外埠九角六分

廣告價目

惠登本報廣告、以五行起算、每次一元、半頁每次四元、一頁每次六元登兩次至五次者八折、刊資先付長年面議從減、

寶威大藥行製藥公司廣告

疾病者、爲人生無形勁敵、恒使人惴惴恐怖、與吾人性命相搏擊、欲抵禦之、當以良藥爲最利之器械、然天下良藥、無過寶威大藥行之所製、

自古以來、人之於疾病、專心研究、欲得醫治之藥、逮至今日、而醫學成精美專科、故藥物精奇、終不外乎醫學之發達、寶威大藥行製造各藥、均依科學最近發明妙用、寰球藥品、殆無出其右焉、

近來東西各國、其藥品輸入中華、不勝枚舉、然皆未有如寶威大藥行之良藥、名傳遐邇、亦無能如本行良藥、素蒙世上著名醫士、羣所稱揚樂用者也、

本公司製造藥物、品極純正、權量準確、携帶靈便、雖經寒帶赤道、其性質不稍改變、尤爲特色、非他家所能及也、又本公司良藥、適口易服、或備家用、或水陸旅行、隨身携帶、均極利便、且每種藥品、均詳明服法用法、本公司所製品物、曾往近世最大博覽會陳賽、所得奬賞功牌、數逾二百二十餘事、均揄揚本公司所製良藥、有奇特之化學妙工、倫中外醫學界　諸君、欲索各種新藥說明書、或華文仿單、請函致上海四川路四十四號本藥行、當卽郵奉、郵資不取、　（祈寫明因閱中西醫學報云云）

商標

解百勒麥精魚肝油

Trade ‘KEPLER’ mark

SOLUTION

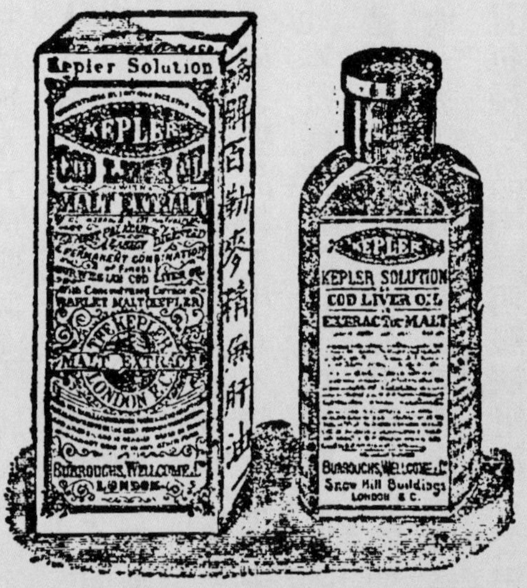

解百勒麥精魚肝油。名著寰球。爲最妙之强壯身體品。其創製之法。實爲醫學奇功。以其能將可貴之鰵魚肝油。熬成濃膏。使其味如佳蜜。

解百勒麥精魚肝油。乃涵最純粹補益之油。和以美味之麥精。卽肥壯大麥內之滋養料。

凡患肺病。及各種虛損勞傷症。當以此麥精魚肝油爲最要良藥。功能平胃。進飲食。助消化。止咳嗽。又能使病者瘦陷之兩頰。漸形豐滿。

用玻瓶裝置。各埠大藥房均有發售。

總發行所上海四川路四十四號寶威大藥行

（第六期）

宣統二年九月中西醫學研究會出版

中西醫學報

醫學院
圖書館

總發行所上海新馬路昌壽里八十一號無錫丁庽

目錄　九月份

述歐洲帝王之病屍解剖

丁福保 仲祜

福保譯新撰解剖學講義。既脫稿之明年。修改再三。已付手民。恐學者以爲枯燥無味。不能卒讀。乃述歐洲帝王之病屍解剖以媵之。

人體死後。將形骸暴露於解剖臺上。剖開其骨肉。劙割其臟腑。以檢視其病竈之所在。常人且不忍。況帝王乎。亞洲各國之人民。其崇視帝王之心最甚。豈忍加白刃於其玉體。苟毅然冒不韙而行之。則舉世必目爲亂臣賊子。故吾人絕未聞帝王崩後。解剖遺骸之事。然縱觀歐洲諸國。雖以萬乘之尊。解剖之而確定其生前之診斷。供醫道研究之資料。其例實多。此事實爲我亞洲人夢想所不及。於以知歐洲人對於國家元首之觀念。與亞東人大相逕庭。此豈彼國之學術進步使然歟。歐洲帝王。亦不以解剖死屍爲非是。實爲彼國解剖術盛行之一大原因。醫學進步之駿速偉大。豈偶然哉。故余列舉歐洲帝王之病體解剖於此。以告世之醫士。并亞洲各國之人民焉。

帝王之病體解剖。自大英雄拿破倫第一世爲始。此人生前雖廢帝位。流於一孤島中。然曾君臨法國。以馬蹄蹂躪世界。係歷史上有名之大帝。謂爲洲歐之帝王。亦無不可。

拿破倫第一世之像

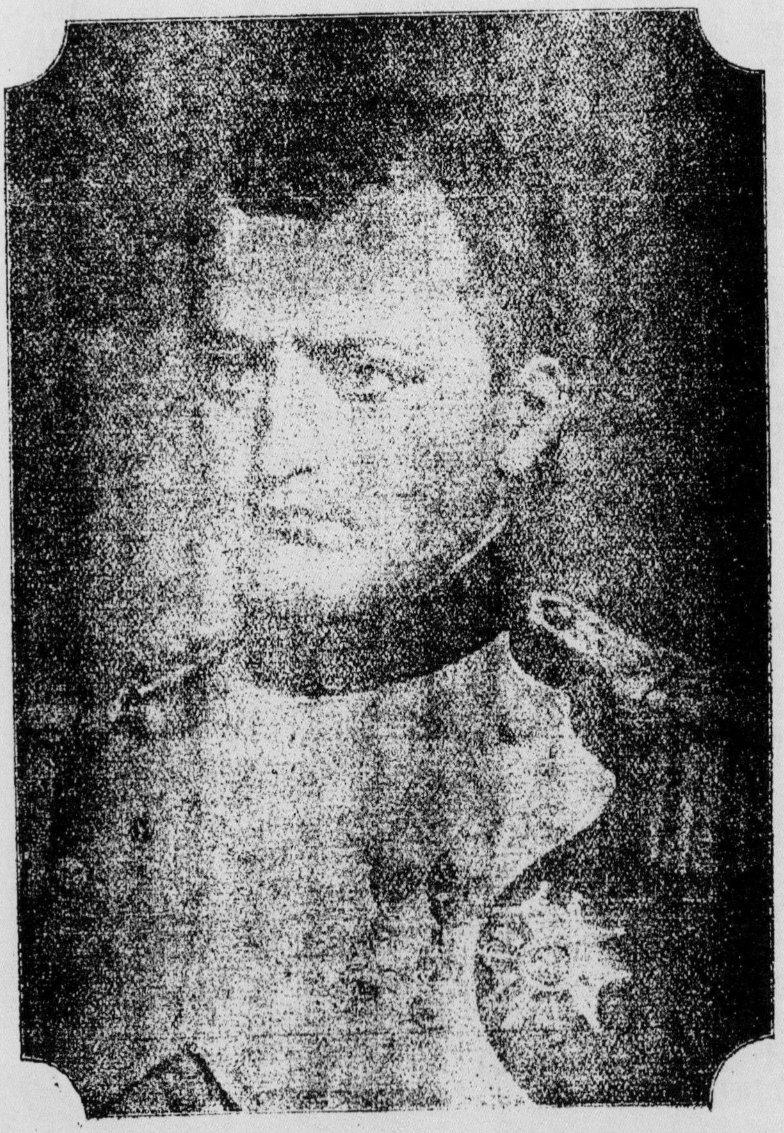

夫拿破倫家有胃癌（舊作胃生毒瘤）之遺傳。人所共知。第一世之父。年三十五、以胃癌歿。其姊妹亦死於胃癌。拿破倫當千八百六年之際。覺胃中不適。其病疑與父同。彼出征俄國時。已確罹此病。據西伽 Segur 之說。拿破倫千八百十一年。卽罹胃癌。此時全身肥滿。征俄一役。已利尿困難。熱與咳嗽頻發。身體日趨衰弱。千八百十七年之終。卒以胃痛而起嘔吐。漸漸增劇。四肢浮腫。延至千八百二十一年。遂崩。崩後侍醫之人行解剖術。其記錄之傳於今者。略述如下。

身長百六十八、七仙迷。頭圍五十六、四仙迷。身體各部有瘢痕。皮下脂肪織極爲富饒。論其厚。在胸壁者約二、六仙迷。在腰壁者約三、九仙迷。左肺上葉。有結核節及空洞二三個。心臟較手拳稍大。肝及脾、甚大而硬化。肝罹慢性炎症。其左葉下面、與此相對之處。卽胃壁之癌腫性潰瘍。上面已癒着於幽門。切開之。則見有穿通胃壁之潰瘍。距幽門約二、六仙迷。餘其大可插入一手指。胃之內面。全部呈癌性新生或硬化。有珈琲狀之液汁充滿之。

觀上之所述。拿破倫除胃癌外。尙罹肺結核。彼出征俄國時之發熱咳嗽體力衰弱者。卽此肺結核之結果也。

拿破倫第三世死後亦行解剖。斯人當千八百七十三年。因膀胱結石而行手術。其結果不佳良。遂以是致死。溯其病歷。千八百六十七年時。排泄混膿血之尿。越二年之秋。每日排出之尿。均帶膿血。每朝利尿之際。覺困難與苦痛、用排尿器排泄之。然跨馬乘車。腎臟部下腹部及臀部。均發疼痛。故延醫診視。醫士謂其係結石之腎盂膀胱炎。千八百七十三年。遂以哥羅仿謨痲醉之。切開膀胱。摘除其結石。其石已大如胡桃。復循三世之請。施碎石術、剔出數多之小結石。其後容態不良、突然起心臟衰弱、脫力、人事不省等症。遂長逝矣。解剖之。腎臟之炎症。較豫想者爲甚、輸尿管及腎盂擴張。而左腎之腺質萎縮。膀胱及尿道之粘膜、呈炎症別無他種外傷。膀胱內有結石數個。其中有重二十一瓦餘者。心臟及腦等無變化。

俄國之亞歷山大第三世崩後亦由侍醫之手而解剖之。此事見之於君主神權國中、實爲奇異。於以知歐洲各國學術研究思想之進步。遠勝於亞東也。俄帝罹慢性腎臟炎。崩於千八百九十四年。其解剖所得之見解。爲下肢之皮下組織極浮腫、右肺肺炎。有陳舊之纖維性瘢痕（治癒結核）左肺之下葉有出血性梗塞。心臟肥大。左室擴張。壁厚約二、五仙迷。心筋呈黃白色。且弛緩。（心筋脂肪變性）腎被膜剝離甚易。腎表面有細微之顆粒。呈暗赤色。皮質狹隘、約六七密迷。帶黃色、髓質呈暗赤色、觀上述解剖所得之症狀。而知亞歷山大第三世。係罹肥大之心臟脂肪變性及間質性腎臟炎。因此起心臟麻痺而崩。

法國解剖帝王之事、亦復不少、路易第十三世。罹經過急劇之結核。四十二歲遂崩。解剖上除腸結核外。左肺有一大空洞。路易第十七世。年僅十歲而崩。天賦素弱。具腺病性(卽瘰癧)之體質。解剖上全身羸瘦。右膝關節之內側。有一腫瘍。爲皮膚所掩。具灰白色膿狀之淋巴狀物質。前膊有與是相同之小腫瘍。其內容物頗濃厚。(大抵係淋巴腺之乾酪化) 腹腔含黃色膿狀之液汁。放惡臭。在一立得耳(一千瓦)以上。腸管互相癒着。并癒着於腹壁。密生結核節甚多。惟腸粘膜如常。大網及腹膜。亦含結核甚多。肺部無結核。其表面均癒着。他臟器未起變化。由是以觀。則路易第十七世。以罹結核性淋巴腺腫與原發性結核性腹膜炎而崩。

法國國王路易第十八世。久罹痛風。旅行俄國之時。足部起凍傷甚劇。生强大之靜脈瘤。不得已著象皮製成之大襪。其足遂陷於壞疽。卒以是而崩。解剖之。足部有廣大之壞死性潰瘍。各足趾關節脫落。其他有先天性包莖。膽石。外觀上似有癒着於脾靜脈之柔軟腫瘍。呈卵圓形。大如鷄卵。暗赤色與類色白之部。相間隔而生。卽呈膠狀或皮[illegible]呈膠脂狀之觀。（此腫瘍之本性、尚屬未明、）又法王加兒第九世崩後。剖檢之。左肺有一空。左肺洞。

德國之維廉第三世。千八百八十八年。罹喉頭癌而崩。此癌腫之發生。自左聲帶爲始。左聲漸次達氣道上部。陷於壞疽。因吸入腐敗性壞死物而肺部生化膿性壞疽病竈。以是壞疽病致死。死後剖檢之症狀果如上述。

、隱萬乘之尊。尚可實行病屍之解剖。世之忌嫌解剖者。其猛省乎。予甚願亞東各國之[illegible]亞東人效歐洲之所爲。破除從來之迷信與習慣。將無用之死屍。貢獻於學界。爲研究之材。爲研料。愼毋重視死屍。以阻礙學術之進步也。

衛生講習所同學錄序

丁永鑄　九皐

已酉春。京師外城巡警總廳創辦衛生講習所。其年冬。既卒業。將刊同學錄。以紀其事。余既忝預其役。義不能默。爰致其無涯之望而為之辭曰。國家之盛衰本乎國民。國民之強弱本乎衛生之精粗。人治既廢。國勢斯隤。故西人之言曰。其國愈文明。其民族必愈貴重其講求。衛生必愈益精密。反是則國衰而民弱。至哉言乎。吾國人民茫乎若昧。四萬萬衆半皆病夫。日用飲食之間。居處衣服之際。恒甘於齷齪汚穢而不知董理。疾疫呻吟之苦。由是而萌芽焉。天演滅亡之禍。由是而胚胎焉。毋謂其微也而蔑延丕廣。毋忽其細也而關係至大。然則居今之世。欲求強種保國之道。舍此奚由哉。舍此奚由哉。

仲蘇廳丞有鑒於此。特設斯所。遴諸巡官巡警而授以衛生應知之學。意甚盛也。顧學理之浩博。非能求解於人人。警察有行政之責。由警察樹其始基。冀有益於公衆。庶幾知與不知。皆得有勸導之資。而康健逢福。今諸君既習之有素。誠能本此意出而治事。戒虛務實。勉為其難。為人民保健全。即為一已樹聲譽。後有作者。視今日之同學。雖不知其推廣若何。成就若何。而此錄固為其嚆矢也。況人民之程度日高。即衛生之講求亦日進。彼西人之說。不啻為吾國策之矣。雖愚必用。雖柔必強。吾國之前

途豈有涯涘哉吾於斯錄徵之矣

中西醫藥研究室序（白話體）

盧謙 預甫

鄙人自幼最好醫學先父去世、所留下的醫書甚多、無不一一看過其中所講的陰陽五行、五運六氣、三部九候、七表八裏、五藏六府、經絡血脈、寒熱虛實、表裏標本、種種學說千頭萬緒、令人如在五里霧中不知從何下手后來又看了徐洄溪跟陳修園的醫書、這纔稍有頭緒然而還不能十分透徹如人治病小病能好大病則否后來又看了王淸任的醫林改錯、纔知古書所論藏府不盡可信又看了唐蓉川的醫書、纔知中西醫學各有短長又看了丁仲祜的衛生學問答、纔知中醫不如西醫於是又搜羅了許多西醫的書、把以前的成見、一概去掉、虛心研究纔知西醫的學說與中醫大不相同治病用藥皆有法度雖不分陰陽五行寒熱虛實然而斷出何處之病即用何處之藥往往有效遇有疑難大症從西醫治法却能起死回生（余曾治一婦人、中風不語、口眼歪邪、牙關緊閉所請中醫、議論紛紛、或以爲風邪入心、或以爲痰迷心竅或以爲火、或以爲氣虛、及其投藥、毫無效驗、余以爲此即西醫所謂腦出血也、獨排衆議、從西法治之、行冷罨法、並用嗅入藥、不過二十分鐘、已省人事、調理十數日、痊愈、亦幸該婦自發病起、未過兩點鐘耳、若如時已久、經過十二時、至二十四時、恐用西法亦無救矣）但是西醫最重實驗學習。西醫非揣摩書本所能成就。所以纔入了學堂肄業、自畢業以來、親身閱歷、已有好幾年了。我從前常說中醫外科、不如西醫。西醫內科、不如中醫。纏綿久疾、中醫所長。危急暴病、西醫所長。此種見識、不但我一人如此、就是全國人也是如此。到了如今、我的見識却與從前不同。何以見得呢。我前幾年、在天津某醫院臨症、見來院的病人、多半經中醫治過多次、毫不見效、纔來醫院求診。其中有可治的、有不能治的。那可治的、多半是外科等病。因爲外科病、礙命的很少。所以醫治得法、無不痊愈。那不能治的、多半是內科等病。因爲內科病已失治愈的時機、藏府已壞、已無却病的功用。雖有對症的藥、也來不及了。后來我到各處醫院臨症、所遇的病人、也跟從前一樣。大概外科重病、十有八九可以挽回。內科重病、可以挽回的、只十有二三而已。我又在保定地方施醫捨藥、所遇的病人、也是如此。我這纔體驗出來、知道西醫初入中國、所遇的病人、也不過如此。所以這纔留下中醫長於內、西醫長於外的話柄。況且我國人向來最信中醫、西醫普通的智識、一點也沒有、也不知道留心。一有危急暴病、中醫不敢下藥、這纔投到西醫、死馬當活馬治。西醫一看、尚有可救、便能設法治愈。故此纔有危急暴病、西醫所長的話柄人身藏府本有却病的功用若有疾病遷延日久雖不用藥也能漸愈何況中醫用藥都是輕淡浮泛之方雖不對症也無危險等到病體恢復過來他便竊為已功此種醫生到處都有故此纔有纏綿久疾中醫所長的話柄若是此等疾病日見沉重已成不治之症雖到西醫手裏也只有延其死期使他多活幾天決不能起死回生不知道的人一見病人死了說是西醫給治死的西醫對這種外行有口也難分辨只好任其毀謗而已

其實這種疾病若早到西醫求治西醫斷病用藥錯誤很少必能使重病轉輕輕病速愈決不至誤人性命這就是西醫勝於中醫之處可見西醫不但外科比中醫强就是內科也不在中醫以下而且加以研究改良、更能駕乎中醫之上不但內外兩科就是醫學範圍內的組織解剖、生理衛生、病理、藥理、診斷等學、也無不精益求精日有進步決非拘泥古書的可比至於中醫一切不如西醫的地方我也沒有這許多閒工夫、一一演說出來(容我得暇再說)平常人可以看看丁仲祜先生所作的淺近醫書醫界中人可以常看上海新出的各種醫學書報到底是誰長誰短誰是誰非彼此參觀互証自然就分出來了若有點病、可以先到有文憑的西醫看看到底有藥不對症輕病

變重的弊病沒有如此加意考求腳踏實地自然就分出優劣來了若是偏執己見仇視西醫拘泥古書不究新理恐怕中醫日有退步西醫日見發達勢必至中醫無立足之地而后已這是自然之理

況且中醫古書所講的陰陽五行、五運六氣、三部九候、七表八裏、五藏六府、經絡血脈、寒熱虛實表裏標本種種學說多半都是穿鑿附會之談捕風捉影之語毫無一點眞憑實據決沒有研究的價值就是竭力的研究今日黃帝內經明日傷寒金匱一直研究到地老天荒那也決不能發明出新理新法來這是我敢斷言的惟古書中的本草藥方往往很有奇效這是由積久經驗而得却有研究的趣味但是研究中藥不可仍用辨氣味的老法須用化學的法子化驗到底含有何質確能治愈何病那曾經化驗過的不必重驗卽可採用如此一面研究西醫一面研究中藥所有古書的學說與新理相合的可以留住他作爲國粹那不相合的便一把火燒却免得徒亂人意中藥之中可以入藥的入藥不可以入藥的除去與西藥功用相同的便可替代西藥那有特效的要表彰出來有錯誤的須改正過來也要製成藥水藥酒免得現煎現熬開方配藥至多不過五六味不必貪多拿藥找病然后診病用西法治病用中藥從此研究下,去必能於醫學界中放一異彩別開生面不但可以把中西醫學變成混和時代也可以抵制西藥不使利權外溢一舉兩得又何苦而不爲呢可惜我這話說的雖然容易無奈我國人的性質重古不重今務虛不務實守舊不求新固執不變通謬種流傳積重難返習非成是牢不可破但存門戶之見不求是非之眞此種弊病尤以醫界中人爲更甚想要改良醫藥實在很難即求同學之中與我同志的也不多見我也只好自出己見特立獨行立個中西醫藥研究室自己研究研究罷又何必絮絮叨叨自找煩惱呢

笑之功用新說

獨笑子

一　笑之心理　據生物學士之研究。謂笑之一種動作。萬生之內。惟人能之。蓋牛馬等獸。遇有苦慘悶有能作悲泣者。然從未見有能嬉笑者。笑也者。固人類專有之形態而其超出衆生之憑券也。故笑之心理。殊不易言。緣人心諸情之中。有曰滑稽之情者與審美之情相比連。俱以快心爲主。此情遇不及料而聯絡不稱之事物之形狀之思想。卽爲所感觸。快於內心。而現於顏面。乃卽成笑。或掩口莞爾。或拍手哄堂。或不禁軒渠。或絕倒解頤。各視其所感之重輕而有不同。譬如見大漢戴一甚小之帽。則笑。見瘦人著一甚大之褂則亦笑。又如見人紅衣而裝綠領。則笑。見人頭上偶綴長草。則亦笑。凡此者。皆爲意不及料。而聯絡不相稱者也。此外一切所見可笑之事。所聞可笑之言。千奇萬變。日出不窮。大要不出乎此總理之外。世有善用此理而演爲諢話。裝成怪態。供人大笑者。卽所謂滑稽之士也。

二　笑能助身體之健康　世上並無萬病皆治之大補藥。（市上所售十全大補丸。百病主治藥等。皆以欺愚人者也）惟笑一之味。殆足以近之。蓋笑可使人之血脈流通。腦氣活潑。胸部因之廣廓。呼吸因之自在。身內各經。無不因笑而增膂力。顧胃經之消化。更與之有密切之關係。俄國博士某君。曾實驗之。而知一犬飽食之後。如其情性怡悅。則胃中消化之作用。進行不止。苟以法激之使憤怒。則其消化之功。驟止。惟人亦然。食後喜笑顏開。則所納之食物。易於消化。而精液入血。遂達周身。否則食物存滯胃中。久而不化。卽爲致病之原因矣。西諺有曰。笑爲席上最佳之羹湯。誠有味乎其言之也。吾國古哲所稱道。或曰常作歡喜想。或曰保存太和元氣。俱能延年益壽者。蓋卽此理也。

二　笑能愈人身之疾病　昔曹孟德誦陳琳之檄。而頭風愈。唐人讀杜甫之詩。而瘧

笑之功用新說

疾痊、人身之疾病。與外來之思想。其關係誠不細也。人能平時常存喜氣。既可却病於無形。而於既病之後、苟能尋求快樂、常作開口之笑。又能返弱爲强。轉疾成健。此非嚮壁虛造之語也。美國某村一婦染肺結核病。醫者告以種種調治之方。勸以必行。顧婦念己力不足以遠出。惟能家居。因思醫言心思暢快。可助疾之速愈。此固不難。乃時時自尋樂趣。述說笑談。久而成爲習慣。凡其所在之處。時聞吃吃聲不止。一二年後。其病竟愈。婦以爲他法固不可少。而此尋笑一端。尤爲緊要云。又一婦得癇症。醫者診爲不治。婦念他法已無能爲。向聞有笑療法。不妨試之。遂日搜索笑話數則以供獨笑。午飯之際。子女自學校歸餐。因向而述之。諸兒大笑。及昏其夫自肆中回家。婦又覆述之。闔家因此哄堂。如是者日以爲常。其夫與諸兒又向友伴轉述。以取笑樂。久而村中大小爲所傳染、恒以相聚笑談爲樂。亦時往彼病婦室中。與之同笑。於是喜氣時充於病室。而婦疾亦終愈。美國之某癲狂院。專蓄一小丑居院。取笑打諢。以娛狂徒。而靜其性情。後有一大漢入院。其面常作愁容。不露笑態。與尋常之狂者不同。當衆皆笑樂之時。彼獨向隅。偶一日因衆大笑。亦附和之笑。十五分時不止。笑竟而暈倒。久之乃蘇。其狂疾竟若失。法之名醫某。診人心憂鬱之病。每曰。子無須服藥。祇往某君處聽其笑談可也。

石天基傳家寶曰。笑一笑。少一少。可與此意相發明。

三 笑能滅人生之苦惱。 夫人之處世。不能一路順風。自少至老。中間不免多少憂患。夫憂患固不能免。而處置之法。則存乎其人。如因而煩惱怨憤。則其苦不覺益增而難於擔負。如能自尋排遣。苦中作樂。則憂患失其鋒芒。而不難承受。排遣之法。尤以笑情自娛、笑談自怡爲最佳。昔英之名士薛德業。性最滑稽。隨時善取笑。嘗多疾病。瘦比黃花。乃其與友人書曰。鄙人近來攖有骨痛症。氣喘病。及其餘七病。然此外則固健康無恙也。又曰。子若遇十七八斤之肉。東西迷路。無人承認。則可知其屬於我身。爲我所落者也。其秉性詼諧如此。故能隨遇而安。爲世所稱。又美之林根自平民升白宮。毅然以釋放黑奴爲己任。排半國人民之議論而爲之。卒釀南北五年之大戰。林根身秉國主與大元帥之任。軍書旁午。一日萬幾。而彼專以笑談自娛。且以娛人。隨事隨地。演成譚話。供人絕倒。（見後新笑談） 友人或叩之曰。君之道德學問。吾無間然。獨不解何以專喜作笑談。引人捧腹。未免有失儀容之嫌。林根答曰。唯唯。否否。吾之笑話。吾之救命丹也。夫人生如弓弦。久張而不弛。則其絕也甚易。吾今日當萬事之要衝。無問官私叢積。思慮憧憧。即外來之譏彈。衆人之評罵。已足使吾腦力受無量之激刺。如弦之張。

其急已甚。於此而無法以弛緩之。則吾墓之木。久已拱矣。此吾所以時時取笑而不倦也。且善戲謔兮不爲虐兮。君子又何病哉。聞者嘆其言之有理。故世所傳林根之笑談最多。編成卷帙。美人俱喜讀之。某說部記一士博學能文。而貧無立錐。鬻筆走四方。以糊其口。嘗客某處。逢除夕。獨坐荒齋。大笑不止。聲震四壁。友來訪者。於戶外聞之。心輒詫異。欵關入問。則士方溫舊笑談以自取樂。消此佳節。若此者。可謂善得排遣之法者矣。西諺曰。笑爲世間最廉價之供奉物。而人不知取以自奉。又何爲哉。

四　笑能增人生之樂處。　此理爲前條之反面。常人無不知之。蓋無問何族人民。無不喜聽笑談。且各有其噴飯之俚話。成人因俗事所擾。或多失其領享嬉笑之趣。至小兒則天眞爛漫。無不傾倒於無稽之狂言。海外之奇談。以求拊掌之快。又各國戲劇中皆有小丑。專以趣語怪態。博觀聽者之鼓掌。考之史乘。知古今帝王之庭。皆蓄有滑稽之徒。以供歡笑之樂。亦中西一例。足證此種嗜好。爲人心之所同。而爲天壤間所不能廢者也。近年以來。此道益有進步。歐美諸國。凡善滑稽之士。其文章俱得善價。風行一時。而各市所印之笑林書滑稽報。不唯日見增多。抑且日加勢力。如倫敦之伯克報。或謂與太晤士報立於一般之地位云云。昔英之文豪史考德曰。吾所樂者。誠實之笑談也。誠代表人心之語。更進而細察萬物。則知造物亦頗注意於此。故其所生萬物之中。鳥如鸚鵡、獸如猿猴。俱有特別之聲音狀態。使觀者聽者不禁失笑。卽此可悟天心回顧人需之理。

五　笑能使人受規戒之言。　昔太史公傳滑稽之士。列之史記。使與名賢瑰士。同有後世之名、誠以此輩之能用巽與之語。反常之意。進規於君上。使不測之威。驟改霽容。而無難於言聽計從也。此實進言之善法。不第君臣之間爲然。卽友朋往來。亦無不可參用其意者。（列代滑稽之士甚衆。此不備述。閱者不可不一讀史記滑稽列傳。以領會其佳趣。其後史家不列專傳、然散見各卷者尙多。）

六　笑能範圍人之行止　以上諸條所舉。皆主觀的之功用也。今更舉其客觀的功用一事。卽常人之情、無不因患人之笑嗤。而正其衣冠。端其儀容、範其行止、斂其言論也。苟爲不然。則怠惰者將不修其容儀。怪僻者將顚倒其衣服。而詭異之作爲。放誕之議論。益如洪水之橫溢於世界。不可究詰矣。今得此怕人笑之一念。爲之主持。而雖有放縱。不至太甚。吾人試一體味之。不可謂其無大關係於社會也。（嘗閱西報記某甲妒他人之無功食厚俸。因語乙曰。彼人所爲之事甚易。而所得報償甚厚。世間不平之事。孰有過於是者。乙答曰。是不必然。天下往往有視爲甚易之事。及實地行之。而覺大不然者。譬如今於汝之背後衣上。以粉筆畫一十字。汝負之如常出入十日不去。則吾願與汝以十金。此亦甚易也。子能爲之乎。甲躍起曰。請如約。乙因與之定約。甲出門。則路人無不注視之。詫爲怪異。尋而凡其所至之理。老幼環指嗤笑不已。甲殊不可耐。三日之後。終不能忍。因謝乙曰。子休矣。吾不復欲得此十金矣。此事未必果有。然可爲上文之旁喻。）若夫賢傑之士。奸雄之輩。或特立而獨行。不顧衆人之指笑。（如夏日被裘之隱士等。）或貪權而弄勢。不顧廉耻之所在。（如效犬吠、穿狗竇之類。又如鄧綰所言笑駡由他笑駡、好官我自爲之類。）則又越於常例之外。不得以此拘矣。

七　結論　夫笑之功用。既若是之溥。則凡吾人處世。無不宜練習取笑之能。採取致笑之方。以自怡悅。而亦娛人。庶太和喜氣。徧滿世界。而鬱屈愁情。漸絕塵寰乎。然笑之不得其當。則足顯露其人胸襟之卑陋。見識之褊狹。亦不可不知也。如見人有殘體陋相者。當生哀矜心。切勿嗤笑。（昔齊人笑郤子之跛。卒致侵伐之禍。世事之類此者正多。）又在行禮致敬之時。偶見參差之事。亦不可妄笑。以失威儀。是則笑也者。固足以覘人之心志者也。烏可以不愼所施。

肺結核之血清療治法

日本明治醫學會會員 德清許德暉 譯生

（緒言）

古弗、佩琳其諸大家就牛體而研究免疫性知凡動物注入結核菌毒素則動物對於該毒素能呈免疫性免疫程度愈高則血液中生有免疫性之物質此物質名曰「輕啓篤西生」其血液即可應用於結核之療治賓布垤里血清其一例也肺結核之効治藥向推喬培克林爲第一（喬培克林有三種曰舊喬培克林曰新喬培克林曰最新喬培克林皆爲古弗氏所發明此藥効力亦大）惟用此藥在患者爲自體之免疫（原働性免疫）故須長久之歲月其免疫性程度決不如他康健動物且患者有熱即不能用此結核治療血清之所由來也

（毒素）

結核治療血清最先使用者爲麥剌利亞氏氏之言曰臟器所以成結核病者因於結核菌分泌之毒素及菌體內存在之毒素前者名曰「篤西生」濾過結核培養即能得之後者名曰「鋪路台因」可自水中析出之篤西生爲作用於神經統系之毒素殊與分泌（如發汗等）及溫度（體溫）有關係故以此注入人體能盛發汗且體溫大降鋪

路。台因。爲起。組織。化膿。（壞疽）之毒。素。故以此注入皮下。即起。化膿。性。之。炎。使組。織。敗。壞由上以觀欲行結核免。疫。不。可。不。用此二毒素。也。

（製法）

取結核菌肉汁培養。用蟹培耶氏濾過器濾過在眞空內蒸發之。即得濃厚之篤西生。用此同培養。在重湯上。加溫二三日。即得濃厚之鋪路台因。以篤西生一分鋪路台因三分之混合液。注入馬體中漸次增量達一定之免疫程度。然後取馬之血清此血清有抗。毒及抗。菌。二。作。用。可。用。於。人。體。即結核。治療血。清。是。也。

（免疫單位）

以篤西生及鋪路台因之混合液。一立方糎能斃百克之兎之力。稱。爲。標。準。毒。素。如以血清之單位計算之。一克血清能。防一克重之兎之疫者。名曰一。免。疫。單。位。一克血清能防百克重之兎之疫者。名曰百。免。疫。單。位。一克血清能防千克重之兎之疫者。名曰免。疫。單。位。

（應用）

病者無。熱隔日注射一立方糎。如此者十天。然後每日注射一立方糎。如此者亦十天。

此法病者之熱。如在三十八度。或三十八度半。尚可用之。若在高熱時。宜用大量。始初一回其注射之量。十五立方糎。三日之後。熱即退降。爾後每日用一克乃至三克。八日之後。其量再減至十五立方糎。

(成績)

麥剌利亞氏之血清。能使局所症狀。及一般症狀。漸趨佳良。且不起副作用。使用之地。以意大利及法蘭西爲多。德國則不甚通行。千九百五年。麥氏特至美國。在海利拔營結核研究所。演講以血清治療之患者。不下二萬人云。

意大利米加利氏。在納培結核萬國會報告以麥氏血清治療之成績。如下。

(a)無熱局所的疾患(二百五十人)

全治　三八%　佳良　四九%

(b)有熱局所的疾患(九百三十八人)

全治　一八%　佳良　五四%

(c)無混合感染廣汎性氣管支肺炎(六百六十五人)

全治　一四%　佳良　四三%

(d)有混合感染廣汎性氣管支肺炎(三百三十二人)
全治 九% 佳良 三六%
(e)有空洞者(七百十二人)
全治 六% 佳良 四〇%
(f)有熱患者(二千三百九十六人)
熱降 四六%

千九百六年九月和蘭海牙萬國結核防遏會。麥剌利亞氏所述成績如下。
第一 千八百九十五年乃至千九百年治療患者六百四十三名之成績
(a)無熱性局所疾患(百六十五名)
全快 百二十名 佳良 四十五名
依然 十名 死亡 〇
(b)有熱性局所疾患(百〇八名)
全快 四十名 佳良 六十二名
依然 六名 死亡 〇

(c)無熱性廣汎性疾患(八十六名)

全快 四名 佳良 六十名

依然 二十二名 死亡 〇

(d)有熱性廣汎性疾患(百四名)

全快 七名 佳良 五十五名

依然 三十二名 死亡 十名

(e)無空洞破壞性疾患(八十五名)

全快 九名 佳良 四十五名

依然 二十四名 死亡 七名

(f)有空洞破壞性疾患(九十三名)

全快 一名 佳良 四十一名

依然 三十四名 死亡 十七名

第二、千九百年乃至九百五年治療患者五百二十一名之成績

(a)無熱性局所疾患(八十三)

全快　三十五名　佳良　四十六名
依然　二名　死亡　○
(b)有熱性局所疾患(八十三)
全快　二十八名　佳良　五十名
依然　五名　死亡　○
(c)無熱性廣汎疾患(百五名)
全快　二十二名　佳良　六十五名
依然　十八名　增惡　○
死亡　○
(d)有熱性廣汎疾患(百二名)
全快　十二名　佳良　六十四名
依然　二十四名　增惡　二名
死亡　○
e)無空洞破壞性疾患(七十九名)

全快　八名　佳良　二十四名
依然　二十六名　增悪　九名
死亡　二名

(f)有空洞破壞性疾患(六十九名)

全快　二名　佳良　二十九名
依然　二十三名　增悪　八名
死亡　七名

細觀上表其所謂全快所謂佳良。雖未言明如何程度。而其成績之良好。則一覽可知也。

(餘論)

結核治療血清。除麥剌利亞氏血清外。尙有麥莫立克氏血清。氏以爲。喬。培。克。林。非眞正之。結。核。毒。而眞正。結。核。毒。在培。養。基。中。故其造血清之法。以結核菌在培養基中培養之。以其濾過液。使動物免疫。而得其血清。此血清發見於千九百零三年。爲日尙淺其細情不得而知。然時得其該血清治療成績。殊屬上上。而在。外。科。的。結。核。更。有。殊。效血清療治對於結核為原因的療法此說最為合理在無熱患者及初期患者固可以結核毒素行原働的免疫不然在有熱患者及病勢已趨進者可使用血清治之。

按肺結核中名癆證。向稱不治。吾國醫學不振。絕少發明。故肺癆之原。尚昧昧也。西國雖知其結核菌為患。先亦稱不治。距今七十年前。蒲刺美氏。始稱肺癆如加適合治療。必能全治。此說一唱。實為後學界一大明星。亦患斯疾者一大福音也。蒲氏之高足台篤連利氏。仰承師旨。將師之學說。於患者之患病時期及個人的性質。銳意研考。修正各種特異治法。結核治療血清。亦其一也。暉少小多疾。瘠如維摩。齊中醫籍橫縱。於治業之暇。得少窺其藩。然日服藥餌。絕少見功。十年來見東西醫家。來華者絡繹不絕。見其治疾。常奏奇功。以為出國者已有如斯手技。則其國中名手。其學術之佳。必倍蓰於茲。遂由友人紹介。得入日本明治醫學會。暉之得西醫智識。實濫觴於始。近得柴山氏最近之肺結核療法一書。披閱之餘。覺於肺癆之種種療法。網羅殆盡。炳炳麟麟。誠大觀也。患斯疾者能按法治療。鮮有不治。吾國之人。衰弱者多。强壯者少。咳嗽一疾。類乎痘症之必行。十人死者而肺疾可得其六七。豈不可悲哉。肺結核一症。其害甚大。其象甚微。譬諸弱水。狎之者多。故死之者衆也。本擬譯述其全。以餉同胞。因課繁不及多書。茲摘譯結核治療血清一章。先貢微忱。誠以此法爲功絕偉。實有起死回生之力也。

鬱血療法之成績報告

董聖輿 雨思

聖輿不業醫。而平素性躭醫籍。尤喜得名家譯述外來醫籍各種。取而讀之。（經先生所譯者譯筆透澈最爲領悟）竊歎各國醫大家學理之詳碻。技術之專精。且治法日新。非中醫之墨守成規可及。今歲春仲赴滬。入中國醫學會講習所。親聆教益。粗知藥物及治療法之應用。又承不棄椎魯。厠名中西醫學研究會。附諸君子驥尾。彌有榮焉。四月杪。旋因能講返里。適幼子患流行性耳下腺炎。先經中醫外科家用藥物療法不效。已膿疱之將潰矣。聖輿歸檢行篋中新購鬱血器。按法施治。其奏效之神速。有非意計所及者。爰舉述於左。

原因　幼子名開緒生甫七週月。由感冒之外因。誘起急性耳下腺炎。

症候　初起時一粒如痲豆大。身體便發熱。右耳下近頸之一部。皮膚潮紅腫脹。發生劇痛。輒夜啼哭。其放大之直徑。增至寸許。接觸該部則灼熱而硬固。三四日後生膿疱。表面隆起。漸加浸潤。經過一週期。聖輿適返里。見有黃色點數點生於表面上。

其中間之皮膚變暗紫色。且緊張而帶有光澤。周圍浮腫。垂下如囊形。長寸餘。呈波動狀指壓。即啼而知其疼痛甚劇。炎症已達於極度。遂行吸吮法。

治療　未施吸吮之前。先行消毒。取石鹼末混和酒精洗擦患部之皮膚。吸鐘亦經沸水煮後拭乾。而以白色華攝林塗其游離緣。俾凹凸之皮膚爲平等。不致空氣流入。於是將吸鐘湊覆耳下患部。以唧筒抽氣甫二抽。旋見皮面破裂。溢出黃色膿汁充滿於鐘內。除去鐘拭淨。再行吸吮。經三回而膿汁吸盡。混有紫血乃止。(三回吸吮膿汁約二盞許) 即施2—4%鉛糖水濕布(勃羅喜氏罨法)加以綳帶纏絡於頸部。

經過　初行吸吮。稍有疼痛(啼哭即止)吸吮後收縮垂下囊形。體疼痛即減少。經六時耳下腺周圍現皺摺紋。腫脹消減。頻以鉛糖水點滴於其上。不使濕布乾燥。是夜安睡不哭。次日換布與綳帶見破裂口略如豆粒大。膿汁已淨。遂用沃度仿謨一、〇。單軟膏一、〇〇。調合塗布。經二日而瘡口即癒合。

預後　計吸吮至全治。凡四日。遺有小瘢痕。

華輿按　瀉血療法之治療。不獨耳下腺一症。凡急性化膿性淋巴腺炎。皆可施治。其他可用於瘰癧。癰疽。乳腺炎。筋炎。橫痃。瘭疽。爪溝炎。蟲螫。新生感染創。濕疹。瘻管。齒根骨膜炎。急性淚囊炎。麥粒腫以及耳鼻咽喉疾患。子宮病。男子淋病。但本器種類形式不一。而用法亦殊。(吸鐘大小計十餘用皮氏最妥)此外尚有欝血帶。用法具詳欝血療法一書。(留先生譯有是書近刊)或散見於外科篇。不難按書行法。而器與於欝血療法一般之功效。旁徵博引。則有不能已於言焉。

欝血療法者。有增加組織之抗毒性。及吸出局所膿汁之效用也。用法大別爲二。用玻鐘覆於患部。更以吸引裝置吸吮膿汁者。是曰欝血療法。一名吸吮療法。微切後而更用吸吮法吸吮膿汁者。是曰切開吸吮療法。一名切開欝血療法。凡已成炎症而生有膿疱者。適用前法。若未成膿疱。而不見有膿栓。且疼痛甚劇。浸潤甚著。而有惡寒等症候者。則用後法爲宜。總之應用於本病後。可立減疼痛而使患者輕快者也。請言其故。炎症之主徵候。胚胎於充血。夫動脉性血液爲組織之榮養液也。以該液而向局部多量湧集。則組織之生理的機能旺盛。從其再生機能。及對病原而增進其抵抗力。乃成炎症充血。此其作用。對疾患而促進治癒。初不外自然治癒機能。(自働的充血)今對病竈而人爲的惹起充血。(受働的充血)亦得同一之效果。是欝血器所以創始。而爲治療上之應用也。

就應用而觀其效、一鎮痛、二袪毒、三吸收、四融解、五營養是也。而五效之中。鎮痛尤冠其首。究此鎮痛之故。或謂鬱血除去病原。故其痛苦若消失。然此瞬息間之作用。如是速效。尙有疑之者。而或則以爲組織漿液浸潤。減殺神經之感覺而然。是說較確。

袪逐細菌之毒曰袪毒。（行鬱血療法皮氏對於多數葡萄狀膿菌有化爲透明之漿液遂至消失）而釋此理由。有以鬱血能抑止細菌之發育者。有以血淸中析出抗毒素殺病原菌者。有以血液中增加炭酸。細菌因之撲滅者。至有謂白血球之貪食作用。則近時田中氏之說也。氏以炎症部之酸化機旺盛。故分解亦增多。此分解物屬鹼性。爲白血球所食。（食此分解物之白血球氏經實地試驗）諸說紛紜。而其言鬱血能使毒素消滅則一也。

何謂吸收。毛細管吸收液體及溶解於水之物也。古者以吸收歸於淋巴系。今知其不確。然吸收云者爲自働充血的作用。（如骨折治癒之水腫以自働的充血治之）而鬱血乃使吸收遲緩者。蓋可使病毒素不急侵入於血行中。得以保護貴要之諸器官也。（如腦脊髓等）曾見鄉人爲毒蛇咬傷。有經口吸吮而愈者。故此吸收遲緩。對於感毒創傷爲有効之法也。

融解爲吸收對待名詞。吸收者。吸此溶解物質。融解者。乃使固形體物質。促進其融解而後吸收也。欝血療法有此効用。一云係移動之白血球所致。一云人體細胞內之司溶解及消化之液。(醱酵素)即自細胞分泌此液而附着血漿。始有此分解消化之現象也。能使病的產生物及癒着組織之大部分變化之而爲血液所吸收。以其所餘不全之殘廢物通流於淋巴液而再溶解之。然此溶解作用固不論受働的與自働的。凡充血皆然也。

營養組織。使發生新產物。得收佳良之結果。故五効終之以營養。凡自働的欝血及受働的欝血。俱能使上皮細胞組織及結締織之發生增殖。(噴楚氏對於骨拆再生機試驗充血之効能以家兎一側之耳及肢持續暖之(三、八度)一側則持續冷之(一〇、度)觀其皮下損傷再生之結果暖側再生活潑冷側則大遲緩)則其有營養作用蓋可知矣。

注射喉痧血清之成績表

武進屠友梅

喉痧血清西名敵甫受立挨盎的托克新。Diphtheria Antitoxin. 日人譯曰實扶的里亞血清。喉痧之用血清療法。近世最有價值。無論喉痧用之立奏奇功。即非喉痧用之亦有大益。詳見專書。不能殫述。中國境內之血清專賣所。爲上海福州路工部衛生局。Shanghai Municipae Councie Loboratory. 每瓶二千游內次。Units.（按二千游內次合英權七十五厘法權十叩白生的 10 c.c.）價銀二元。注射之定量自二千至一萬游內次。因病勢之輕重而定用量之多寡。然以予之經驗。大都注射二千游內次。卽已奏效。若無病而施預防。則用五百游內次足矣。血清注射器。較皮下注射器爲大。係專射血清而設。上海寶威洋行有售五叩白生的者。5 c.c. 價二十先令六便士。合英洋十三元。餘予去年在日本白井松之助商店購五叩白生的注射器一具。日金一元八十錢。合英洋二元。甚爲合用。今將本年以來注射之成績。列記於左。

周邦溥十九歲。靖江人。常州府中學生。正月二十七日。注射二千游內次。愈。

譚荷芬九歲。陽湖人。現居周線巷。上海清心中學堂國文總教譚廉遜君之令愛。三月二十日。注射二千游內次。愈。

徐允文六歲。常熟人。常州半園女校幼稚生。三月二十九日。注射二千游內次。愈。

瞿夫人。年二十餘。陽湖人。現居西廟溝。前山東鄒平縣知縣錢琳叔大令之姪媳。四月二十日。注射二千游內。次。愈。

陸桹年二十餘。陽湖人。現居鶴元弄。上海澄衷學堂體操教員。五月十七日。注射五百游內。次。安。

陸仁卿年二十餘。陽湖人。現居鶴元弄。陸煒士先生爾奎之令姪。五月十七日。注射五百游內。次。安。

陸君十八歲。陽湖人。現居鶴元弄。陸煒士先生爾奎之令姪。五月十七日。注射五百游內。次。安。

陸君二歲。陽湖人。現居鶴元弄。陸煒士先生爾奎之令姪。五月十七日。注射五百游內次。安。

外科手術之準備

李祥麟　振軒

手術前及手術後之防腐法

一、手術室　手術室。須設於光線充足空氣流通之處。

二、施術者及助手　施術者先將指甲剪去。並以小刀或刷毛除去爪內之汚垢。前膊、手指顏面、髯鬚、頭髮等。悉以石鹼洗滌之後。前膊及手指以昇汞或石炭酸水洗滌之。穿消毒之手術衣。並備昇汞或石炭酸水。以供消毒之用。

三、患者　先令患者沐浴。後以刷毛蘸石鹼擦洗患部數次。（如患部先有汚物軟膏等須先以酒精或以脫或石油等洗拭之）遂將患部毛髮剃除。以二三十倍之石炭酸溶液或千倍之昇汞溶液嚴行消毒。

四、手術後之防腐法　手術後。先以三十至五十倍之石炭酸水或千倍至五千倍昇汞水洗滌。後以消毒完全之綳帶紮縛之。（下述之李思推耳氏之防腐綳帶即其一也）

五、海綿之消毒　先以海綿投沸湯中。十五分間取出之。浸於三十倍之石炭酸或千倍之昇汞水中。俟二十四時間後用之。惟近來用海綿者。竟絕無僅有。多用消毒木綿。

六、絹絲之消毒　投於二十倍石炭酸水或千倍昇汞水中煮沸之。貯於同液中待用。

七、器械之消毒　先將器械投一於至二%之曹達溶液中五分至十分間沸煮之。然後貯於盛三%石炭酸之磁皿或玻璃皿或金屬皿中待用。

李思推耳氏防腐綳帶式及其交換之要件

繃帶式　先以三乃至五%之石炭酸水洗滌創面。繼以浸於三%之石炭酸水中之絹布被之。其上再覆含石炭酸之綿紗八塊。最外二層間以不透濕性之絹布插入。終以浸於三%之石炭酸中之塗糊綿紗帶繃紮固定之。

交換之要件　一、創傷發劇痛難堪之時。　二、全身違和、體溫昇騰、有腐敗徵時。　三、放臭氣之時。　四、繃帶被血液、創傷分泌液、或糞尿等汚染時。　五、繃帶弛緩不能固定時。　六、因創傷之壓迫力强、創傷下部起浮腫時。

哥囉仿之痲醉法及其禁忌並危險症狀之處置法

痲醉法　施手術之前夜投蓖痲子油排泄內容物。次朝絕食使胃內空虛。痲醉前如有妨害呼吸之衣帶。須解去之。義齒須除去之。精神劇動者。須以善言安慰之。以折疊布片（最好用哥囉仿假面）置近鼻處。將哥囉仿徐徐滴於其上。使患者吸入之。初呈亢奮狀。高聲談話。或吟或叫或歌或泣或笑。一若躁狂者。少頃即顏面蒼白、瞳孔縮小、反應失却、脈搏緩徐。四肢弛緩、知覺脫失而入痲醉鄉。此時雖施至酷之手術。毫不覺疼痛。是爲手術期。

禁忌　一、高度之肺浸潤　二、胸腔內滲出物　三、瓣膜病及脂肪心　四、動脈阿推

洛姆變性 五、由出血而來之衰弱 六、酒客 七、癲癇 八、腎臟病 九、糖尿病 十、腦病

危險症狀 一、嘔吐 嘔吐常在麻痺之初期及終時現之。吐物混入氣道中而悶死者有之。 二、呼吸不正。 初期聲門發痙攣。横隔膜之呼息位置呼吸絕止。此因鼻中之三义神經直接觸哥羅仿蒸氣而起反射故也。 三、血行障害。心臟麻痺。 四、舌向後退縮。會厭被壓。喉頭閉塞。 五、呼吸中樞麻痺。

處置 一、嘔吐。使患者頭部向側方。以器械開其口。將口內之吐物拭除之。 二、呼吸障害。將下顎隅角部把住向前上方牽引。則舌及舌骨即被牽引於前方。氣道即開展。得自由呼吸。或以舌鉗子或絲縮將舌向前方牽引。再以鈍鉤將舌骨迅速强劇前牽。亦得達同一之目的。或使患者低臥、行人工呼吸法。或於横膈膜通電氣。或以橡皮管(名加的的兒)插入喉頭。吹入空氣。或施氣管切開術。同時並行人工呼吸法。 三、心臟衰弱。行人工呼吸法。亦奏善良之效果。又以手掌打擊心部。或通電氣。顏面澆冷水等法。亦奏確效。

近來我國外科醫界。因開刀時有劇痛。往往有購哥羅仿以濫用者。手術之準備

消毒禁忌處置等。茫然不知。即操刀施割。不陷於危險者幾希。是篇言簡意賅可行之於實地。聊以貢獻於外科界。或有補於萬一云。著者識。

論胎產(用問答體)

汪培齡

問姙婦將產。當用藥物以助之否。

答生產爲天然之生理。如耳視目聽手持足行。若姙婦平日留意攝生。俾四肢百體各得盡其功用。則臨產之際。自能各盡其能。將胎兒排出。世俗於未產之先。先服產胎金丹。將產之際。或服人參湯。或服西洋參和桂圓煎濃之汁。又有吃煮熟之雞蛋者。云以助生產之力。不知此等藥品毫無功用。雞蛋雖能滋養。然將產之際。週身之力悉注力於產兒之一事。胃液何暇消化食物而助生產之力乎。徒令產婦胃內塡塞。飽脹欲死。家中人手忙脚亂。反將緊要之事遺誤。甚無謂也。

問胎兒產出。當隨手取出胎盤否。

答胎兒產出後。經一二分至十五分間。則陣痛復來。此陣痛既過。則胎盤及卵膜始可排出。謂之後產期。(竹氏產婆學)可知胎盤及卵膜。自能依生理的秩序自然排出。世俗產婆。急於了事。往往於胎兒甫下之頃。即伸手入膣內。將胎盤取出。有二害焉。

產婆手中不潔。傳染黴菌。致產婦起膣內諸症一也。粗莽之產婆。不諳人體之解剖、手指誤傷他要害二也。又或有雙胎者。誤以爲胎盤不下。用種種野蠻之手段。則爲禍尤不忍言。

問產事已畢。產婦可熟睡否。

答胎兒產下。產婦大覺快樂。此時全身精力。十分疲倦。正當安心寧睡。以休息精神。恢復氣力。世俗每謂產後一週時。不宜睡着。睡則熱血竄心而死。故必將被褥摺疊。斜靠其上。過二十四時間。方令睡去。令產婦疲倦愈甚。此乃世俗相沿之謬見。世偶有產婦因病不能斜倚。因而睡去。睡後果冒血而死。此乃死於病。非死於睡也。惟睡時須平臥。不宜側睡。恐妨觸子宮內面之大創口也。況各國之產婦皆平臥。吾國文明產婦(如吳紫英夫人)皆平臥。均未聞有血冒之弊。

問初生兒腹內有胎毒。當服瀉藥。其說然否。

答產後最初之乳。即有能使下洩之性。(小兒發育法)故最初之母乳。即天然之下劑也。世俗每用黃連大黃黃柏浸湯。名三黃湯。於未授乳之先。灌之令飽。此實於小兒無益。即小兒下洩。並非所下之胎毒也。更有研碎犀黃珠粉。調而與服者。尤屬毫無功用。徒填塞初生兒極嫩之胃臟而已。

問初生兒當隔幾時。可授以乳。

答分娩後六點鐘至八點鐘之久。母子均須安寢。小兒醒後。始有索乳之狀。然後直授以乳。此時出乳甚少。然嬰兒亦需乳無多也。(小兒養育法)世俗每謂隔時愈久則兒愈清秀。至有停一晝夜始授以乳者。實爲謬見。

問開乳當覓他人之母。其說然否。

答生母乳汁之濃淡與嬰兒消化之力爲正比例。初生兒胃力甚弱。故母乳亦稀。迨後兒漸大。母乳漸濃。故養育小兒。以母乳爲最佳。若他人之母。其乳汁非初生兒所能消化。故開乳之說。亦屬謬見。又有謂男孩用女乳。女孩用男乳者。尤屬毫無意識。

問產婦室內宜如何佈置。

答空氣與日光。乃人類生存之至寶。產婦何獨不然。世俗於產婦生產之後。名其所居之室曰暗房。緊閉門窗。甚至透光之處。亦用帷幔遮隔。令空氣不通。光綫不入。致產婦日夜呼吸於汚濁空氣之中。大有害於身體之健康也。

問姙婦將產。家中人恒焚香燭、化紙錢、送受生經者何故。

答此種舉動毫無意識不過積習相沿之一種迷信而已。將來理科知識日漸普及。此等陋習自當革除。

黑洛氏之無病長生法十則

丁福保 仲祜

（一）食事每五時間一次。不可任意妄食。（按宜戒肉食因肉中有毒）

（二）朝飯之前約三十分鐘飲熱湯一二合。

（三）每週須用微溫湯二升五合洗滌大腸二回。

（四）擇空氣新鮮之地行深呼吸。

（五）住居宜在市外。身體宜時出屋外。

（六）凡能刺戟身心者均避之。（菸酒及動心之事）

（七）晚膳後非經三時間不可就寢。臥床宜在寒而高爽之室。然須防感冒。

（八）每日用清潔之毛刷洗拭全身。

（九）飲水必須蒸溜水。

（十）宜保快樂慈悲之思想。

萬國衛生博覽會弁言

比年以來。醫學界所異常注重者。欲以衛生學中研究所得之最新學理。獻諸世界。供大衆之研究。次第見之實行。而集其大成者。爲一千九百一十一年德斯登之衛生博覽會。一千九百零三年、德國舉行第一次城市博覽會於德斯敦。衛生學家。羣集會場視察衛生上之設施。始有衛生博覽會之計畫。迨傳染病豫防法明著成效後。博覽會之進步。遂更加擴張。蓋當時參觀斯會者數以萬千計。實足以惹起大衆之注意。促衛生學之進步。一千九百零六年。德國集醫學名家開同盟會於德斯敦中央政府及各聯邦咸派委員與會共同研究設立衛生博覽會之議。至是乃決僉以萬國博覽會例不限於一國而以德斯敦爲集會之區。德斯敦處歐洲之中心。且各國士商麕集之地故指爲會所而彼都人士多藝學專家熟諳博覽會種種之設施尤足以預卜斯會之發達

歷世以來。撒克遜王家、(德聯邦君主之一)夙以鼓勵文藝及科學之進步爲已任。故斯會開剏之始。卽冀王家有以提倡之。一千九百零六年會議之初。撒克遜政府。及德

斯教之官紳俱允出資贊助斯會之草創不無困難即以地位一端而論以如斯鴻偉之萬國博覽會所需地位極廣德斯敦會所雖屬寬大猶慮不足幸撒克遜王知斯舉之偉大慨然以王家花園之一部爲斯會陳列所斯會所始無不足之虞

自斯會剏始迄於今日資本金已儲備充足撒克遜政府、既允增益其資助德斯敦城中舍集資捐助以外即國民所捐之存貯金（即常年經費）不數年間、幾有百萬馬克之譜斯會之立既獲撒克遜王之贊助名譽會長中、復得德皇之樞輔、列名於首中央政府、暨各聯邦咸願擔負督促斯會進行之責任而醫學會中負盛名執大權之各領袖尤願互相聯絡以期衛生部中各種類之成立至是而斯會鞏固之基礎以立

自德國前次組織衛生博覽會以來於今已逾二十五載矣當時衛生之學尚在幼穉時代而諸大學亦未嘗爲之特設專席蓋斯學尚微人多易視之而鮮有注意者也

自茲以還此學又大變更矣非特今日之各大學中、咸設有醫學專科在文明各邦中爲醫學而特設專所以研究者比比皆是偉大之發明於衛生界爲尤巨吾人寶貴之生命賴是以拯救者恒數千萬計藝術界及實業界爭以實行衛生爲專而行政官、亦不得不依衛生家之言而施其政策一言以蔽之二十世紀之社會無不倚衛生家爲

左右手凡足增吾人生活之幸福人類工作之能力而保存國家使不致渙散者胥衛生家偉大之業有以致之也

醫學之視察人生各種現像也其範圍日益擴張卽以現今醫學專家而論於衛生學精理尙未盡得其眞像而研究此項博覽會之效果暨晚近新發明之學理正醫家之天職其足以助其學識者非淺鮮也餘若內科醫士實業專家及地方行政官等夙具研究衛生學之志願而苦無良機者皆將歡迎斯會俾得乘此時機於衛生學之學理及實驗上獲一曉悟之瀏覽以資其研究

斯會之成古今中外之衛生事業咸得聯爲一氣集其大成而於歷史上特占一席於此觀數千年前吾人所以謀個人及全種族軀體健全之設施何若始知數世紀來竟以忽於衛生致人類遭極可怖之慘禍也(如疾病疫症等)衛生博覽會更有一特異之點足以顯其價值而供諸大衆者蓋衛生學於吾人生命上實爲無上重要其能於將來特樹一幟而超然獨出於他種學理者可無疑義前世紀中經人類智力之發達雖曾將物理之研求藝術之使用驟躋於空前之地位而醫學一道進步甚遲夫竭人類智力之所及以從事於勇銳之競爭則其究也人力之經營過其所限而人身健康

萬國衛生博覽會弁言

之均率因之有損故二十世紀中人皆知別種科學重視太甚乃不謀而合羣注意於人體之健全矣

由是觀之直謂當今之世為醫學最重時代亦無不可而身體之健全與夫衛生之學識實人人懸諸心目中者也

為醫學教育立一鞏固之基礎亦衛生博覽會之一大目的也觀者苟留意於斯會則於人身之本原與夫五官四肢之支配及其作用可一目了然於胸中凡足以証明軀體受損害之處亦可窺見而求所以脫免此種損害之良法并知保存固有之體力而使之更進於健全者非無術也

斯會之所及更有進於是者則體育會部是已近來體育一端發達極速然其結果往往競爭劇烈致有損傷故斯會之特設體育部也其目的務在闡明體育之要義務使運動之舉不失衛生本旨而實收體育之益本部中備有各種體育練習之標本圖說及其於人身確有效果之實驗而此衛生運動之要義行將使醫學家教育家并一般人皆贊許之

各種工藝之關於衛生者亦於會中占一大部分凡工藝出品之確有補助於衛生事

業者皆宜陳列會中俾行政官及一般國民得明其效用而尤要者則須列陳各種特製之器具用品及各機械之支配法使研求衛生學者得考查其用法而施之實用其工藝一科亦將利用斯會顯其出品之效用實足以使衛生學日漸偉大

陳列工藝出品之能獲良果其理至明且顯依衛生學原則導人於健全之域足以改造其種種遭際而斯會之搜羅宏博組織完美必足爲將來事業之良導惹起各社會至敏銳之注意

要而言之以上所述者不外斯會之兩大目的(一)欲以最近發明之衛生事業之效果供諸衛生專家內科醫士地方行政官國家司法官學校教員各項工程師及政治生計學家使於衛生界之所成就各有一顯明之現像(二)普及衛生教育於國民以發育其對於衛生學之感情而使大衆咸注意於軀體之健全蓋大衆對於衛生學之感情一朝發覺則實驗衛生家易於著手而得以施展其作用然大衆對於軀體健全及衛生事業之感情之發達實於各聯邦政府有莫大之利益何則現今各聯邦政府歲靡數百萬金以求公衆之健全苟一般國民能於衛生學原則及其事業一旦得曉暢之知識使各政府收其完美之效果則一千九百一十一年之萬國博覽會將大有

造於世界之文明也。

萬國衛生博覽會章程凡例

下列各條欵中凡衛生博覽會之布置及其內容之大概悉載無遺分類中之十二大綱皆以科學之原理爲準則。

十二類中實驗衛生學及其定例一一詳載而兼及社會上之改良然非與衛生學有密切關係者不另立條目。

各文明國中流行之疾病會中皆特立專部。

凡會中固有之各部占陳列所最大部分者下列名表中僅以單獨之名詞表出之蓋立表之本旨祇爲陳列所提綱絜領而已。

各分部所占地位之多寡視其關係之重輕而定。

各部部長皆以德國著名科學家當之而各國特出之人才本會均認爲名譽會長及各部之議員。

普通衛生救急治療法

日本金澤巖原本
臨湖盧謙預甫譯

前編　衛生法

緒論

衛生法者、維持健康、防禦疾病、以保養身體之術也。有使生命延長、身體康健、膂力增長、精神快活之目的。故由個人以至國家、苟享生於此世者、雖造次顚沛之間、不可離也。

人之禀賦各異、有生而强壯者、有生而虛弱者。然苟能嚴守衛生之法、則雖生來虛弱者、不但可使一生安甯無病、壽命延長。且保有爽快之精神、健全之理想。對於學術技藝、及其他一切之事務、亦能堅忍不拔、專心勉勵、以排百難。或思傳英名於百世、爲驚天動地之傑人。遺偉效於千秋、爲神妙鬼工之大發明家。然欲臻此成效、必須經過許多之歲月。若怠於衛生、而夭折以死或得保生命而體弱多病。則雖有奇異之才、聰慧之智亦無所施矣。個人與衛生之關係如此、況一國乎。

蓋一國隆盛之基礎、在國民之健康。國民若不健康、則實業不能發達、生產不能膨脹。因而增進國力、嚴修兵備、及政法、教育、交通運輸等事、皆不能振作。遂益陷於貧弱、而不可救矣。由是觀之、則富國强兵之要務、在普及衛生法於全國、以作健康之人民、圖生產力之發達、蓋無可疑也。

故古之英君明主、勞心於衛生、謀國民之健康者、不可勝數。如世界第一英傑愷撒之對於羅馬之公衆衛生、彼得大帝之對於新帝都之工事衛生、拿坡崙及俾士麥之對於社會衛生等、其所以孜孜不倦者、以關於國運之消長甚大也。故現今文明各國、皆以此爲主要之政務。無論中央政府爲然。卽至地方官衙、亦無不定嚴密之法規、廣籌經費、以盡力於斯事也。

然有多人以衛生學、爲學者之空論、毫無實效者。其說曰、下級人民、無衛生之思想者、疾病反少。而上級人民、富衛生之思想者、疾病反多。是不通之論也。蓋因本邦之衛生法未全普及、上流社會、運動不足、飲食嗜好、毫無節制、故不健康者較多。下級勞役者、則因呼吸清氣、運動充足、飲食衣服入浴等費甚廉、故健康者多。一則雖有衛生思想而未實行。一則雖無衛生思想而暗合於衛生。非無故而然也。如肺結核病、在歐洲則下流社會之人多有之、是因呼吸濁氣之故。在本邦、則於上流社會之人多見之、卽因運動不足之故。是本邦之衛生法、尙未普及之徵也。

欲判定衛生法、於國民之健康有如何之關係、則統計斯學之未發達時、與已發達時、其死亡之人數增乎否乎、卽可知矣。據英國之死亡統計、始於一千八百四十年。每年一千人中、有二十五人內外之死亡數。自一千八百五十年、至六十年間、則平均二十四、八人。自七十年至八十年、平均二十二、五人。至近年、則實減至二十人以下。夫以近年以來、社會之發達、事務之複雜、生存競爭之猛烈、人民生路之困難、如此、而却減死亡之數者何也、則由於衛生法普及之效也。且猶不止此、試以次之事實證之。北亞美利加合衆國、奕倫諸爾州之蘇爾門、爲近世紀成立之市街。其市民之過半、爲美國人。他則爲德及瑞典人。該市與密執安湖相望。土地高燥。大氣流通。其土爲砂質。飲料水亦純潔。下水(卽汚穢之水)排泄之方法完全。一切設備之工事、皆適於近世科學之原理。洵具備人工的健康地之資格、故衛生學家之泰斗、迦篤會克氏、精密檢査其死亡之數、每年一千人、僅不過六、八人、比之英國最近之死亡數二十人、夐乎遠矣。據前述之事實考之、則衛生學之領分、實爲廣大無邊。其對於人類之生活爲最主要之學科也明矣。通常分之爲二種。曰個人的衛生、或衛生私法。曰、公衆的衛生。或衛生公法

個人的衛生者、即個人之自衛其生命也。如不用汙衣粗食、不住不潔之家屋、呼吸清氣、清潔皮膚、運動身體、防禦病魔之侵害、以圖自體之健康等、皆是。故其注意衛生與否、乃自己之自由權利、非行政權之所得干涉者也。

公衆的衛生者、有保護社會公衆之健康之目的。例之、如傳染病之豫防、及該患者之處置。或上水（即取汲之水）下水（即排泄之水）之設備、地方病之撲滅、浴場、劇場、飲食物、埋葬地、製造工場之取締等。無論爲官治爲自治、皆有以行政權處理之性質者是也。

脫克篤魯蓋氏曰、公衆的衛生所普及者、不論社會之高下、無男女老幼之別、自土地、家屋、職業、生產、大氣、飲食物、以及田野、礦坑、製造工場、病院、貧民院、癲狂院、獄倉等、皆

在其範圍之內。加之隨舟子於大洋、伴兵士於軍陣、可爲耐久之良朋。即舉其境界浩邈、淵源深邃之諸般學識、皆應用於以上之各項。故自生理病理之二科、以至化學地質學氣候學、皆爲衛生原理之根據。而建築學及機械學、則爲衛生實施之手足。是其言足可辨明公衆的衛生、有廣大之目的、無邊之涯際矣。

然不論爲個人的、爲公衆的、至衛生學上之原理、本無劃然之區域。皆保護人體之健康者也。惟計實行上之利便、而區別之耳。今考兩者之關係、則個人之衛生、爲國家衛生之基、猶修身齊家、爲治國平天下之基也。人民若皆注意衛生、則公衆衛生、可不必完備。反之若人民毫不注意衛生。則公衆衛生、雖如何完備、亦不能有滿足之結果。故欲求國民之健康、則先發達個人之衛生思想、而后以公衆衛生補助之。

從來研究衛生學者、其主要之事項、多爲公衆的、而爲個人的者甚鮮。本書之著、非爲學術的、而爲實用的。由公衆個人之兩者、而折衷之、以便普通人民之實行者也。然衛生法論之易、而行之難。但人情孰不愛其生命者。當其災害之未至也、多任其情慾之所趣。及其將至也、猶不知防範。迨其已至也、始悔之晚矣。是非愛之、適以害之也。豈非愚暗之甚哉。

故凡見此書者、當熟讀而深思之、身體而力行之、保病於未至、防患於未然、庶幾身體健康、壽命延長、爲國家衛生之基、是余之所厚望也。

第一章　大氣

吾人之生活上、最主要之物、雖爲食物、而尤莫如大氣。若不用食物、則雖達數週間、尚能生存。苟缺乏大氣、則僅數分間、卽不能呼吸、而失生命。故大氣之研究、於衛生學上、尤當注意者也。

地球之全面、皆爲大氣所包圍而塡充之。其氣距地面愈高、則濃厚之度愈減。達至一百二十里、則殆爲眞空。其性狀、無色、透明、無臭、無味。以自己之壓力、而生變化。常流動而無定止、其流動者、名之曰風。故其自然之作用、常使大氣新鮮、有益於人類之健康。然由人爲之作用、則反使大氣不潔、害人類之健康。例之、製造工場之煙突、噴出炭酸(卽炭養二)及塵埃。繁華之市街、富於有害之瓦斯(瓦斯指大氣中所含之氣質)多人聚集之密室、飽和炭酸等。皆由人爲的、使大氣變濁者也。故都會之商工、比田野之農人、多不健康。其原因雖多、而以大氣之不潔爲主。

大氣者、由窒素（卽淡氣）及酸素（卽養氣）而成。每百容積內、有窒素七十九容、酸素二十七容。每百分之重量內、含窒素七十六分、酸素二十四分。此兩瓦斯體、於化學的非親和、乃混合也。其實驗法甚多。然單以兩體混合之、則不起化合熱、其性狀仍無異於大氣。則非親和、明矣。

大氣之成分中、惟酸素爲最要。至於窒素、則於生活上、無直接之關係、而有窒息之作用、故却有害。然與酸素混和、則不但無害、而且有益。卽能稀釋單純之酸素、緩和其劇烈之作用是也。

酸素由呼吸而入肺藏、營酸化作用、復變爲炭酸、而呼出之。其酸化作用、能使血液循環、發起體溫、及生活之動作。且不但於人體上爲然。卽宇宙間之物體、亦無不由酸素之作用。如燃燒炭木而取熱及光。或腐敗不用之有機質等。其直接或間接、利於吾人之健康者、甚大也。

炭酸在萬分之淸氣中、僅含有四分。然於密室內、或製造工場附近處、則其量較多。凡多含炭酸之大氣、則毒害人類、極爲猛烈。甚則呼吸困難、遂至絕命。

阿巽者、爲酸素之變形體、在大氣中電氣內亦有之。或於化合體、營酸化作用時生之。

或含於水分之蒸發、土地之潮溼、針葉樹林近傍之大氣中等。其酸化作用、比單純之酸素強、能撲滅有害之有機質、或消滅大氣中之細菌。故衛生學上、謂其效甚大。然究係想像之說、尚未實驗也。

安母尼亞(即淡輕三)硫化水素(即硫輕二)等、由不潔有機質之分解而生。發有毒不快之臭氣。然其量甚少。

附近化學的工場、或製煉所、冶金場等、由其亞硫酸、亞硝酸、鹽酸、酸化炭素等所生之有毒瓦斯、最宜注意。蓋不但有害於人類、亦於植物之生育、有大關係者也。故政府宜設適當之取締規則、定工場與人家之距離、或爲除害之裝置。

大氣中之水分、通常不能認之。惟有雲或霧時、始能認其形狀。其含有水分之量、由各溫度之高低而不同。然大氣吸收水分適宜、則對於溫度、而有一定。例之於攝氏五度一立方邁當(每一邁當約三尺三寸)之大氣、不能含有六、八五瓦(每瓦約二分七厘)以上之水分。至十五度之溫、則以一二、八瓦爲含有之極量。

今於攝氏之五度、及十五度、二種之大氣、由氣壓之變化相混和而流動、則變爲有十度溫之大氣時、其餘之水分、即分離而生霧或雨。何則、蓋元來十度溫之大氣、不能含

社友來稿彙錄

短篇實事 醫家伯道 （潛）

諺曰良醫之子死於病潛曰若某醫者目僅識丁絕無良醫之資格而雙璧雙珠同歸於盡豈不大可哀哉

晉陵某醫出身寒賤未嘗學問在城外某藥店爲徒店主某故醫家某日竊得其方藥一二卽辭職歸煌煌然榜其門曰口口口內外喉科

某醫性旣狡猾又工詐術凡遇邀診者本小病也必以爲大病本輕病也必以爲重病而又妄舉某甲若何危險用其藥而立愈某乙已經暈絕服其藥而復蘇信口亂道刺刺不休恫嚇與虛誑並行於是其術大售喉科專家名噪一時

已酉冬間喉痧盛行（卽實扶的里亞與痲疹之併發症）某醫之長子亦不幸而染此症

月黑風號鬼聲四起燈光如豆作慘碧色照耀病者之面愈形愁黯家人大恐某醫攘臂言曰豈有作三十年老娘而倒綳孩兒者乎用予馳名之珠黃八寶丹明日必愈

社友來稿彙錄　二

鐘鳴六下曉色侵窗病勢益形進步某醫曰是尚無恐予有靈符在蓋某固醫而兼巫者也

於是研丹砂裁黃紙振筆亂塗作屈蠖狀連焚數道紙灰飄散蝴蝶羣飛久之覘其子氣息不絕如縷

詎料病魔猖獗禍不單行某醫之次子同時傳染此症及施以一般之治法石投大海影響全無一對青年攜手同歸於天國

某醫至此絕不咎其學術之不精反歸咎其寓所之不吉乃宣告遷居房主以期限未滿不允某醫大肆咆哮房主畏其無賴卒縱之去聞庚戌春間又因是症而斃一女云

潛曰麻疹並非危險之症惟與實扶的里亞併發則大爲危險二者常有連帶之性質本病之正當治法以注射實扶的里亞血清 Diphtheria Autitoxin. 爲唯一之聖藥對於無病之人則施一般之血清預防法及嚴行隔離法以杜傳染某醫未嘗學問焉知此理雖然某醫已矣吾願天下之漢醫皆以某醫爲前車之鑒診事之暇研究新學以補舊藥之不及則病人幸甚諸君之子亦幸甚

偶記

朱樹璋 耆濤

丙午之春有徐氏農夫者。年二十。口角間忽患赤腫。形如豆粒。疼痛異常。四圍漫腫。增寒壯熱。不時泛噁。其母來延余診治。余曰。疔也。俗名鎖口。有走黃之虞。病家曰。何謂走黃。余曰。走者散之謂。黃者毒之謂。走黃者即散毒之謂。余將以披鍼砭其四圍。(法在醫宗金鑑疔門之中) 刺其天庭印堂地合面巖龍舌耳湧耳垂中衝委中等穴。(法在刺疔捷法一書) 使毒血外泄。治疔之妙法也。病家不可曰。疔出一頭。力氣大牛。俗說不可破也。余不能强辭去。於是更延蔣醫診治。蔣醫云。疔無刺法。刺則死。汝症猶可治。無足慮也。病家信之。用黃連黃芩清熱化毒之品。連診三次。有增無減。腫及頸項頭暈目花。心神煩躁。既而請顧醫診治。顧醫云。病若此。皆爲前醫誤。雖然。尚有一法。可以包愈。病家大喜。深悔延之過晚。因述余欲用砭刺法。顧醫云。砭者疔家所忌。刺者疔門所尤忌。病家又以蔣醫之方示之。顧醫云。蔣醫之方。藥不對症。於是走筆立方。用犀黃川連鐵皮六神丸等品。病者服後。煩躁益甚。且發譫語。及再診。患者已奄然斃矣。嗚呼。余按張鏡蓉刺疔一書。傳世已久。遵法行之。無不效。今蔣顧二醫均云疔忌刺。然則是書也。害人已多。取以覆瓿久矣。尚何傳至於今日耶。至於顧醫用六神丸百粒、無異抱薪救火。余按六神丸。有發散之功用。宜於吭嗌瘡瘍。不宜疔毒。(初起尚可用)顧醫用之。不亦異哉。嗟乎。斯二醫者。平素儼然自大。非重聘不足當其一顧。顧乃有其名而無其實。是所謂外觀雖美而中實茅塞。也雖然世之若二醫者。又豈少哉。

赤痢變症始末記

時霖溥

赤痢者。暑濕氣鬱伏於腸胃、而爲內因。赤痢細菌、從食物傳染於腸胃、而爲外因。由是醞釀而生惡液。故腸內之變。蒸若罨麯之發熱。炎勢日熾。蟲類日蕃。排泄益多。運化益鈍。氣機之組織。能不因此而失司哉。醫者能廓清其宿垢。消滅其黴菌。使腸胃無一點汚穢之物容留停滯於其間。則不求愈而自愈矣。安有遷延他變之慮哉。異哉我先祖慈之患痢疾也。今年七旬有二。素有肝氣之症。始患肛門脹痛。四圍紅腫。繼則赤白痢下。夙夜無度。終則少腹痠楚。陰唇漫腫。脉象弦硬。舌苔乾黃。納物不進。口渴引飲。醫界知交來問候者。僉云中西醫籍上未見若是之稀症者。投以清涼(芩連銀花)解毒蕩滌之品。痢漸減而痛益增。下部皮色變黑。腐肉纍纍。神思恍惚。坐臥不寧。筋絡抽動。肢脛拘急。呼號聲痛哭聲。有令人不忍聞者。嗚呼慘哉。不及旬日而歿。何其速也。想鄙人厠身醫界。應求進步。而此症之變態蜂起。實令人不能解者。究竟赤痢菌之蔓延乎。抑黴菌之蘊毒乎。敢祈同社諸君子賜教焉。

微生物發生之盛衰

時霖溥

微生物何由而發生乎。無影無形。無踪無跡。最細微最渺小之蠕動物體。而中國醫界上所混稱謂六淫之氣者然也。自盧溫福氏發明顯微鏡後。始畢露其徵菌之狀態。其質雜灰燐。其性減輕淡。遇濕而生。遇熱而長。遇空氣之能力則消化。遇酸苦之氣味則絕滅。而以日光熱電氣熱肉身熱三者之間。爲此物所蟠踞根據之地。生育蕃殖之鄉。萌於春。卽東風解凍蟄蟲始振之時。盛於夏。卽土潤溽暑腐草爲螢之際。滅於秋。卽雷始收聲蟄蟲坏戶之候。衰於冬。卽草木黃落蟄蟲咸俯之秋。可見微生物者。世界熱質之散發也。疾病者。微生物之襲入衝突也。是故熱度高則生殖蕃。蔓延廣則患病多。然則月令一書。其亦可爲細菌生長盛衰之鐵證乎。

普通攝生法

黃孟菁 詠莪

一　臥起　午前六點鐘起床。午後十點鐘就寢。（如因意外事、不能如規定之時刻臥起、則亦當補足八小時之酣睡、不必延長、不可減少）

夏季可改爲午前五點鐘起床。午後十一點鐘就睡。

二　飲食

甲　午前起床後十分鐘。吃清潔冷開水二杯。

乙　午前八時或八時半。（夏季不可過八時）吃煮沸牛乳一杯。（其重量約合清水杯一杯半）以代早餐。

丙　午前十時再飲冷開水二杯。（先啜一口、洗漱口中之不潔而吐出之、然後飲此二杯之清水）

丁　午正十二時或午後一時吃午餐。不必飲料。不可無肉。酒可飲。飯細嚼。（食時必延長、食物必細嚼、油膩與不清潔之飲料、必不可同時下咽、要之此等飲料、不入口爲上）

戊　二時半或三時。（午後）再飲冷開水二杯。

已　午後四時半或五時。吃滋補料少許。（牛乳鷄蛋麪包酒等食物、尤普通簡便）以當點心。（冬季似可免、蓋天時短也）

庚　午後七時或七時半不可至八時半（夏季可至八時半）晚飧。（白米稀粥）菜取清潔爲要。素菜更妙。

大凡食物不必十分飽。只須七八分。

余午餐祇一盌（約與牛乳杯之重量同等）、白米飯。（無液質的）晚飱祇米粥（含液質的）一盌餘。

辛　未睡前再飲清水二杯。（約未睡前之五分鐘）、

壬　倘口渴思飲祇茶一小杯。至少當距離吃食並飲水之時間四十分以外。要之不飲爲佳。

癸　非規定之時間。不可吃食。而規定時間之吃食。亦不可過飽。

三　運動　飯後宜徵步緩行五百步以外。

(1)　飯前後不宜大運動。（要在一小時外乃可）、

(2)　運動每次不可過一小時。

(3)　不宜作過劇并危險之運動。

(4)　宜行路三五里。

四　呼吸　睡起時。宜在清潔空氣中作深（有日光者尤妙）呼吸二三分鐘。（一日呼吸須三五次每次須三四分鐘）

五　洗浴　冷水的洗浴。

粃友來稿彙錄　　七

一 睡起時用冷水洗面一次。午飯洗一次。晚飧洗一次。

二 午後（將睡候）冷水洗牙一次。

三 洗浴身體一週夏季二回冬季一回。

六 漱口 飲水前先啜一口。洗漱口中之不潔而吐出之。然後飲水。食飯前後。均須用清水或茶漱口。

七 烟酒 二物均無益。

八 衣服 外衣四五日一澣。近身衣三四日一澣。夏無袒體。冬不多衣。（不太冷而起膚栗即可。切不可太煖）

九 被褥 當時向日光晒之一週當一洗之。不可太厚。不宜太薄。要以鬆質之煖物為宜。

醫譚片片

呂巷偶奴錄

（一）善憂者。抑制其呼吸運動。易怒者。妨害其消化機能。故肺結核多生於善憂。消化器病多生於易怒。

（二）小兒科醫士某云。小兒之生長。全在睡眠中。

(三)壯健之男女平均一分間。可行七十五步。
(四)肉食者易染痛風。美食者。易生肥胖病。
(五)人之耐熱力。不如耐寒。
(六)百斯篤(黑死病亦稱鼠疫)病。發源於印度及雲南等地方。蔓延日本歐洲各國。據日本緒方北里諸人之研究。此疫係體外性傳染病。皆由鼠類媒介。感受之者。非常猛烈死多活少且無特效之藥日本雖有發明血清專治。而亦未見偉效。故一切預防及檢疫法。須分外嚴密。
(七)凡人在無空氣之地。五分內卽死。在無水之地。一禮拜卽死。不得睡眠。十日卽死。
(八)德國一醫師云。人若一生。每日二十分時。爲規則之運動。能不罹疾病。可保七十歲以上之壽命。延至百歲。亦非難事云。
(九)懶惰病。爲一種神經上之病。近時神經專門家之說。謂由不規則之勞動。及食物之不消化。與身體之不運動故。據今時醫學家之說。謂腦髓中。有特殊之細胞。爲宿住意思之所。此細胞失其勢力。意思衰弱。從而懶惰。遂不能堪勞役之事。
(十)飲食宜節、食忌飽餐。宜細嚼。忌速嚥。宜滋養之品。忌難消之物。居屋、宜乾燥。忌潮濕。宜通風。忌關閉。雖夜間。亦宜將窗扉稍開。

趙佩文來函

弟目疾係痔疾所累。現下已大愈。偶憶數年前。有自外洋歸者。述一人患頭痛症。中西醫皆不能治。後有一西醫診知為痔疾所累。但治其痔而頭痛如失。弟因倣其法不治目而治痔。竟獲奇效。弟舊歲始患痔。今歲雖不復發。然肛門常覺不適。不料其累及於目也。

論喜服人參之害

陳邦賢　也愚

藥有甚貴。似於人有益。而反有損者。人參是也。據本草。人參能廻元氣於無何有之鄉。可謂仙丹矣。於是富貴之家。病至莫救。無不服參者。奈十難救一。蓋參以化學驗之。入平胃劑。尚不及蘇打與金鷄納霜之功用。豈尚有起死回生之功耶。然此不過無益而已。而更有損者何也。富貴之人。驕奢之性。淫欲不節。自謂體虛。初病即欲服參。庸工無識。意在奉承。一藥不效。遂即用參。或因外感邪滯未去。得參不治。或因內傷壯火食氣。得參無功。嗚呼。人參之害人大矣。吾以為非參之害人也。實人之自害之耳。若謂必用參而始能活人。則無力之人能活者。有幾人哉。

劉完素

陳邦賢 也愚

劉張朱李號四大家。完素其一也。然完素醫道雖高。未免有術。如自稱嘗夢二道士。飲以仙酒。醒時猶有酒味。從此醫理精通。此不過欲仿扁鵲遇長桑君故事。自炫以動人耳目。不然完素自病傷寒。八日不食。不能自治。反需張潔古救之。何仙傳能救人而不能自救耶。足見行道而兼行術矣。

記石室秘錄

陳邦賢 也愚

醫書中之最欺人者。石室秘錄是也。其書冒陳眉公之名。假託乩方。黃帝岐伯雷公扁鵲仲景華陀。紛來沓至。日日到壇。有是事乎。其方皆襲成方。而重其分量。一方用至數斤。以為奇異。以為仙方。有是理乎。雖其治法間有可取。而其方何可用乎。孟子曰。盡信書則不如無書。此之謂矣。余適觀畢此書。爰記之以告同志。慎毋為其欺也。

醫案

余振鐸 玉笙

有友人某。六月間。患痢疾。飲食減少。日夜無度。小便不行。少腹疼痛。裏急後重。欲瀉不多。延予診治。按其脈沉遲無力。擬以四君子湯加木香以調其氣。砂仁以醒其脾。肉桂使之煖膀胱以利小便。一服而痢減。小便行。腹不痛矣。復治去肉桂。易以黃連。除腸中積滯。命節制飲食。數日精神復康。故去歲診治痢疾。獲效甚夥。均不出此湯劑範圍之外。蓋於歲爲土運不足。大法宜補不濇宜。補則病去神存。濇則痢雖痊而後患良深。每見市醫臨此證候。投以歸芎湯。或加訶子石榴皮等品。偶然見效。而正氣耗傷。非綿延數月。難以復常。深爲戒之。

西行瑣記一則

古吳金華　銳花

「那司」（譯音）西域回族種類甚多。在關內陝甘等省。辮髮剪髯者曰小教回回。在伊犂新疆等處（卽古月氏大宛康居烏孫各部）者。曰纏頭回回。男髡頂如僧。其服亦與僧彷彿。不過用紅黃紫綠各色耳。女則雙辮分披。所服與男回同。平時以牛羊肉瓜果牛乳爲飲食。遇有頭痛食積眩暈汗流等病。則以藥沒一種。色靑而黑。味臭而辣。名「那司」（譯音）者。約重三四分。含於舌下。少頃口涎流溢。藥已盡化。畧餘渣滓。隨涎吐去。而病亦愈矣。

案此藥一名納斯、又名捺斯、又名辣司、迄無定名、蓋譯音耳、出自中亞細亞南路、新疆哈密等處、纏回鋪中均可購買、其價與銀相等、每重一兩、約値銀一兩、但是否植物質所成、無從考究、蓋販至新疆等處、已研成藥沒矣、

醫事新聞

慎食衛生會

血肉食品。皆含毒質。歐美衛生學家。持素食主義者甚多。福保亦素信此說。故數年前序食物衛生學。（見醫學指南）已主素食主義。本報第一期內。論素食之學理甚詳。伍侍郎秩庸李公子石曾。久在歐美。深知肉食之害。不食血肉者已數年。因創立慎食衛生會。其宗旨與鄙意相合。其章程已屢次改良。茲將其第三次訂定章程、選錄左方。

一本會以改良食品。研究衛生。俾免病苦而登壽域爲宗旨。廷芳等就學識所及。身經親歷者。箸說發明。隨時刊布。以餉同志。

二食品改良。以不食血肉毒品爲綱。他若費財傷生之煙酒等物。皆在應戒之列。本會同人。各舉所知。另刊耑書。以廣勸告。

三肉食之害。甫經發明。衛生家雖不乏知者。而每苦於素食。或難戒絕。本會特別研究於代肉物料。選備頗多。將來擬編印書報。開會演說。並應特設一食品售賣處。改良烹飪。俾戒肉者漸入佳境。而無所苦。現暫指定法界密采里爲本會改良食物之所。並備有無酒精之葡萄佳釀。專爲便於同人宴會起見。凡發起諸君。及本會出力之人。皆另贈餐券。取價格外從廉。

四本總會暫借設上海愛文義路一百號覲渡廬伍寓。分會設法京巴黎生物學會。凡有志入會。或不即入會而欲研究此事。皆可通信賜教。互換知識。再來函請逕寄上海馬霍路德福里三百八十二號半門牌。本會書記朱君總收。彙交廷芳等分別函答。或登報總覆。如有面詢事件。亦請先向朱君接洽。

五凡入本會。永不食血肉毒品者。即爲本會會員。

六凡深知毒食之害而不能遽絕肉食者。亦可附入本會爲本會之贊成員。

七凡本會會員及贊成員。以到會先後爲次第。

八會員及贊成員入會之始。應由本會友一人介紹。或自行通信介紹亦可。惟須將籍貫事業住址敘明。以便通信。

九會員贊成員入會。會金每人只納一元。每年納會費一元。有願先納數年者聽。

十本會刊刻書報。通信郵費及將來專建會所。廣設分會所需各費。尚難預算。今暫由發起同人籌貲開辦。同志熱心 諸君。有欲捐助者。請逕寄上海總會。法京分會。或寄交大清交通銀行代收。

十一本會並不派人勸捐。

十二本會舉會長一員。總司提倡。副會長一員。總書記一員。皆盡義務。不支薪水。

十三會計編輯之事。暫由會長兼理。將來須舉會計專員一人。並聘用編輯演說庶務營業及華洋書記各員。隨時酌定。

十四各國素食衛生會。皆應聯絡。共圖進步。

十五自九月初七日起。每間一禮拜。下午二鐘開會。至三鐘止。今將本年會期開列於左。

九　月　初七日　二十一日　　十　月　初五日　十九日

十一月　初三日　十　九　日　　十二月　初一日　十五日

惲學士熱心醫學

強國衛民醫學最重。東西各國。皆視爲專門之學。中國京師大學堂。亦將設醫學分科。侍讀學士惲君毓鼎。熱心醫術。曾於戊申年。會同學部在梁家園組織醫學研究會。並協同御史徐君定超。宗人府府丞朱君益藩。暨各省督撫。集費公立中等醫學堂。開京師研究醫學之先聲。將近四學期。頗見成效。於前日專摺奏請　敕部立案。已奉　旨學部知道。其內容以中學爲主。西學爲輔。特聘精通教員。分門講授。其課程年限獎勵各規則。與中學堂相等。定名爲奏辦中等醫學堂。聞前月二十二日。添招新班。攷試完竣。不日卽將揭曉云。

與鄰人處一事。涵容不熟。既以容。訖彼猶未。悟不免。說破此閒氣。爲患。尋自悔。之因思爲君子當常常受虧於人方做得蓋受虧卽有容也（吳康齋先生語）

日夜痛自檢點。且不暇。豈有工夫檢點他人（同上）

諸君或門外人執異論非毀之言請勿相聞若事。不得。已。言。之。亦須隱。其。姓。名。也。（陳白沙先生語）

天下之事若從。憤。世。嫉。邪。起。端。未免偏。於。肅。殺。必。也。從。太。和。中。發。出。則。四。時。之。氣。咸。備（魏莊渠先生語）

問交友居家處世不能皆得善人。甚難處先生曰。此須。有。憐。憫。之。心。方。好。能。憐。憫。便。會。區。處如妻妾之愚兄弟之。不。肖。不可謂他人不。是。也。此。仁。知。合。一。之。道。（呂涇野先生語錄）

人能反已則四通八達皆坦途也若常以責人爲心則舉足皆荆棘也（同上）

人當逆境時如患弱證纔一舉手。便風寒乘虛而入矣保護之功最重大却最輕微（劉冲倩證記）

常看得自家未必是他人未必非便有長進再看得他人皆有可取吾身只是過多便

有長進（呂新吾先生呻吟語）

人之是非好醜一切涵容不輕發露即高明廣大氣象（錢啓新先生箚記）

程子曰君子之志所慮豈止在一身直慮及天下千萬世小人之慮一朝之忿曾不遑卹其身噫清不肖嘗爲小人之事矣程子斯言可念也（蔡虛齋先生省身法）

易發難制忿心爲甚忿心一熾無緣制遏則致相詈相毆相讐惟知爭小利而不思有大害爭虛氣而不知有實禍豈知得忍且忍得戒且戒不忍不戒小事成大識破此意聽人和解以其必忍氣於吏胥者移之以忍鄉戚以其必畧費於門隸者移之以讓友鄰則省財省力心身安寧人亦信服比之忿爭鬬訟亡身及親者相去一何遠哉（薛近泉語）

人情易發而難制者怒止怒之方無過於忍始忍於言中忍於色終忍於心久則渙然矣予性多怒於忍得力也故每見忍字心口贊之曰吾師乎吾師乎執之須臾而泰字寧奉之終身而悔吝遠也問懲忿難於窒慾歟曰然吾自束髮從事斯二者四十以後絕慾六年而始忘忿吾懼爲劉文饒王子明笑乎友人問之曰資有近遠故功有易難

（陳一齋先生意言）

朱寶瑩字幼山安徽壽州人江蘇候補知府熱心公益博通中西醫學
劉大鈞字輔端安徽績溪人年二十四歲幼即篤好醫學於中西醫理俱有心得
徐廷璣字雨蓀青浦廩貢生熱心提倡醫學
盧從德字佩馨安徽和州自治公所議事會文牘員熱心地方公益精通中西醫理
萬以增字繼常元和增生篤志醫學博通中西諸學說
王全杰字仲奇安徽歙縣人年三十歲篤志研究中西醫學爲人治病頗著奇效
王金華字殿人一字鐵忍又號寶餓安徽歙縣人年二十四歲研究中西醫學有年頗有心得.
虞同書字爾玉江蘇金匱附生年二十五歲畢業於無錫理科研究會精物理化學生理鑛物動植物等諸學科近復研究中西醫學博覽中西醫籍
張誠字策三一字玉金江蘇海門人年二十八歲南通州法政學及監獄學最優等畢業生試驗醫學會會員通中西醫理尤精內科學
梁文忠字筱波直隸天津人北洋軍醫學堂畢業學員現充陸軍部二等科員兼測繪學堂醫官專精內外科

衙紹康字企封南匯縣人年三十六歲川沙醫學研究會發起人專精內科

巴啓榮字樹東南通州泰興縣人年三十六歲五品銜候補知縣精通中西醫理

戴永升字成梁年三十九歲平湖附貢生候選同知光緒三十三年曾倡捐開辦求是兩等學堂爲該校校長現充自治研究所肄業員專精外科醫學經其醫治者無不立奏神効

高慶霄字顯清平湖人年三十三歲中學堂考取優等學生篤志研究中西醫學於內科一門尤有心得

曹廷楝字掄才平湖人年十九歲精曉岐黃爲名醫高志鶴先生之高足

孫抱奇字愼初平湖人年十八歲篤嗜醫學受業於高志鶴先生門下與曹君掄才爲同學

朱感淸字圭白平湖人年十七歲新埭鎭兩等學堂畢業生有志習醫受業於高志鶴先生門下頗有心得

端木藩字適安江蘇元和人二十一歲充重慶電報局領班兼管電話事件博覽醫籍通中西醫學

函授新醫學講習社謹啟

一第四期講義內之實驗良方一夕談。所選之藥品最少。其處方最簡、最有特效。其藥品每種一小瓶。本社可以零售。其價目如下。郵費在內。

阿斯必林	一匣	三角	撒曹	一匣	三角
樟腦	一瓶	三角	安知必林	一瓶	六角
安知歇貌林	一匣	三角	乳糖	一瓶	二角
鹽酸規尼涅	一匣	三角	甘汞	一瓶	三角
萞麻子油	一瓶	三角	人工加爾爾斯泉鹽	一匣	三角
硫苦	一匣	三角	加斯加拉錠	一瓶	四角
拕汸氏散	一匣	三角	單寧酸	一匣	二角
阿片丁幾	一瓶	三角	阿片末	一瓶	三角
次硝蒼	一瓶	六角	單那爾並(タンナルビン)	一瓶	三角
杏仁水	一瓶	二角	抱水格魯拉爾	一瓶	二角

函授新醫學講習社謹啓

一

函授新醫學講習社謹啓

二

臭剝　一匣　三角　臭素曹達　一瓶　四角

臭素安母紐謨　一瓶　三角　斯爾仿那爾　一匣　四角

鹽莫即嗎啡。爲法律上嚴禁之藥。故不能遞寄。

一本社發售之醫學緊要器具其價目如左。

體溫計（即寒暑針其用法詳初等診斷學教科書）一元五角　郵費一角

聽診器（即聞症筒）　二元　郵費一角　小號藥秤（瓦秤每一瓦即二分六釐）二元　郵費一角　小號量杯（瓦量、量液體用）　四角　灌腸器　二元

郵費一角　注射器（治淋病用）　七角　郵費一角

一諸君如欲購買藥品及器具者。須將該欵先行滙寄敝社。概不代墊。空函不復。

一書籍費照章另算。概歸七折。前寄上之普通新醫學智識實價二角八分。新內經、實價九角八分。祈即惠下。

一第四期選讀之書。爲初等診斷學教科書。論體溫計聽診器等之用法最詳。社員中已有此書者不少。故不與第四期講義同寄。若有未見此書者。請函知敝社補寄。該價祈即寄下。

函授新醫學講義第一期目錄

函授新醫學講義第二期目錄

函授新醫學講義第三期目錄

一

函授新醫學講義第四期目錄

函授新醫學講義第五期目錄

函授新醫學講習社廣告

本社定學額一百名。講義僅印百份。今已足額。而報名者尙源源而來。本社再擴充學額五十名。講義巳囑印刷所添印矣。此次額滿。再不增添。因添印講義頗不容易故也。凡社員試習一二月。或有事故。不能專心學習者。請函知本社退學。實爲兩便。

丁福保啟事

中西醫學報。定價極廉。每月經費。虧短不少。據本館事務所豫算報告。謂閱報者再推廣一倍。則每月之報費。出入可以相抵。敬請閱報諸君。各勸親友多閱一份。則數日間。本報消數。可以增多一倍。在閱者可以得普通衛生醫學智識。在鄙人可以免賠累之虞。實爲兩便。諸君子以爲何如。

敬謝捐助經費

胡蓮伯司馬熱心提倡醫學慨助本會經費洋五元特誌於此以鳴謝忱

中西醫學研究會謹啓

一

二

送贈醫學書目提要

文明書局近五年內刋成之新醫學書、已有五十餘種、用款已二萬餘金、茲將各醫書仿四庫提要之例、撰成書目提要一卷、將各書之內容提要鈎元而詳述之、索閱者若將姓名住址寄來內附郵票四分、敝社卽將此書寄上不誤、　上海新馬路昌壽里丁寓啓

本報價目

醫報本定月出兩期、共計六張、茲將六張併爲一期、裝訂成本、以便閱者、全年報費本埠八角四分、外埠九角六分、零售每册一角、

廣告價目

惠登本報廣告、以五行起算、每次一元、半頁每次四元、一頁每次六元登兩次至五次者八折、刋資先付、長年面議從減、

寶威大藥行製藥公司廣告

疾病者、爲人生無形勁敵、恒使人惴惴恐怖、與吾人性命相搏擊、欲抵禦之、當以良藥爲最利之器械、然天下良藥、無過寶威大藥行之所製、

自古以來、人之於疾病、專心研究、欲得醫治之藥、逮至今日、而醫學成精美專科、故藥物精奇、終不外乎醫學之發達、寶威大藥行製造各藥、均依科學最近發明妙用、寰球藥品、殆無出其右焉、

近來東西各國、其藥品輸入中華、不勝枚舉、然皆未有如寶威大藥行之良藥、名傳遐邇、亦無能如本行良藥、素蒙世上著名醫士、羣所稱揚樂用者也、

本公司製造藥物品極純正、權量準確、携帶靈便、雖經寒帶赤道、其性質不稍改變、尤爲特色、非他家所能及也、又本公司良藥適口易服、或備家用、或水陸旅行、隨身携帶、均極利便、且每種藥品、均詳明服法用法、本公司所製品物、曾往近世最大博覽會陳賽、所得獎賞功牌、數逾二百二十餘事、均揄揚本公司所製良藥、有奇特之化學妙工、倘中外醫學界　諸君、欲索各種新藥說明書、或華文仿單、請函致上海四川路四十四號本藥行、當即郵奉、郵資不取、（祈寫明因閱中西醫學報云云）

解百勒 商標 麥精魚肝油

Trade · KEPLER ' mark

SOLUTION

解百勒麥精魚肝油。名著寰球。爲最妙之强壯身體品。其創製之法。實爲醫學奇功。以其能將可貴之緐魚肝油。熬成濃膏。使其味如佳蜜。

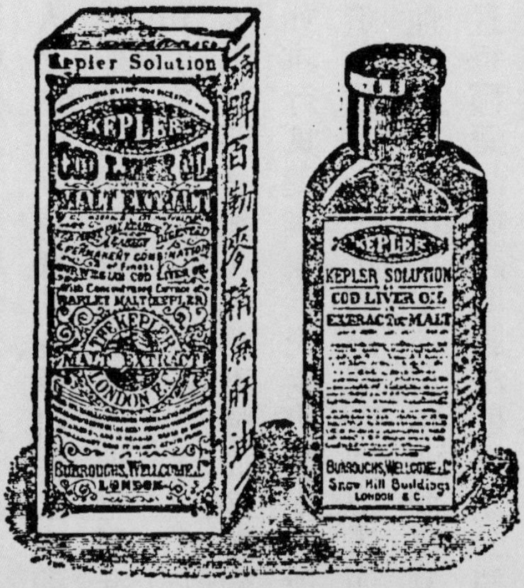

解百勒麥精魚肝油。乃涵最純粹補益之油。和以美味之麥精。卽肥壯大麥內之滋養料。

凡患肺病。及各種虛損勞傷症。當以此麥精魚肝油爲最要良藥。功能平胃。進飲食。助消化。止咳嗽。又能使病者瘦陷之兩頰。漸形豐滿。

用玻瓶裝置。各埠大藥房均有發售。

總發行所上海四川路四十四號寶威大藥行

（第七期）

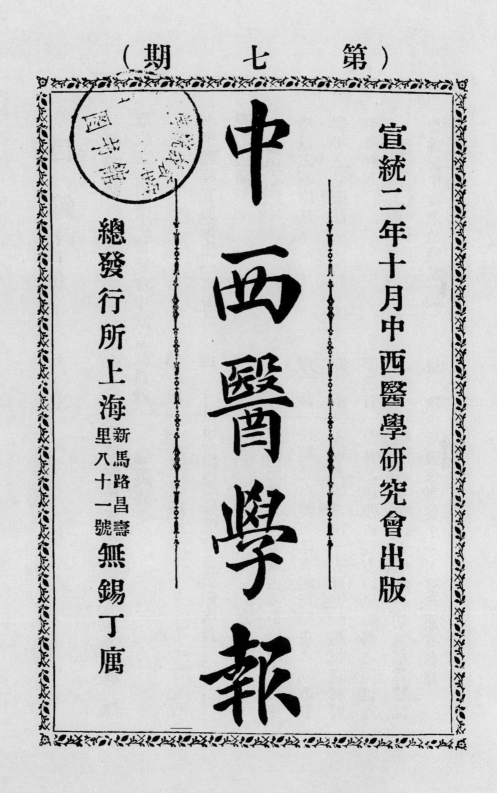

宣統二年十月中西醫學研究會出版

中西醫學報

總發行所上海新馬路昌壽里八十一號無錫丁廬

目錄　十月份

告白

吾國死於肺癆者最占多數。謝洪賚先生。新編免癆神方。確有起死回生之効。故登入本月報內。作一次登完。祈閱報諸君。將謝君之法。普告親友。以免肺癆之阨。惟此稿已占本報之大半。故一切來稿。爲篇幅所限。僅可從十一月登起。閱者諒諸。

德設立萬國衛生博覽會中國宜派員赴賽

倬興

中國於衛生之學古無專書而亦散見於各籍不得目是爲外國不傳之秘也其見於論語鄉黨者魚餒肉敗失飪不時之類皆著有不食之明文褻裘寢衣短袂長身之屬幷著有服御之規則是飲食衣服之衛生古聖已講求之矣其見於小戴禮記者曰愼居處曰節飲食曰絕嗜慾猶之孝經謹身之訓論語愼疾之教也是居處飲食之衛生昔賢亦研究之矣推之藥性未達不敢狎嘗卽愼重藥劑師之意屠賈售肉不敢飲羊卽注重屠獸場之意皆於衛生上致競競也降及後世衛生之學絕鮮研求而西人乃得於距今百餘年間提倡斯學凡衛生行政半屬之警察官吏衛生事業多委之專門醫生遂得以其所長傲我國之所短而重爲東西各國之所訾議今何幸德意志有萬國衛生博覽會之設民政部派員赴會幷電取江南勸業會衛生出品赴賽誠握要之圖哉犄舉此次赴賽其益有三

一曰爲改良之豫備中國於衣食住三項有關於衛生者亟待改良厥類甚夥特觀感無資卽欲有所建設而多未如法所幸德有衛生博覽會出形形色色當無不備，命會習衛生學者充當監督錄其學說購其用品歸而餉之國人而研究衛生學者乃得所

著手矣此之索諸譯本所得何啻倍蓰耶

二曰便官廳之執行衣食住之衛生總其成於民政部分其責於警察官凡夫取締屠宰考驗醫師免許藥劑師等吾國多未實行則以民情易恐難曉辦理未能得法之故誠能頒示各省選擇明達士紳帶領赴會歸而仿其成法對於建築服食等著手改良以爲士民倡復徧行演說以曉顓愚如是則官廳雖嚴執行之干涉而亦鮮所反抗矣

三曰挽已失之利權吾國出口之品以天然物爲大宗至於衛生食料銷售於外洋者除華僑服用外無所聞焉而法國且禁我國膏丹丸散之輸入此無他恐有礙於公衆之衛生者然也而各國物品如衛生衣服衛生丸藥流入我國市塵棋布星羅幾於無一不備即僻壤遐荒亦靡不普及計年中耗我國金錢者不可以僂指計今値赴衛生博覽會之便考求用品切實改良不必侈談暢銷外洋也即銷售內地而歲塞漏卮爲數已不少矣

有此三項之便益而我國衛生行政衛生事業必由此而發達可於此赴賽焉卜之矣此之影响於吾國衛生界者甚大若視爲尋常赴賽以求推廣銷場則所得不償所失坐失機會豈不著實可惜乎所望負有提倡衛生之責者少留意焉

小學課程宜加衛生一科說

選

西儒有恒言曰健康之精神宿於健康之身體欲强種必先衛生羣奉爲不刊之論矣近日條頓民族勢力所以膨脹者智識道德爲之而實以體魄爲原素教育三大主義曰智育德育體育考學校之衛生重在建築飲食能講求者殊寥寥也惟有體操一科與體育有直接之關係有益運動各校尚重視之雖然建築飲食之合宜一時的而非永久的體操有積極之作用而對於消極方面所以袪除疾病及應用於將來者効益蓋寡泰東西諸學者研究生理衛生日新月盛有以衛生一科列入小學功課者教會學堂多效之惜吾國部定章程於此獨有缺點也

定章中學課程以生理列入博物科統系畧備若高等小學生理納諸理科簡略特甚實用衛生事件國文課本稍見之而近於病理範圍則不與焉以我國生計之艱教育進步之緩求義務教育之普及戛戛乎其難之其由初等而高等而中學什百中無二三焉學生出校就業他事尚可不明豈一已寶貴之身體可不知保衛之方乎乃知小學之教衛生彼國固有卓見今既爲定章所無則此科不能獨立惟各校皆有隨意科目自可以衛生當之卽增加於國文之中亦無不可

如執定章而言則各小學皆教軍樂此固定章所絕無者也今以隨意科爲藉口通融爲之矣蒙謂學生肺力未充軍號有碍衛生易發喉腫之病面乃損者就之益者避之不亦僨乎各國醫學發達尚且重個人之衛生我國頑固舊醫執五行生尅之謬說生理解剖叩之茫然醫如操刀之劊故不服藥者爲中醫社會知醫之難恃於是師巫邪說得以乘之貽害人命無論矣小而家事經濟其受害亦豈輕乎學生知衛生大意他日各執一業隨時隨地可以適調攝之宜家有病人求醫亦差能別擇學識之實地應用莫切近於衛生者爲功雖簡爲效甚鉅將來支那強種之先聲安知不以小學衛生爲大廈之基礎哉

說看護者

梁慎餘

看護學者看護病人之學略知病理能助醫生之調治日人所稱爲看護婦者是也看護婦云者因此等事業皆女子爲之女子之性情比男子爲慈愛其舉止比男子爲靜細使以看護病人能忍耐無厭用意周到男子所不能及者皆女子所獨長此各國醫院中經試驗而得可無疑義者也

是故各國莫不重視看護婦而尊敬之凡有病無不僱請看護婦以看護之看護婦實

一般人之保姆也。

吾國人識衛生學者少。偶有疾病。則家人婦子。無一知看護之理者。賴以看護病人。其寢處之不合法。寒煖之不適宜。飲食之不知節。凡所以養病之道。皆無有合。如是又豈能獨賴醫藥可能痊愈乎。輕病猶可也。其重病之必須看護得宜者。多因此而悞命矣。嗚呼。我國人歲中不死於病。不死於醫。不死於藥。而死於不識看護法者。何可勝數。焉得有多數看護婦。救此枉死之人也。

或曰中國風氣未大開。即有看護婦。亦恐無僱請者。是大不然。何也。人生之至痛苦者。莫若有病。最憂愁者。莫若家人之有病。當此之時。事繁意亂。豈不欲得多人為之助理乎。

觀於中等人家。一有疾病。其來問候者。來幫忙者。不絕於庭。可知矣。然聚多數不識看護學者之人。無論其無益於病者。或與病者周旋。對之嘆惜。或妄言虛實。譚說紛紛。徒增病者之悲感。此又不得不求一曾受教育畢業於看護學者之長在。以相助為理也。

然則世特無此等人才耳世人亦不知有此等人才耳若有之若知之其家有病人舍力不能僱請者外其有不急請之者乎

且也看護婦不獨於病人調護得宜使病易於治愈而已並能助良醫之診斷而免庸醫之謬妄乃醫生之好帮手又嚴監督也

夫醫生之至病者家一日一至耳至不過半時耳其病勢之如何變幻早晚之有無不同服藥後其藥之如何行功等等狀態何由而知至詢諸其家人則又向無此等學識不答非所問則問非所答每失病之要領實情故曰看護婦者乃助醫生診斷之好帮手也

至於庸醫之謬妄以輕作重以重作輕大言欺人不識病理者皆恃病家之無在行醫藥者耳若有看護者則醫生不敢亂言病症不獨不敢亂言病症即使有燥暴之醫生亦必變爲平靜故看護婦者又醫生之嚴監督也

抑尤有一說謂醫院無看護婦則與國內無婦女同國內無婦女則國無生氣婦女之氣有如春風能使百物更蘇故國內有婦女即鰥老孤兒亦減少幽鬱躁狂之病症醫院內有看護婦則滿院病人亦減少苦痛愁嘆之聲氣以言乎此則看護婦於病者之

性情上調攝上亦大有益也

統觀右方各條看護婦與病之關係其要如此然在吾國女學甫興求女子中之畧解字義無妄自尊大之態有慈悲愛人之念而從事於看護學者非易易也

粵中夏葛女醫學堂附設此科數年矣已卒業者亦數人矣此數人者果能盡出以應世乎不可得知爲今之計不能不望諸負盛名具大力者提倡之並發明此爲仁愛之事而非卑賤之業謀設專科以養成多數之卒業者也日本舊醫學與中國同耳明治十九年（即光緒十二年）陸軍部以看護婦爲必不可少之事乃令赤十字社病院長橋本男爵與陸軍軍醫總監足立寛氏力謀看護婦之養成法至次年願就者既多復在萬國赤十字社加入同盟國中另行設立篤志看護婦會其初入會者不過千人近則超至五萬以上矣其所以能於二十餘年間有如許之發達者均賴其國之負盛名具大力者之提倡也吾國遂不能行此乎然當青黑不接之頃既知看護者之益又無看護者之可僱則吾人家庭中不可不急將看護學研究講習以爲侍病之預備也

痔核之新療法

盧謙 預甫

排便時覺肛內有微痛及瘙痒、便後即消失。時有出血者、排血後則感爽快。若病勢增進、則於肛門內或外生結節、是爲痔核。其原因係由血液欝滯而起。少運動之人易發此病。向爲頑固難治。當時雖有對症療法、然易再發。又用濃厚石炭酸倔里設林等分、加古加乙涅少許、注射於結節內、約一週間、雖能根治。然患者嫌注射感痛、每多不願。同學徐曉樓君、謂用依比知阿兒塗布、可收良效。余以爲此藥向無治此症者、姑一試之。約兩週間、即已消滅。絕不復發。其後遇有患此症者、即以此藥治之。無不奏效如神。蓋此藥有鎭痛止痒之效。收縮血管之功。故也。余不肯自秘、特將用法登之報內、以當流傳。庶有該症者、皆能自治、不必求醫也。

患痔核者、每日以冷水洗淨肛內、持續五分鐘。再以綿球濕純依比知阿兒、塗布於結節上。即將該緜球、塡入患部、不使脫落。排便之浴、仍照前法行之。約二週間、即可痊愈。若於依比知阿兒內、再加麥角越幾斯阿片丁幾各少許、尤妙。

嗎啡試驗法

來儀

鴉片流毒中國百有餘載亡國滅種莫此爲甚近歲朝野人士始幡然醒悟謀所以拒絕之法於是一般奸商市儈則乘機用烟灰土皮等製種種藥水藥丸爲戒烟之用其癮可消其毒未淨也而此中爲害最深者莫如攙和嗎啡嗎啡爲鴉片之精若受其害永難戒除然購服之人每不知此故受其愚者不下萬計謹將試驗之法譯錄於左以供考察焉

司台氏之法將欲試驗之物融之以水幷和兩倍多之濃酒精及一瓦或二瓦之草酸OXALIC 或 TARIC ACID 加熱至七十度或七十五度俟冷濾之繼將所濾者蒸化或注入球瓶盛於濃硫酸之上或注於蒸器中用濾水抽氣筒通風法俟乾至稠密時（若仍有不化之質雜於其中則復用前法）將此稠汁融於冷酒醇中濾之再蒸化於眞空器中或空氣中亦至稠密爲度又融此稠汁於適可之水中頻加少許以脫（即依的兒）搖之至以脫染色及生渣滓而止復加鈉炭養三及沸止爲度又加四五倍多之以脫再搖之少頃置而不動俟其化氣遺有渣滓將此融於硫酸水中屢和以脫搖之而以脫飛去矣此中所有之酸復用鈉炭養三解之再和以脫搖之即成不

嗎啡試驗法　十

化氣之淨鹽基矣。取少許置白磁杯中。加十滴或二十滴之濃硫酸。須先和以硝酸者。（三滴濃硝酸。和水一百生的。於是將此硝酸水。加入四十生的之濃硫酸中。）靜置二十或三十分鐘。後顯一種紫色。此即有嗎啡之明證也。

試另取不化氣之淨鹽基少許。加小塊錳養二。其色變黑。與美國黑水相似。此亦一證也。

帝潑累氏之法。將欲驗之藥。濕以碘酸水。（一份輕碘養三。ICDIC ACID 和十五分水即成）復加入小粉水。（一份小粉化於四百分之水）即呈藍色。若用極淡之阿莫尼水。徐徐傾入此藍水中。相著處即變成一色圈。其上層爲藍。下層爲紫。嗎啡顯然矣。

若天然極濃 EERRLC SALT 與嗎啡相著。亦呈一種深藍色。

儀按帝氏法較爲簡捷。且試驗極靈。雖嗎啡分量小至二萬之一。亦不難立見也。

免癆神方敍

癆病者世間人類之大敵也。其殺人最多。凡病死者。八人之中。其一即因於此。中國每年受其殺者乃八十萬人。古今災刼。殆莫與此倫也。其殺人又最慘。蓋二十五歲至三十五歲之少年。患之最多。凡中年者三人死亡。其一即因於此。其人正當壯盛有爲妻子滿前。而此病中之。使之失生利之力。作坐食之人。數年之久。輾轉牀蓐。病者困頓。親友氣短。傷心慘目。筆墨難盡也。他症有時代。既來則旋去。如疫癘是也。獨肺癆則年年月月毫無間斷。他病有地界。此有則彼否。但肺癆則城市郊野。各處俱到。吁。何物么魔。目不及見。而殺人如麻。無聲無臭。而爲禍最烈。世之人爭名攘利。操心不已。衣食起居。刻意求全。而不知暗中爲此細微生物。夭我子弟。弱我種類。剝我利源。增我苦惱。獨不思一爲之計。嗚呼。是可悲也。

十年以來。英美德法之人民。始奮然起而與此症酣鬬。再接再厲。精神愈旺。期於五十年內。拔此毒根。掃此禍胎。今正千方百計。以求達此目的。其始止一二志士仁人。獨爲其難。發偉願。排衆議。以行其意。久而知者日增。勢力日盛。至於今日。上至政府。下及婦女兒童。無不協力剗除此毒。觀其百凡布置。可謂至盛。風聲所及。遠薰日本。獨我國之民。猶酣寐無覺。坐聽八十萬之精壯。年歸灰燼。數百萬之病者。散布荼毒。一念至此。涕淚自下。願我讀者。子細審察。

不佞身罹此病。親嘗苦況。奔走半世界。以求挽回健康。幸未遽歸朝露。誓將所知。轉輸國人。因彙考泰西名家著述。參以美國療養院中閱歷所得。輯成此書。以告已病及未病者。如能信用。定收奇效。顏曰。癆瘵神方。不避淺俗。求大衆之易注意也。

免癆神方

山陰謝洪賚編纂

第一章　導言

百病之中。以肺癆一症。爲最有研究之價值。吾人在世。無論男女老幼。俱宜知其大凡。不獨因已有此症者。可得救治之方。且即未有此症之健者。亦可預先自防其身。并防其子女家衆。同村共邑之人。得免其害也。

肺癆病。吾國醫家向稱之曰癆瘵。曰內傷。曰大虧症。近今科學家稱之曰肺結核症。因肺部患此則結成如核之塊也。西俗稱之曰白疫。以其患部變成白色。而害與疫症無殊也。通俗稱之曰癆。亦曰損症。

研究肺癆一病。最足使人傷感。亦最有興味。不但因其爲世界最廣傳之症候。殺人最多。致禍最重。又因其爲最易防備最易治瘥之症故也。

肺癆症之病部在肺經。其原因卽由於一種微生物所致。此物致病。不惟在肺部。凡全身之織質。無論何臟。俱可著足。如生於頸部之涎核。卽爲瘰癧生於骨節。卽爲穿骨流疽。其餘腸部、膀部、腦衣、俱所經見。然終以肺部爲最多。故本書止論肺癆以概其餘。癆症由傳染、非由遺傳。無拘老幼男女。俱有可染之機。惟三十、五歲、以下、之少年。尤多犯此症

凡染此症者。其人多因養料不足。居處潮溼。空氣腐敗。而致精神不充。遂起此病。不惟人患之。畜亦患之。家畜之中。牛尤多患此。考其病之歷史。由來已久。非近世之新症候也。按西歷紀元前四百年。卽吾戰國時代。希臘名醫赫巴革雷氏。卽已詳言此病之狀態。自此以後。迄紀元後一千八百八十二年。卽光緒八年。醫家多有論之者。俱未能得其要領。然其傳染之性質。則固久已知之。直待德國之高克(古弗氏)博士任某鄉之衛生局員時。始考得致肺癆病之微生物。布告世界。而後研究此症者。乃有把握。而撲滅斯毒敵之法。亦遂有進步。

第二章　癆菌

西歷一千八百八十二年。卽光緒八年。德國名醫高克博士始發明肺癆病之原因。乃由一種細菌發生於肺部所致。當時醫界聞而驚震。其後詳細考察。遂知博士之言果確。細菌者世界最細之植物也。形性與松菌香蕈相同。其體小甚。尋常之目力不能覺察。必用大力之顯微鏡乃能見之。　細菌種類最多。蔓生各處。或有益於人類。或使人類成病。致人病者是爲病菌。癆菌卽病菌之一種也。科學家稱之曰結核桿狀細菌。本書以癆菌稱之。求簡捷也。

癆菌之狀如桿棒。無色。不能自動。其細已甚。取一千個并成一塊。人目始可得見。取一千六百萬枚。乃可鋪徧二分郵票一枚之面也。　癆菌生殖。用分裂之法。卽一裂爲二二裂爲四。仿此加倍不止。故其增數神速。　如得合宜之境地。則一晝夜中一菌可化成數百萬菌。但世界各處此等合宜之境地未必恆有。癆菌不至極多者。職此故也。

癆菌生育合宜之境。必具四事。幽暗一也。潮溼二也。溫暖三也。(畧如人身之熱度)養氣四也。人體之內。此四事具備。故癆菌發生最易。若人體之外。則四事未能常備。故癆菌在人體之外則不能生殖。且未幾自死。因日光直照。則數時卽足殺之也。由此可知凡幽暗潮溼空氣不流通之房室。最易使人起癆症。以癆菌一入其內則可久存不死。重入人體爲害也。癆菌不畏嚴寒。煮沸水中半時乃死。居黑溼之室內可數月不死。居光明通氣之室內則數日即死。雨水洗痰。足使癆菌分離。易爲日光所殺。癆菌不必處處俱有。惟患癆者所在。苟不謹愼消除痰毒。則其附近必有癆菌甚多。凡與同處者。乃十分危險。患癆者每日可自痰中吐出癆菌無數。名醫郭納德氏曾査得一人每日吐出七十二萬萬枚之多。此痰如不毀滅。則毒種流傳。不知當害幾人云。

第三章　肺癆傳染之由

肺癆傳染之法。最通常者三種。

一　由患癆者之痰唾。不愼消滅。隨意散唾各處。及其乾而飛揚。無異極細之塵。爲風所颺。爲帚所拂。遂皆游行空氣之中。爲人吸入口鼻。而至肺經。居同屋同室之人。其危尤甚。

二　因患癆者之口中細沫。不時含有癆菌。於談話乾咳及噴嚏之際。散入空中。爲人吸入口鼻而至肺經。但患癆者所呼之氣。不含癆菌。不至害人。

三　因癆菌止於食物。或飲食器上。或沾著手指。皆可隨飲食而入人胃腸。因轉至肺經。　病人已用之杯盌箸勺。如未消毒。則後用之者亦可傳染。　鉛筆銀錢票據信票等物每每黏附病菌。故慎勿與口相觸。　蠅蚋等物喜止於痰唾之面。其後又轉栖食物食具之上。俱足傳病。故痰盂宜有蓋。而一切食物食具忌蠅之栖止。

凡患癆者。如能按下數章之法。慎除痰毒。則他人與之常處。固屬無害。不必驚惶。否則其人能以疾傳人。爲害無窮。愛身者卽當遠避。或嚴重而勸以慎用消毒之法。

癆菌入人之體。其人不必卽起肺癆之症。因人體之內。本具自衛之力。能將病菌撲殺。然如精神疲乏。眞元消耗。則病卽易成。

第四章　肺癆之病狀

肺癆一症。初起最難覺察。故凡有左列諸病狀之一者。卽宜請良醫診驗肺部有病與否。　一咳嗽延長至一月。　二胃口不佳早晨尤甚。身體失重。面色蒼白。　三咽喉哽沙至數星期之久。　四吐痰。早晨多吐尤可疑。　五夜間盜汗。　六吐血。　七下午潮熱面紅體乏。卽微熱至華氏九十九度半。已屬可疑。　八胸部疼痛。　九氣促。　十脈速。　十一作事易覺乏力。

年少之人。與大病之後。有上文所開之病象一二種。尤爲可疑。益當謹愼。

醫師於初起之肺癆症。雖聽肺部未必一次即明。宜再三診察。　有痰者可請醫師查痰。各大市西醫多有能此者。　肺癆初起。不吐痰。或吐痰而不含癆菌。不可因此自弛。以爲無妨。

肺病初起。一治可愈。故凡人自覺有上文所開之病象一二件。即當延醫師診察。聽其指導。或遵下文諸章。謹細調治。蓋有病固可治愈。無病亦增健康也。

第五章　肺癆之廣延

考世人患肺癆者之統計。在今日尙無確定之數。即如西國保險家之死亡清單。調查最爲精細。然仍不足恃。吾中國於此等事業。更未確實調查。故益無眞數可言。然亦可依傍而估計得之。

按美國政府之人口統計。每年有十五萬人。因癆而亡。即每八人死。其中必有一人由此病也。按美國人口共止八千萬。吾國人數。約爲四萬萬。較美國正爲五倍。即使衛生之資格。與之相齊。則至少當有七十五萬人因之喪生。況國人衛生之道。劣於美人遠甚。則死者殆尙不止此數。

按日本之人口共約四千五百萬人。每年因肺癆而死者。有七萬五千二百二十六人。核其此例。亦與美國之率彷彿。

又按上海公共租界內共有華人四十七萬五千口。每年因癆症而死亡者。共計一千人。若按此數類推。則中國全國每年因肺癆而死者。當有八十萬人。準每年死八十萬人計之。卽每日死二千二百二十人。每小時死九十三人。每二分時死三人。日日不止。時時無間。凡吾國自古以來所有水旱荒歉疫癘刀兵等災。殺人俱無如此之多且廣者。嗚呼。肺癆一症。洵吾國人民之大敵哉。

單核死亡者之數。尙未足以灼見肺癆病廣延之眞相。因大半人患之者。未必果因此而死亡也。

肺癆之初起者及其輕症。俱甚隱祕。非但尋常之人不能覺察。卽良醫亦每未能診辨。惟由死後剖驗及用藥實驗二法。乃可確見肺癆綿延之廣。

醫學最新實驗肺癆之法。乃用癆菌製成之液(西名曰都布口林)針入皮膚之內。如其人患有肺癆。無論若何輕微。卽能起紅腫等狀。是爲反應。否則全不反應。西國醫家用此法以試尋常之健人。則見反應者之數。蓋非常之多。即是證其人皆已隱起肺癆症。特未劇耳。

死後剖驗則可實見肺部之患處。德國名醫南其利氏剖驗五百尸。見肺部有癆症之痕跡者。凡四百九十五起。又步哈德氏剖一千二百六十二尸。查得患此者計一千一百四十八起。雖其中或因有特別之故。未必世界之均數。果皆如此之高。然肺癆之廣延。於此亦可見矣。法京巴黎之陳尸場。例須剖驗突死者之尸。得見其患肺癆者。十人而七。即他國之醫家。亦多得同此之證據。故肺癆之奇廣。實無可疑。

蓋多數之人。在生之時。有癆菌入其肺部。微成傷痕。後即全愈。不復蔓延。故其人得無恙。然傷部之痕迹已在。人自或不能見。用顯微鏡即可察之。

觀上文所言。可得一最要之理。即肺癆一症。其延至廣。亦爲最易治愈之症、凡一起即治者。無不應手奏效。其所以不治者。則因症已太深故也。若以凡人自覺、偶有稍涉與肺癆症相似之情形。即宜用心調治。待痕迹盡泯而後已。甯可信其有。不可輕爲無事。而貽誤於無底也。

第六章　肺癆能遺傳乎

世人每見一家之中。前後數人同患肺癆。遂誤謂此病可自父母傳於子孫。不知其實非也。蓋近年醫家已經反覆研究。而知肺癆之由父母遺於子女者。絕無僅有。得此病者。大抵皆由於傳染也。設一家之中有一人患肺癆。不知自愼。痰唾無忌。則此家之屋宇什物衣服人身。皆易染有癆菌。小子時在其中。豈不極易沾染。因此一家之中所以屢見有數人同染此症也。

且小子身體未壯。元氣未充。其受病較成人爲易。又多爬塗地上。以手探口。此其易染之又一故也。

但父母如患有肺癆。則元氣不免因而減損。所生之子女。自然先天更形不足。一遇癆菌入體。成病亦較尋常爲易。故凡有如此之子女。父母益宜謹愼保養其身。以作預防之計。

然父母如有癆症。子女不必因此驚惶。苟善於衛生。則其體中抵止菌毒之力。反當較之常人爲大。是亦不可不知也。

第七章　肺癆預防之法(一)消滅痰毒

肺癆預防之法

當今世界之有識者。莫不注意於人類與肺癆爭戰一事。皆願竭力講求到底撲滅之大勝利。夫排除肺癆分療治及預防二大端。而預防尤爲喫重。蓋人類之果得救出此危症與否。純視預防之法完密與否也。

預防之法。並非深奇奧理。只消奉行數件要端。雖尋常之人亦無不可爲之。以下所畧論者。吾願讀者人人銘諸心中。預防之法可分爲二大端。

其一　撲。滅。癆。菌。使。不。入。體。是治標之法。

其二　保。身。健。康。不。懼。癆。菌。是治本之法。

論肺癆可分爲二種。一曰開者。一曰閉者。

肺癆之閉者。不吐痰。故無癆菌由其體而外出。又患穿骨流疽及瘰癧之無膿水者。亦與此同。

肺癆之開者。則吐痰或多或少。痰內時含有癆菌。故爲患最烈。必宜謹細消滅之。又患穿骨流疽及瘰癧者所流之膿水。其害亦同。普通以痰爲多。故下文止論消滅痰毒之法。而膿水可以類推。

消滅痰毒之法〇論痰毒先當知凡痰之爲害。只在其乾時。蓋痰當未乾之時。癆菌不能飛起害人。待其一乾。卽因風飛揚。雜入空氣。到處飄浮。和於人之呼吸。止於物體。入人胃腸矣。因此宜使痰常溼不乾。盛痰之器內。常和以清水或消毒藥水。萬不宜用灰沙木屑等物。

凡吐痰者。無論有病無病。均不可亂吐。定當吐入痰盂之內。盂宜以不可碎之金類爲之。瓷製者不宜用。其邊宜直立不斜。以免痰沾其上而自乾。置盂以高及胸爲最善。因如是則吐痰時不至誤出盂外也。如置地上。則盂之四周。宜墊紙布等易燬之物。時時更換燒燬。　切勿嚥痰入肚。恐患腸癆之症。此症甚苦。亦難醫治。

痰盂宜有蓋。不使蠅蚋等蟲。飛集吮食。其後以口足傳毒至別處。　曾有人查得一蠅之糞點內含有癆菌五千個。

凡居家出外。切戒吐痰於地板草地街道田間等處。以免病之傳人。兼可免自己重復吸入病菌。致病加重。如萬不得已。則可吐入陰溝之內。使菌隨水流去。久而自死。

有肺癆病者。宜備隨身吐壺。時時傾除。且在水中沸之。吾國今尚少見隨身吐壺。則可備舊布及棉紙。裂成小方。以便受痰。納入特設之袋內。待回家時燒燬。此特設之袋。最好當以橡皮爲裏。且當時時置水中煑沸。

西國近行紙製之唾壺。一種可置案上。一種可納衣袋。質皆能燃。如能得而用之最妙。惜吾國尚未見運入與仿造者耳。

痰盂內貯消毒藥水。可殺癆菌。惟其力甚緩。且藥水必須與痰和透。乃能有效。如石炭酸（一名加波力克酸俗稱臭藥水）百分之五和水百分之九十五。能於二十四時之後。殺盡癆菌。不能得此酸者。可於盂內貯濃鹻水。吐痰後在火上煑沸若干時。而後傾棄陰溝之內。又法將盂內之痰。傾入大紙中。勿沾別處。納入火中燒燬。盂在水內煑沸若干時。拭乾再用。

病人臥牀不能起坐。不便用吐杯者。牀邊宜備水溼之碎布若干塊。以受其痰。後即燒燬。

凡物易沾污者。宜常用肥皂及清水二者洗之。雖未能盡殺病菌。然亦可去其大半。

免口涎飛濺之弊○凡患肺癆者。即作乾嗽。亦宜以手帕掩口。不使涎沫四濺。飄及物上。此帕須特備。不可兼拭鼻。以防鼻之受毒。如無手帕。則以手掩之。後即用水洗淨。

每日用牙刷洗齒三四次。飯後尤要。

病者食具消毒法○患肺癆者之飯盌、箸、勺、菜盌、肴碟、茶杯、面盆等物。俱宜獨用一副。

且當時以沸水滌洗。

病者持躬之雜事○病者之手。宜每日多次用肥皂清水洗淨。每飯之前。沾痰之後。更宜注意。

時時注意。勿使痰唾沾及衣被手臉器物。　勿嗅小兒之口臉。即無病之人。亦宜戒此汚習。　凡銀錢票紙針釘等物。均勿納入口中。口非所以代手持物者也。故除飲食及食具之外。概勿接脣。　食人所食餘之物。最爲危險。宜痛戒之。

病者衣服消毒法○病者之衣被枕巾等物。宜用消毒藥水洗之。或先煑沸而後再洗。

病室消毒法○病者去其所居之室。則宜用福美林氣薰透。且將牆壁什物。用鹻水刷洗潔淨。

第八章　肺癆預防之法(二)留意牛乳

家畜之中。牛最易患肺癆。嘗有試之者。知患者蓋居百分之五十云。病牛之肉與乳。均含有癆菌。食飲者亦可因之起病。故凡食牛肉。以熟煑爲宜。

飲牛乳者。宜先使熱至華氏寒暑表一百五度。過二十分時。而後取飲。則不惟癆菌已死。即其餘他病種亦已俱斃。如無寒暑表。則煮沸亦可。

第九章　肺癆預防之法(三)房屋合宜

獸畜野居之時。從無患癆症者。迨馴養於家。則患者甚多。故肺癆一症。實爲文明之惡果。凡人之生活愈去質野而進文明。則其染此症也愈易。居屋之用。原所以避風雨而求安適也。然因建築之法。未極合宜。故利之所在。害亦隨之。遂爲使人類成病之媒。肺癆一症。蓋可稱之爲屋症。苟無屋宇。則此病亦不能起。凡其所以能立足而蔓延而長成者。皆因有屋宇以庇之故也。

故凡居家者。不可不竭力注意。除去屋內空氣不足、及居人太多之弊。以免一切疾病叢生之源。

每人每時宜有新鮮空氣三千立方英尺。(英尺比中尺約短五分)譬如一室長廣各十尺。高五尺。則其體積爲五百立方尺。一人處之。則每時須有六次全換空氣。方能一例新鮮。吸之無害。否則其所吸入之氣中。必含有前所吐出之汚氣。故即不潔而爲諸病之源。更爲肺癆之原因。

日光宜時時照入室內。愈久愈多則愈佳。不宜用厚簾板窗遮隔。反之。室內潮溼。且多灰塵則為健康之大害。

室內之空氣。每因人足之踐踏。污衣之振拍。什物之移動等。故充滿灰塵。飛揚上下。隨呼吸而入人肺。積而久之。漸為病根。故凡居室者。時時以清塵為要事。地板與什物。宜常以溼布揩抹。除去細塵。尋常所用毛帚祇刷灰塵使之重復揚起。反為有害。故不宜用。笤帚掃地。必先洒水。或用溼茶葉及木屑洒地。而後掃除。皆為善法。切勿乾掃。使塵上揚。掃地之時。又當大開窗戶。

地板釘席者。易積污塵。不易掃洗。非善法也。不如光漆地板為宜。

臥室之注意〇吾人一生計其三分之一。乃在牀中。故臥室最宜留意。更合衛生。日光與鮮氣當時時入室不絕。無間冬夏。窗戶俱宜洞開。如能經年臥於廊下或晒臺之內。比之臥於室內。尤為有益。

患肺癆者。當獨臥一牀。勿與他人同臥。力能辦者。更宜獨居一室。其室之門戶。必當洞開。使其內之空氣。時時新鮮。與戶外無異。如能臥於戶外。則其病之痊愈易。此為治肺癆之最要一事。凡患之者。宜努力為之。

病室之注意○病人夜間所用受痰之布。宜愼貯一紙袋內。勿與他物相雜。　病室之中。除應用物件之外。一切勿置以省繁曲而少灰塵。　牀上之蚊帳。除有蚊之時外。不宜張掛。帳須用輕薄之夏布製之。厚重之綢布俱不宜用。日間不用之時。更可高揭懸起。庶病人之呼吸得以自由。　病室內不得用毛帚及箬帚去塵。惟用溼布揩抹。　小子不准在病室內玩耍。　病者之食物。不宜久置室內。

吾國習俗妄謂病人怕光怕風。故窗戶密閉。帳幃嚴重。日光不見。空氣不入。旁人雜闖。穢氣充盈。如肺癆病人處此。必死無疑。

第十章　肺癆預防之法(四)保持健康

防免肺癆治本之法。卽在保體之健康。故凡養生之條件。俱爲抵拒癆菌之利器。此章因畧言之。語雖簡短。意實深長。讀者愼毋忽焉。　飲食起居。宜有一定之時刻。　食物宜求滋養。凡糖餅糕餌油煎生炒上口甚好之品。於養人最爲無益。故以少食爲宜。每日冷水浴。最爲補身善法。其功能使心臟力增。胃納加健。且可助人免傷風之患。常人溫水浴全體每七日一次。洗足每七日二三次。以去垢膩。惟冷水浴專作健身之用。非爲滌汚之計。當每日行之。其法不一。最便者。爲揩浴法。早晨起身之後。卽以手巾蘸冷水。速抹上身頭背胸部一遍。次以乾手巾重擦細揩。使皮膚現紅色而後已。同時下身須蓋好。勿令受寒。此法最易。亦最有益。凡人俱可用之。大約溫煖之處。自三四月至八九月。室中不必爇爐。卽可照行。冬令則當爇火。　未曾習慣者。可自夏令起手爲之。至冬則不怕寒矣。　身體太弱之人。冷水浴後。皮膚不能發紅。則不宜用。然此等弱者其數甚少。　又心經有病之人。亦不宜用冷水浴。　吾國人士聞此。鮮不掩耳而走。斥爲狂謬。不知此誠養生要事。如能遵行。得益無限。切勿拘於俗見。限於苟安。而不肯一試之。

戶外運動。爲人人必須之事。於學校之學童。尤爲緊要。　種種戶外之游戲。如打球、泅水、釣魚、獵鳥、划船、騎馬、踢毽、放風箏、打拔兒、轉鐵環等、皆爲有益之舉。宜勉兒童多爲之。　一日之中。最少當有二時。在戶外運動。　呼吸宜由鼻孔。不可用口。以防病菌入喉。時時挺胸直背。深長呼吸以練肺經。　學人可醫藥植物動物地質等學。以便時在戶外。吸受新氣。否則蒔花種竹。觀山玩水。亦遠勝於枯坐閱書。伏案寫字。　以上各項皆健者當爲之事。如肺部現有弱象者。更宜謹守。奉爲救命之寶訣。

於能損肺。愼勿吸食。酒增肺癆之害。要當一滴不使入口。凡飲酒者。久必因病死亡。而患肺癆者尤衆。　已患肺癆者。如有煙酒之癖。宜即戒除。以期保命。　節嗜慾。和心氣。爲却病延年之要訣。古人言之詳矣。保身者當細參力行。

人多嘈雜之處。一概勿往。酒樓茶館絕足爲妙。劇場之空氣最汚。且演戲每至夜深。更屬非宜。凡自愛者。俱當戒往。有肺病者。更當視如鴆毒。　演說場等處。衆人聚集。空氣不潔。凡有肺病者。亦不宜往。

第十一章　擇業之注意

凡體氣不健及上代相傳易染肺症者。其擇業不可不愼。葢百業雖皆爲社會所必須。而體弱之人。祇能就健康之業。彼稍涉危險之業。則聽强壯之人爲之可也。

按美國之人口調查。知以下諸項爲健康之職業○傳道師、律師、醫師、教員、銀行員、掮客、農夫、園人、巡士、收稅吏、商賈、工人、採木夫、木筏夫、鐵工。

又知以下諸項爲不健康之職業○烤麪包者、蜜餞業者、酒店夥、鋼鐵廠工人、紡織廠工人、石工、煙匠、及凡多塵灰之工業。

舊貨店、典鋪、洗衣作、米店、棉花店、印刷所等處。執業者亦易起肺癆症。職業之分別雖如是。更視其人之保身如何。時或業雖不佳。但其人善於保身。卒亦無恙。

間有人向在戶外營業。其後易為戶內工業。遂因而起疾病者。

吾國之成衣匠少運動。終身屈體久坐。故患肺癆者甚多。又大城內之店夥。居室窄小。日夜處穢氣中。感肺症亦易。

第十二章 肺癆之治法

古今醫家多有研精覃思欲得一藥。以療肺癆者。然迄今尚未見有專治之藥。西歷一千八百九十年。名醫高克博士曾謂已得一種藥漿。可治肺癆。其漿名曰都布口林。即癆菌所製成者也。當時醫界大喜。各處試用。久而無大效驗。盡失所望。然近年來。多有良醫漸復用之。不視為主治之藥。乃用以輔助本章下開各法。用者或效或不效。今中國亦未聞有用之者。故今且不論。惟論主治之法如左。

今日醫界公認之肺癆主治法。乃按天然之理。培補元氣。此外更無他方。所謂天然補元之法。即多、休息。多、食滋、補之、食料。多、吸、清、氣。多、見、日、光。多、安、眠。且、愼、起、居、節、嗜、好、是、也。

節嗜好○戒煙酒。遠房幃。一切嗜好。均宜節制。　凡操心過度。用力逾限。及憂鬱忿憤等劇烈之感情。俱宜戒除。存心中正和平。起居安詳有序。　以上數言。凡人守之。俱可却病延年。而在患肺癆者。尤爲治本聖方。凡背之者。其疾不治。讀者切勿視爲老生常談。因而忽之。　未成婚而患肺癆者。至少須待痊愈後二年。方可成婚。女子尤宜謹愼。因患癆者而生育。則命難保、

多安眠○常人原不可缺眠。病肺者更宜多眠。如每日能眠九時或十時。亦不嫌多。臥室宜透光通氣。上文已言之矣。臥室之旁。有一洋臺。可設牀與眠椅。坐臥其中。見效尤速。　夜間九時必須在牀。任遇何事。切勿熬夜。此等事寧得罪別人。勿傷已身。

少藥餌○肺癆無藥。日光、空氣、食物、休息、四者。即爲良藥。病者如不死心塌地。按法調治。持之有恆。而妄求滋補培元止嗽除痰之藥。以冀速效。則非但無益。且反多損金錢虛耗時日、坐廢、最是可惜。吾望明白之士。引爲深戒。

市上各藥房所發之招帖告白。大書特書之補肺止嗽祛癆培元等藥。按科學之眼光

覩之。皆欺人之語耳。吾願一切病者。切勿爲市賈所欺。如有金錢。儘可多買有用之食物。如牛乳雞卵牛肉等。儘量食之。較一切補藥。更爲有益。

患肺癆者。問有需藥之時。亦當由良醫開方。切勿輕信人言。胡亂食服。吾國俗傳治癆之單方。如浴堂水、胞衣、灰、童便等物。俱係謬誤之至。宜痛斥之。

中醫知肺癆之眞相者。百無一人。西醫能診察病狀。探知病根矣。然近年以來。泰西治癆之法。大有進步。彼久在中國之西醫。與其所傳授之門人。或亦不甚注意。故吾華人今日而患肺癆。必延新自歐美來之西醫診視。其所示調治之法。乃有把握。如僻地難得明醫。能按此書之言。謹愼調養。較之俗醫妄治。藥石亂投者。尙爲佳也。

富滋養○病人胃納未敗者。每日三餐。宜用新鮮魚肉菜果白飯。上下午更飲牛乳二飯盌至六飯盌。或生雞蛋二枚至六枚。作爲點心。多寡視其人之食量及肥瘠。食量大者及體消瘦者不妨多食。　肉類以牛肉最佳。羊肉次之。鷄鴨魚又次之。豬肉最下。火腿與家鄉肉。擇佳者熟煑可用。　牛乳與鷄子亦可代飯。　油煎生炒、乾魚、乾肉、粉團、糕餅、及蝦蟹等不易消化之物。戒食爲妥。　不嗜牛乳者。可强飲之。久而自慣。不悅吞生鷄子者。可在沸水中淤數分時微熟。或碎殼囫圇煑沸水中片刻。乘其黃未凝時刺糖食之油煎鷄子難消化不宜食。水果宜多食。榛栗元棗胡桃杏仁花生松子等物能細咀嚼亦甚滋補其質可代肉食。食勿過度。以免胃起不消化之病。此爲飲食之界限。病人切切注意。 凡食物必當細咀久嚼。使之糜爛。然後吞咽。 大便勿使祕結。犯之則多飲淨水。多食果品。以洩瀉之。

病人胃口已敗者。亦當强飲牛乳。强吞生鷄子。以救性命。切勿生厭心。此外可進各色悅口且滋養之肴饌。引起食欲以不傷脾胃爲主。此全恃侍病者之留神。 繁魚肝油間有益於病人。胃納佳食之不作惡者可服。不耐者不必用。吾國俗傳鰻魚能治癆。亦因其含油多故也。 世俗所重參茸等溫補之藥。價貴而無實效。切勿購服。 茶戒絕最佳。不能則祗飲淡者。

多吸清氣〇患肺病者。宜努力恆處戶外自由之清氣中。每日能二十四時在戶外。爲上上策。否則日間坐臥於屋外。夜臥窗戶洞開之室內。或日間在窗戶洞開之室中營業。夜眠於屋外。二者必擇其一。凡病者不肯從此條所言。其病難治。蓋肺中之癆毒無藥可攻之。惟自由之清氣可以使之消滅。故居於戶外。卽患肺癆者之奪命丹也。有不遵信者。雖服盡世界珍藥。其病亦不易治。 眠處戶外之法不一。大旨只求不淋雨雪。

不吹强風。不曬烈日。便可。曬臺之上。田場之中。涼亭之內。遮棚之下。皆爲絕好處所。無問冬夏。一例可用。畏寒則加衣服。厚被褥。煖足爐，戴陻帽。然勿躱入屋內。　除大風大雨之外。切勿避入屋內。　病者每日二十四時處戶外。則其疾之愈甚速。否則至少當有十一時居戶外。

吾國習俗最是怕風。凡聞吾此言者。必將掩耳搖首。斥爲怪誕之尤。卽素號開通之士。或亦未免狐疑。不知此係近五十年來歐美名醫發明治癆最善最效之法。千人萬人俱已試過。卽著此書者亦實行之。知常居戶外。並無損害。反有大益。常人行之。可以延年。癆者行之。可以起痼。吾既知之。行之。不憚苦口長言。勸人共知共行之也。

多休息〇癆症重者、有寒熱者。宜靜臥戶外空氣中。或窗戶洞開之室內。飲食沐洗俱不離牀。無問若何之久。必待熱退盡(至華氏表九十八度餘)而後可起。雖長臥數月。所不顧也。吐血者。痰中帶血者。亦宜如此靜臥。至血止後二星期或一月。方可漸起。凡有肺癆者。必當輟其日常之業。專心休養。如其平素職業。多居戶內。或不合衛生之地。則尤以止業爲要。　然多有無力之人。一時不能輟其常業。萬不得已。祇可按前文七至十章之法。防已疾之染人。且於工餘及夜間。休眠戶外。按本章其餘諸條。作治療之計。如幷此而不能。則疾必不治。

病人無寒熱、痰不帶血、膂力亦未全損者。則休息之中又宜劑以運動。以期收效之速。

運動切宜小心。勿妄過度。致招大損。如能謹遵左列諸條。則損害可免。諸條之言。蓋經西國名醫參酌而訂定者。　有寒熱者。痰帶紅者。身體減重者。脈太速者。絕不宜運動。　運動之際。勿使氣喘。勿使體乏。勿疾走。勿舉重。勿上高山。　運動宜緩。由漸而增。下山坡時、勿忘回來之時須上坡、　運動宜無間。每月爲之。不論晴雨。　飯前飯後各休半時至一時。不宜運動。　運動以步行爲宜。初起第一日。止步五分時。上下午各一次。以後逐日遞加。至每日能步二十五里。可云健矣。　其餘輕快之戶外運動。時亦可用。　切戒用力過度。

調治之時間〇肺癆之乘人。不在一日。故其治痊也。亦非易事。按以上諸法調治者。少則半年。多或至二三年。病人必宜耐心堅持。要之、治癆宜早、勿稍遲延。宜有條理。勿作輟起落。宜用毅力堅持。不爲人言所惑。宜體察己之特性。不爲常例所拘。宜始終樂天。任其病狀如何。終不作喪氣之念。一息尚存。必與此症奮鬬。有能如此存心立志。日善用本章所開諸法者。則十可愈八九。歐美日本之過來人。其數千百。吾著此書。爲篇幅所拘。不能一一引也。

第十三章　調換水土

西醫舊說。患癆者以調換水土爲必要之事。今時醫學界漸改其議論。謂患癆者任在何處。如能謹按前章之法。俱可治愈。如不按法。則雖換地無益。新舊二說。互相爭執。未有確議。

大抵患肺癆者。有力之人遷居天氣佳美地土合宜之處。而又起居利便。與在家無殊。則定能有益。否則不如居家調治。可省旅費。且得親友照料之爲愈矣。

天氣須擇乾燥和煖。一年之中。一日之間。寒暑無大變更。多晴少雨。無大風。無密霧。少煙塵。富日光。因病者可終年多居戶外。

地土宜擇距海甚遠之處。(愈遠海愈佳)及高山之上。(高則空氣稀薄宜於肺病者)土乾而鬆。水不停滯。四周無城市工廠。多樹木草原。如有佳山水。可供病人遊目騁懷。更爲相宜。

山高自二三千尺至五六千尺者。恆爲療肺病最佳之處。然須視其地之利便、其人之財力以爲衡。凡病最重者。不宜離家。病甚輕者。在家可治。故宜換地者。介於其間之病人而已。

歐洲之瑞士國山中。美洲之磐石山中。及其西南諸省之沙漠內。俱爲著名療肺之地。吾國今尚無一定可居之地。或謂張家口、大連灣、煙臺等處俱佳。因其氣乾而淸也。然嫌其大風起時。塵灰太多。江西之廬山、西人之病肺者多居焉。其地高出海面三千五百英尺。氣稀而淸。誠爲有益。然余則嫌其多霧。爲一劣點耳。

第十四章　肺癆療養院

西歷一千八百三十六年。英醫龎定敦氏。始立肺癆療養院。以滋養食料、呼吸淸氣、起居有定、運動有序、四者治病人。當時俗衆不察。斥爲怪異。羣起攻之。使不得立足。改其院爲養癩院。

其後一千八百五十九年。德醫勃婁穆氏在德國山林之中。仿龎氏遺規。設院治癆。大有效驗。因而歐洲各國漸有仿效之者。

美洲第一肺癆療養院。由名醫德路陀氏在一千八百八十四年創立之。氏少年患癆。

名醫束手。因入山中自治。卒得健康。遂發大願。普救同病。卽在山中設一專院。逐漸推廣。今爲美國最有名譽之肺癆療養院。氏雖老。猶健存。執全國肺病公會之牛耳。美國今有此等專院。大小約二百餘處。新增者月月相繼。

肺癆療養院之規模。不外乎一消毒淨盡、二食物滋補、三終日在戶外休息、四以時運動定序不紊、五排除憂鬱。自尋樂處。俱如前文第十二章所言。而一切日行細則。俱有醫生監督之。故收效速而多。大約入院者百人。可治愈五十人至九十人云。

入院之病人。守院中之規則。因成衛生之善習。出院之後。不惟自己後半生得益。且能盡其力以防免肺癆之法。保持衛生之理。啓導親友。訓諭家人。此則肺癆療養院之間接利益也。

今日之中國。亟需此等專院。如有志士仁人。慨然爲之。洵造福無窮矣。

第十五章　家居治療

上章所述之肺癆療養院。固爲治病最妥最善之法。然吾國四境之中。今日並無一所。故不得不講在家治療之法。

在家療治。所以不及院中者。因病者無人督察。不能事事遵循嚴切之章程。因遂無佳美之效果也。如不肯輟其平日職業。安居靜養。一弊也。怕冷不肯多居戶外。二弊也。多動作。多讀書、或與親友談論。不肯息心解脫。三弊也。嗜慾不節。飲食不合。四弊也。消毒不慎。病延他人。五弊也。作輟無恆。隨意起落。六弊也。

吾國今日之患肺癆者。如非往外國。則止有家居治療一法。故必須豎起脊梁。保持毅力。嚴守章程。力制嗜好。而後實地遵行上文第八第九第十第十二等章之法。則其有效可操左券。凡患病者。切勿自怯、自怠、自暴、自棄。

第十六章　撲滅肺癆爲人人當盡之義務

傳染病之必可掃滅。今日已無疑義。肺癆亦其一也。高克博士曰。如世人一一能嚴守防癆之規則。則此症必可逐漸消滅。　歐洲諸國。英國最講防癆之法。故其百萬人口之中。死於此者止一千三百人。如俄奧二國。則有三千五百人矣。　又英國在一千八百七十年。每百萬人口死於癆者計二千四百零一人。其後逐年減少。至一千八百九十六年。則止一千三百零七人矣。因其防免療治之方。年年進步也。　德之柏林。英之倫敦美之紐約及斐拉德斐亞城。皆力講防癆之法。市中因此症而死者。其數年少一年。紐約於近十六年中患癆而死者減百分之四十。瑪撒朱色邦近五十年中。患癆而死者減少百分之五十。吾國及今速講之。其收效亦必無異。

然肺癆之症普及各處。故非一方面一部分所能獨力撲滅。必世界各國各城各家各人幷心戮力。方可使之消除盡淨。永絕於地面。　是以爲父母者。當以本書之大旨訓子女。　爲教師者。當以本書之要義訓學生。　識字之人。當以本書之理轉告不識字者。　凡人俱當熟悉本書所言。以防已之患。此幷可隨時救人。　無問男女老幼。俱當知防治肺癆之法。既知之後。更當傳布此知識。隨地隨時。勸人奉行。則肺癆一症。將來亦可除絕於中國也。　爲士子者。更宜就各鄉各城。糾合同志。設會講演。　中央政府。地方政府。俱宜設立局所。提倡大會。研究勸諭。　今歐美各國。有世界大會。有國會。有省會。有一城一鄉之會。研究防治肺癆。而吾中國獨無一處。聽彼八十萬人。年年自死。數百萬人。年年自病。墮種弱國。亡家絕嗣。耗財無算。受苦無量。苟有同志。起而共究挽治之方。由近而遠。由小而大。固莫大之功德。至上之事業也。較之尋常慈善舉動。造福遠過矣。

第十七章　肺癆十須知

一須知不吐痰則癆症不傳延。痰乾而後痰菌飛散。故吐痰必於盂內。盂內常宜貯水或藥水。

二須知居屋宜通氣無阻。潔淨無塵。

三須知手宜用肥皂與水勤洗。每食之前。更不可少。

四須知戶外主活。爲治肺病之聖藥。

五須知嗜慾不節。工作過度。常吸塵灰。爲肺癆之遠因。

六須知一覺微有肺癆之象。卽宜輟止職業。專心休息。待病體全復。乃可從事常業。

七須知體內偶有癆菌。未必果爲所制。因常人之身每入癆菌。然本體之元氣足以滅之。惟保身不愼。縱慾不節。則足使元氣減損。

八須知保身體之健康。爲防免肺癆之捷法。

九須知肺癆無藥可治。惟日光、空氣、食料、休息、喜樂五者。爲其主治之藥。

十須知與謹愼之病者同處。固無危險。但與愚昧不愼之病者居。最是危險。

第十八章 肺癆十戒

一戒亂吐痰。及嚥入腹內。

二戒痰壺不蓋。聽蠅蚋傳毒害人。

三戒自揣父母兄弟有癆症。本身亦必罹此厄。當知防免之權。操之在我。

四戒已身或兒女之身胸背作痛。視爲無足重輕。宜卽延醫診察。

五戒輕信人言。不早調治。戒胡亂服藥。妄冀速痊。

六戒坐立行走之時。俯曲身體。逼窄胸部。

七戒求一時之樂。忘終身之計。

八戒心思鬱結。自慮不治。

九戒飲食不合。損傷胃腸。

十戒病將愈時。不自謹愼。

第十九章 肺癆調治日程

前第十二章所言治法。已舉大要。然讀者猶未易實行。故特摘取西國名醫所定病人日課之事。列成下表。讀者仿而行之。當不難矣。此表無論在病院。或居家。俱當謹遵。

一　七時。　起身。　冷水抹上身。次用乾巾重擦。　梳洗。　體甚弱者。未起之前。可先飲熱牛乳或牛肉汁一杯。

二　七時半。　早餐。　以上皆在戶內。

三　八時。　戶外休息。　斜眠睏椅上或牀中。　切戒直坐。　病輕者隨意閱怡情書報。作輕便手工。或靜觀萬物。或知友徐談。皆忌過度。

四　十時。　戶外運動。　按醫師之指示。

五　十一時。　小食。　牛乳或牛肉汁一杯。或生鷄子二枚。　食後休息如前。與前第三條同。

六　十二時半或一時午餐。　食前後各半時。靜臥戶外。不作事。不閱書。

七　一時半。　戶外休息。　與前第三條同。

八　三時。　戶外運動。　按醫師之指示。

九　四時。　小食。　與前第五條同。

十　六時半或七時。晚餐。食前後各半時。靜臥戶外。不作事。不閱書。

十一　七時半。戶外休息。與前第三條同。

十二　九時或九時半。寢臥。臥前亦以冷水抹上身。次用乾巾重擦。

以上十二條。凡病非甚重者、不吐血者。俱當日行無間。待病愈而止。雖一年半載。馴至二三年。切忌因乏味而中止。　病甚重者與吐血者。則不起牀。不運動。已詳前第十二章。

第二十章　肺癆病人食料帳之模範

病癆者以食補爲要事。常人或昧其多寡之量。故摘錄西國名醫考定之食料帳。以示模範。庶病者易有頭緒。帳中所列雖爲西派食物。華人須準而變通之。

早餐　麥糊一小盌。雞子一枚。火腿一英兩。（或用上品醃肉魚等物。）
麵包。乳酪半英兩。牛乳一中盌。

小食　牛乳一中盌。

午餐　肉類二英兩。菜蔬。麵包與粉食。牛乳一中盌。

小食　牛乳一中盌。麵包。乳酪半英兩。

晚餐　肉類二英兩。菜蔬。麵包與粉食。乳酪一英兩。牛乳一中盌。

臥前或晨起之前。牛乳一中盌。

按此帳每日食量之總數如左表。

肉類五英兩。牛乳六中盌。鷄子一枚。麥糊一小盌。

麵包八英兩。乳酪二英兩。菜蔬四英兩。粉食(西名布丁)二小盌。

表中之肉類、牛乳、鷄子、菜蔬、俱爲國人習見易得之物。麥糊可以厚米粥代之。麵包與粉食、可以米飯切麵或麥餅代之。乳酪可以肥肉或鰵魚肝油代之。肉類與菜蔬。宜日日變換。以引食慾。萬一內地不能得牛乳。則可多吞生鷄子代之。英兩即中衡七錢五分。

第二十一章　小子防免肺癆簡法

美國肺癆專家那甫氏訂定小子防免肺癆法。凡若干則。最爲簡要。爲父母教員者。俱宜熟讀牢記。詳訓子弟。

一　吐痰必在痰盂之內、或破布及手帕之上。歸家即請母將破布焚燬。或浸手帕於水中。待用沸水洗淨。

二　勿吐痰涎於石板、地板、運動場及路上。

三　勿以指探入口中。

四　勿以手或衣袖拭鼻涕、

五　勿以口涎澤手指而後揭書。

六　勿納鉛筆入口。亦勿以口涎澤之。

七　勿納銀錢、留針、繩線、石子、等物入口內。飲食之外無物當入口。

八　勿食人已食之果品糖餌。勿吹人之叫子喇叭。凡已接他人口脣之物。皆毋接口。

九　食果宜削皮。或以冷開水洗淨。

十　勿向人面而咳嗽打噎。當轉面向旁。或執手帕掩之。

十一　手臉指甲。常宜潔淨。每飯之前。以肥皂洗手。

十二　每飯之後。以牙刷洗齒。否則早夜二次。必不可少。

十三　勿嗅人之臉。亦毋令人向汝爲之。

十四　習慣在戶外游戲。練深長之呼吸。

免癆神方終

有九、三八瓦以上之水分而此兩大氣之平均含有量有九、八一瓦。故其所差之〇、四三瓦正分離而爲雨或霧也。此際平均溫度、若降零點以下、則凝而爲雪矣。

大氣之水分、由溫度旣有差異故其量雖少而溫度低達於極點者、則呈溼潤之感、物體之乾燥甚難。反之、其量雖多、而溫度高未達於極點者、則呈乾燥之感、物體之乾燥甚速故夏日之大氣、雖含甚多之水分、而溼潤之物體、容易乾燥。冬日則全反對。

大氣中之水分、雖關係於溫度、而其主要之原因、則在該地方之山脉江湖、及與海濱之距離潮流、其他氣象上之變化。通常容量之百分中、含一分之水、卽百石之大氣、含一石之水分也、若大氣常含多量之水而溼潤時。則有害於健康、恐生地方病矣。

今試向暗室內之小孔、覘射入之太陽光綫、則見浮游許多之小物體、是卽混入大氣中之塵埃也。雖極清潔之大氣、亦含有之。若研究其本質、則爲食鹽、廡偓湟矢亞、細砂等之無機類。其有機質、爲穀物之粉末、木綿、或羅紗之細片、植物體之細片、絨毛之類。大氣中之塵埃、常由來往之通衢、爲風所吹之土砂、或工場之烟突而來。由呼吸而入人肺中。故在富於塵埃製造場之職工、有易起塵埃病者、是卽一種之肺藏病也。

然尤須注意者、不在此等之塵埃、而在生活的小有機體、卽含有傳染性之病毒、或釀酵性之細菌否是也。但此乃屬於專門學上之問題、故省畧之。

此等之塵埃於降雨之後、則一時減其量、在富於草木之山野、則較爲清潔、而不能常有。然生活於都會者、當何如乎、在歐洲有用綿花濾過濁氣之裝置者、而在本邦則不適於實用。幸有從來之紙障子、於此目的、甚爲適當。即日本紙、能使大氣濾過分子間而殘留塵埃也。

次宜注意者、爲大氣之壓力、即氣壓之變化也。蓋氣壓之變化、能起風、或降雨雪、同時能使溫度激變者也。故於公衆衛生上、大有關係。而於個人衛生、則不甚顯著。然小時間之內、自高氣壓向低氣壓、例如自海岸(氣壓高)昇於山頂(氣壓低)時、則亢進心藏之鼓動、使耳鼻出血、催頭痛嘔吐、訴睡眠。或反之、有助血液之循環、刺戟神經系統、而保健康者。

以上就大氣之性狀成分、及混合物、已論其一斑。茲更述其與人身生理之關係、及換氣法之事如左。

吾人每日所食之營養物、於消化器、變爲乳糜、更變爲血液、循環全身、附加新物質於組織中、而除汚廢物質、遂生溫暖、以爲生活力之本源。此血液循環、由於心藏之作用恰如喞筒、一方開放而受血液時、則一方收縮而射出之。其血液之一半、由心藏、由脉管通過全身、再歸於心藏。其初出心藏時、含多量之酸素、呈鮮紅色、再歸心藏時、則失酸素、而含有炭酸、呈紫紅色。蓋初含有之酸素、循環身體之各部、與所在之炭素（即炭氣）化合而有緩和之化學的變化。即起燃燒作用。同時發起體溫、而化生炭酸。此炭酸混合於血液中、使呈紫紅色、故遂不清潔、亦不含有酸素矣。

此等之不潔血液、入於肺藏、則與吸入之清氣接觸、吸收酸素、排泄炭酸、及不潔物並水蒸氣。故呼吸作用之目的、即在放出廢物、攝取酸素、使血液清潔、而起燃燒作用也。

大人之肺藏、二十四時間、呼出炭酸、有一尺四寸之十九倍。又水蒸氣、及他之不潔物、共排泄之量在百三十三錢之內外、又呼出之大氣、每千分中、含炭素五十分、酸素百五十分。故二十四時間、須要五千七百六十基羅瓦（基羅瓦即千瓦也）之新鮮大氣也。今試使人在高六尺六寸、長六尺六寸、廣五尺之密室內、毫不換氣、則不能經過二十四時間。是因大氣中、只含炭酸百分之一、即有害健康、不能呼吸故也。若欲使其能堪二十四時間之呼吸、則居室之四方、須有三十尺。

新鮮之大氣、既於衛生上、為必要者、則室內之大氣、不可不交換也。若多人聚集之家屋、或狹小之室內、尤不可密閉。必設適當之裝置、交換新鮮之大氣。且終日不可籠居室內、宜少時間出門散步、以呼吸清氣爲佳。

夏日欲通清涼之大氣、則宜開窗以交換之。春及秋、雖稍開窗、不覺寒冷、而換氣亦無不足。冬日則反之、屋外之大氣、最易侵入、故不可開窗。若多人羣集於密閉之室內、則使大氣不潔、有害衛生。

若居洋式之房屋、焚煖室爐時、則室內之濁氣、溫度高容積膨脹、同時重量減却、自烟突昇騰於室外、由此濁氣之飛散、則室內與室外之大氣、生壓力之差異。故欲得其平均、宜有空竅或孔隙、以便大氣之侵入。至於大集會場、則須有特別之裝置。蓋濁氣中之炭酸、比大氣重而自皮膚呼出之濁氣、則比大氣輕。故重瓦斯、則在室之下部、因煖室爐而出於室外。同時清氣由外侵入。輕瓦斯、則浮游於室之上部、而不能交換。故用火力換氣法、決非完全者。欲達此目的、則有種種之換氣裝置。然不如於室之天井、穿許多之小孔、經屋根裏、與外氣相通、爲尤便也。若欲呼吸之清氣、常不間斷、則可使軟風(大氣一秒時走三尺之速力即爲軟風)通過直徑二分之小孔。蓋由此孔而來者、正堪一人之呼吸也。

本邦之家屋、不以硝子（卽玻璃）作窗、而用紙製之障子。故直接不使寒氣侵入、常存於紙之纖維間、有由空間出入大氣之作用。故於衞生上、爲最佳者。然室內之火鉢（卽生火之器）不備烟突、故木炭所生之炭酸、直接飛散於室內、且無論室之何處皆無特別之換氣裝置、故易使淸氣變爲不潔。然以吾人之經驗。則居少數之人、尙無大害。若集合多數之人、則障子換氣、不能充足。必開其一方、使大氣流通、方無後患。

夫人類由呼吸排泄炭酸、旣如前述。至於動物、亦然。而植物、則反之。以葉爲呼吸器。由大氣中、吸收炭酸。更由日光之補助以分解之。攝取養分、而排泄酸素。故吾人生活上、要酸素、而植物則要炭酸。植物發生之酸素、動物取之。動物排泄之炭酸、植物取之。動植二體、蓋常相交換、以維持其生活者也。

由以上之事實考之、則衞生上尤完美之大氣、在避繁盛之市街、及製造場、無有害瓦斯及塵埃。氣候溫和、氣象上之激變少。又降雨不多、常乾燥。周圍多草木、流通大氣之家屋等。

第二章　土地

由土地之作用、直接起疾病者、痲拉利亞（瘧疾）是也。其他尚未確實證明之。痲拉利亞者、乃土地之中含有多量植物性之有機質、不能與大氣接觸、營酸化作用者也。若開墾之際、忽遇大氣、則起腐敗化生有害物、遂使先從事之工人、罹痲拉利亞、而傳播病毒。凡發生此病之地、多富於森林泥沼及溼潤之處、乏日光之射入、溫度在攝氏不及十度。故宜移住多人伐其森林、使地面多見日光、疏通水溝、排出污水、而後開墾耕種、則可變爲健康之地。在本邦新開墾之地、多有成效。於市街亦然。如神奈川縣橫濱港、最初本爲劣地、至今則變爲樂土。其他類此者、甚多。

由土地之作用、間接起疾病者、頗多。其最要者、有三。即(1)溼潤、(2)含有動植物性之不潔物(3)溫度之不正是也。故土地乾燥不潔之物少溫度正者、則爲適於健康之土地。欲土地之乾燥、則宜擇高地、便於水之排出者。不然、則地常溼潤。　又地質之構造、亦有關係。如富於氣孔者、則易滲透水分。然粘土質者、其滲透弱。砂土質者、其滲透强。其他由地下水之高低而大異其乾溼。例如穿二三尺得水之地、與二三丈得水之地、其溼潤之度不同、自然之理也。

土地之不潔、除新開墾之地外、有全屬人爲的者。如吾人之糞尿、諸動物之排泄物、許多之塵埃、污物製造工場之不用物、苟一污染土地、卽爲不健康之原因。此等之物質、於大氣中腐敗、遂分解而爲硝酸、亞硝酸、或安母尼亞、硫化水素、及其他許多之物質。繁殖無數之小有機體、發生不快之惡臭。或溶解於地中、或飛散於氣內。皆害吾人之健康者也。此等之作用、於高溫爲最著。故由土地之不潔而生之毒害、以盛夏之時爲尤甚。若於都市、大行清潔法、則至翌年、受流行性傳染病之慘毒、必比他處較少。

其他乾溼之激變、甚害健康者、以麻拉利亞病爲主。此外之疾病、亦多有關係。此現象、由地下水之高低、可判別之。蓋地下水者、由雨水滲透土地之表面而來。至稍緻密之層、則不能濾過而充滿於氣孔中、或流入於井內。故井水之多少、常與其量爲正比例也。

欲使土地、適於健康、則先疏通下水溝。(此下水溝宜用鐵管陶管或塞門土)凡庖廚內、及其他之廢水、皆由此排泄於河海、而不使滲透於地中。且使污水流通迅速、不得滯留、致污溼土地。

其設排水溝地下溝之土地、所含有之水分、宜除去之。若降雨之際、則自行流去。而留於地上者旣少、則滲於地中之量亦減。

至於大小便所、爲使土地不潔之主要者。則以堅固之陶器、爲容糞尿之用。以塞門土嚴閉其周圍、而防汚物之滲透。其內容物未充滿時、卽取而去之。

蓄積汚塵之場所、亦宜注意。蓋汚塵內含有不潔物、多害健康。故宜送於害少之遠處、或渡於營此業者。

埋葬之屍體、尤汚染土地。故宜在遠離人家、地下水深、土地乾燥、大氣流通、水分不留之處。且硅砂之地、最佳。粘土之地、則宜避之。

第三章　水

水者、化育萬物之靈液也。苟缺乏之。則人獸草木、皆不能生存矣。其關係之大如此。吾人之身體、每百分中、含水七十分。每日由飲食物攝取之水、須有二千瓦以上。不然則不能持續一周日之生命。況間接於生活上必要之分量、平均須在十五萬瓦內外。生活上水之必要如此。然若誤用不潔之水、則其害甚大。蓋不潔之水中、所含之有機質、與其他之鹽類、雖非直接卽起疾病者、而探究此等之物混入之原因、則由其周圍之

心理療法

日本文學博士井上圓了述
中國臨湖盧謙譯

第一 緒論

人之所貴重者、莫生命若也。其貴重金錢衣食財產者、皆本於貴重生命也。卽立身行道揚名於後世、以顯父母、義勇奉公、以扶翼國家。亦皆待生命而始成。其貴重如此。而託其生命於人、能起死回生者、醫術也、醫師也。則醫之責任其重大可知矣古稱醫爲仁術、余以爲醫者、仁術中之最大者也。何者、以其術能救人生中最貴重之生命故也。古又稱之爲司命之職、言其司死生之命之職也。醫家初訓解之曰、人爲萬物之靈。故其生命之重、無與比倫其司重命之任者、於凡百之技藝中、以醫業爲重最。國語云上醫醫國、其次醫人、其次醫病。余案醫病、卽所以醫人。醫人、卽所以醫國。不問上醫下醫、皆可謂爲醫國。然和漢之學風、自古斥醫爲末技、此儒教之弊也。

醫職之重大、醫術之至仁。已如前述、則爲醫者、不可無仁慈之至情、亦不可無熟達之學術。世有學術未純、以藥殺人者、故蘇翁云學書者費紙、學醫者費人、俚諺有藥不殺人醫者殺人之語、卽本於此。生生堂養生訓曰、古今和漢、病人而殺人者、亦無甚於醫者。雖虎狼之毒所不及也。

醫有名醫庸醫之別。醫家初訓、謂名醫之失治、不至於非命殞命。庸醫、則眼中無定見、胸裏無準繩。故初診病時、如瞽者之暗夜投石、雖中而偶中、又雖不中、而亦偶中也。如此之療法、與考卜筮而定藥方、有何異乎。又與隨意錄之天道醫、果何擇耶。

江都之市街、嘗有一醫、病人來請治療、則緘掬小藥袋十數、閉目而稱南無天道、以擲散之、撮其仰者、乃配劑以與之。當時號爲天道醫。

著者評之曰、任其所不知之天、猶優於庸醫之不知而與不中之醫也。此古來醫病所以行卜筮祈禱禁厭等也。

或曰名醫活人、庸醫殺人、而庸醫之進爲名醫、則其間殺人多矣。如此、則爲名醫者、皆其初殺人者也。西人之言曰、殺人而不受罰者、獨醫師耳。殺人爲醫之本職、雖爲世之所許。然庸醫殺人、名醫亦殺人、則醫非仁術、可謂不仁之甚矣。諺稱醫者、富於經驗卽多殺人之意也。然醫之殺人、卽所以活人。活人多於殺人、則可稱爲仁術。但不重已之職責而至殺人者則稱之爲庸醫、不如呼之爲賊醫。

以上就昔時之醫而言。方今大政維新、醫術亦大更面目。昔日之所謂庸醫、殆至絕迹。苟掛開業醫之招牌者、無不知醫學之一斑。卽如瞽者之暗夜投石、亦無一焉。輓近我邦之諸學諸術、雖皆已進步。然就中最發達者、醫術也。其勢將凌駕歐美之醫界、可謂盛矣。然而今日猶不能謂醫之不殺人也。蓋比之昔日、雖有五十步百步之相違、而誤診失治者、亦不尠焉。故不免有藥殺之時。然余今之所欲論者、決不爭如斯之藥殺云云也。唯余自局外觀之、知今日伴醫術之進步、有一種之弊害、起於自然者、故欲開陳其事、以問世之明達焉。

昔日之醫學、本於空想。今日之醫學、本於實驗。故於治術之上、亦有巧拙之大差。然今日之醫學、尙未可謂完全也。余思昔日之諸法中亦有一長。今日之諸術中、亦有一短。取其長而補其短、始期醫術之完成。然世間之通弊、於昔日之醫法、一切放棄之、毫不參考、余所怪也。古語云智者千慮必有一失、愚者千慮必有一得。卽余所謂今昔醫術、各有短長之理也。昔日學理未明、治方未委。加之乏醫者、藥類亦少、雖偶有病、然輕症不賴醫、不用藥、唯任自然之勢。若用藥、亦以一二種而應用於萬病、以待平癒、仍決病運於自然。雖至重病、亦乏醫者、居於山家、日夜平臥、唯歸死生於自然之命運。若服藥、則以越中之寶藥、爲最後之療方。如紀州熊野邊乏醫、亦乏藥、雖如何之重症、亦以食白米之粥、爲最上之良藥。要之、其時代治病、不待人力、而任天運。今日不然、不問病氣之輕重難易、盡由醫診醫療之力、而信其全癒。一則醫者、二則醫者、今日亦藥、明日亦藥、稍有過於依賴人力之風。故醫療之力、幸見效驗、則病癒益速。若無效、則生疑懼之念、却增病苦、而進病勢、加之病者怪醫診之當否、疑醫藥之適不適、至不信醫師、其結果乃妨病氣之恢復。特近來隨知識之進步、通常之人、皆知生理之初步、病理之一端、故其發病、每有用神經、勞精神、而過其度者。例之、由口中吐出混血痰者、則因憂慮而陷不治之肺病、此之昔日之一任天道而自安者、其利害得失、不待識者而知矣。是非今日醫學之害、亦非醫師之罪也。乃伴醫術之進步、起於自然之一種之餘弊也。

昔日因醫學醫術之不進步、無生理解剖之實驗、不能診斷施術。唯依據古書、信賴古方而治療之。又病者信憑醫師醫藥、或信念神佛、有一心祈病氣平癒之風。今日不然。

打破一切迷信而憑眞理與實驗。其病理偏於物質、其療法偏於器械、注耳目於肉體之構造機能、而於精神之方面、有毫不問情態影響之風。是醫術之本領、雖可爲正當之道。然於精神最發達之人體上行治療、則精神方面之觀察、亦決不可付於等閒也。以上所述、要之一任天運而待平癒者、名自然療法。由信賴祈念而望平癒者、名信仰療法。而余意以自然療法與信仰療法、爲昔日之所長、今日宜採用之、而此二者、屬於精神、不屬於肉體、即慰安療法、又精神療法也。余則名之曰、心理療法。

第二　身心二面論

宇宙間森羅之萬象、皆指之曰物。對於萬象而有見聞覺知之作用、則名之曰心。物者、所觀之體、心者、能觀之物也。故前者名客觀、後者名主觀。主者、對客而爲主也。客者、對主而爲客也。心對於物、物對於心、二者兩立而不相離也。是爲物心相對。蓋宇宙者、由物心之相對而成也。融合此物心之直接者、吾人之身體也。其五藏六府、耳目手足之諸部、成於物質、能知覺之、而有意識者、精神也。故知吾人之體、即由身心二面而成者也。蓋身心二者、無不相關。如抓耳搔足、則必感痛痒。否則肉體上必有所損、或失生命。

其他舉動言語哭笑等、皆身心二者之合同作用也。

古語云思生於內、則色顯於外、蓋心內之思想有異動、則其狀態必現於顏貌。反之外貌有變動、則知內想必有異狀。於人身之疾病、亦然。疾病者何、以今日之病理學解之、即由生活體之組織機能、生變化異狀也。其主原因或在肉體、或在精神。而肉體與精神、相待而不相離。故精神之異狀、必表示於肉體。肉體之異狀、必影響於精神。如由車馬落下、而傷損身體、或食不消化物而起腸胃病、雖爲肉體之疾病、而其心中必感苦痛覺不快。反之、由精神之過勞而起腦病、或因鬱憂而誘發諸病、其原因雖發於精神、而其結果必現於肉體。由是觀之、一切之疾病、皆關係於身心二者也。

一切之疾病、雖皆關係於身心、然其原因、有發於身面與發於心面之別。故欲避此二者之混同、姑以肉體的（卽身的）疾病、精神的（卽心的）疾病之名稱爲便。或單稱身病、心病、亦可。疾病既有此二者之別、則治之之法、亦有此二方面之理。治肉體者、名身的療法、治精神者、名心的療法。身的療法者、卽今日醫學之所專任、而本於生理解剖等之學理、以治身體之組織機能之謂也。或名之曰生理療法、亦可。而心的療法者卽所謂心理療法也。

此心理療法、當古代之醫術未進步時、雖加於一切之治療中。及近世醫學之開明。乃至醫術之本領、以生理療法爲限。而心理療法、全置於度外。惟倘行於宗教之一部。蓋古代心理療法之加於醫法中者、以醫術與宗教混同故也。故余知其療法、非醫術之本領。然醫家不必排斥、可參考而採用之。又其療法、非宗教之本旨、唯古來宗教之應用上、自然附帶而行之。卽如依加持祈禱、而治病氣者、非其本意也。特行於民間之信仰療法、多陷於迷信。若欲避之、則不可不用高等之宗教。不然、則考哲學或心理學之道理、而改定其方法。余以爲自今而後、以心理學應用於治療者、必須案出適用於今日之療法。其一例、卽催眠術也。此術發明於西洋、我邦亦有試之者。余曾以此事與馬嶋東伯氏相問答、今揭於左。

馬嶋東伯氏、一日訪余於駒込之寓居、而謂余曰、拙者、利用西洋傳來之催眠術、而施於治療上。試之數十人、皆得良效。且曰、本術雖如何之重症難患、亦不用藥石、不要診斷、容易全治、乃奇法也。願君以心理學之道理、而示其理由。余答之曰、人成於身心之兩部、其動作無一非此兩部之結合作用。雖諸病諸患、亦皆由二者之關係而起。由身部起者、必影響於心部。由心部生者、必結果於身部。此人之所知也。例之、暴飮過食則腸胃起疾患過度勞役則四肢招損害。所謂由身部而生者也。其心感病苦、覺不快、所謂身部之影響、及於心部者也。反之、由憂苦鬱閉而發疾病、所謂生於心部者也。而生理機關、至見損害則心部之結果、現於身部矣。故病患有由身部與心部而生之二種。且身心二者、全不相離。一方之病、必不免爲他方之病。換而言之、卽諸病諸患、皆關於身心之兩部也。然古來醫家之療法、獨治身部、未聞有治心部者、可怪也。今足下（馬嶋氏）之所實驗、全治心部明矣。而其法不用藥石診斷、能治醫家不能治之重症、則非由身部之療法、固不待言也。

當時余欲實地試驗此法、招馬嶋氏於哲學館、數回施於病者、皆有良效。其時受氏之傳而自試者、已有數名。今日繼之者、只五十嵐光龍氏一人。該氏於十數年之間。曾試數萬人、皆有效驗。近年此術大行、有以之爲專門之業者、雖尚在試驗中、然治病已多有效、余之所謂心理療法、蓋瞭然矣。

催眠術之外、佛家之止觀法、坐禪法治病亦有效。是又心理療法之一種也。又如以神水醫人、以禁厭治病、其效驗不歸於神力、而屬於信仰作用、亦爲心理療法之一種。但神水禁厭、陷於迷信、弊害亦不尠、余避有害而擇有利者、捨無理而取有理者、當以今易發難制忿心爲甚忿心一熾無緣制遏則致相詈相毆相讐惟知爭小利而不思有大害爭虛氣而不知有實禍豈知得忍且忍得戒且戒不忍不戒小事成大識破此意聽人和解以其必忍氣於吏胥者移之以忍鄉戚以其必畧資於門隸者移之以讓友鄰則省財省力心身安寧人亦信服比之忿爭鬪訟亡身及親者相去一何遠哉（薛近泉語）

人情易發而難制者怒止怒之方無過於忍始忍於言中忍於色終忍於心久則渙然矣予性多怒於忍得力也故每見忍字心口贊之曰吾師乎吾師乎執之須臾而泰宇寧奉之終身而悔吝遠也間懲忿難於窒慾歟曰然吾自束髮從事斯二者四十以後絕慾六年而始忘忿吾懼爲劉文饒王子明笑乎友人問之曰資有近遠故功有易難（陳齋先生意言）

與人言語切不可有爭氣我見汝在京與人言說常有爭氣此損福損德之一端切戒（蔡文勤公示子書）

天下除是作一庸人則悠悠過日若有所抱負施設自不能如意順適況處家鄉尤難之又難正不必如來教所云謗議爲患但藉此以收斂畏懼更見長益耳嘗讀韓昌黎

一語千金錄

詩云磨礱去圭角浸潤著光精六七年來嘗奉以爲座右之銘願以移贈亦同病相規之意也（蔡文勤答李立侯書）

吾輩學問貴包荒韓魏公一生只是包荒故能成相業吳遣二才士使蜀武侯甚偉之後二人伏誅武侯曰此二人只是黑白太分明（鄭少如先生語）

杜靜臺先生曰惱怒只害得自己何嘗害得人其能害人者必自惱怒中生來枝節也先生書齋對聯無求勝在三公上知足嘗如萬斛餘（王朗川言行彙纂）

呂成公少卞急一日誦論語躬自厚而薄責於人平時忿懥渙然冰釋朱子嘗曰學如伯恭方是能變化氣質（宋史）

莫大之禍起於須臾不忍不可不謹（尹和靖語）

一念之善則天地神祇祥風和氣皆在於此一念之惡則妖星癘鬼凶荒札瘥皆在於此是以君子愼其獨（范陽張氏語）

愼言動於妻子僕隸之間檢身心於食息起居之際這工夫便密了（呂新吾先生呻吟語）

治生莫若節用養生莫若寡欲（格言）

張元節字杏生浙江烏程人年四十歲光緒丁酉科拔貢由大理院推事調補駐日本三等參贊官升授駐英國二等參贊官工古文辭熱心提倡醫學

黃中慧字秀伯年四十二歲江蘇江寧縣人分省補用道歷充出使西班牙馬得力隨員美國紐約華盛頓隨員考察美國各埠工商製造委員阿蒙夏等處赴會隨員秘魯國利馬衆嘉理約正領事官欽差庚子議約全權大臣慶親王隨員蒙諭入府當差辛丑約成力辭保案蒙王特保道員庚子九月獨力創辦北京新聞彙報辛丑獨力創辦京話報北京工藝商局創辦人熱心公益見義勇爲精英國語言文字

林大夔號仙耕年四十歲江蘇元和縣師範畢業優附生蘇州府醫學正科醫士光緒三十一年創辦吳中醫學公社三十二年創立戒煙會擔任醫員三十三年考充陸軍四十五標一營醫生三十四年考升四十六標二營醫長宣統二年考升四十六標副軍醫官著有醫書三十餘種參考東西醫書糾正中醫所不逮且擬創辦軍醫研究所現今改良醫學大家也

羅晉槎號秋颿湖南湘鄉人候選巡檢光緒三十二年考充江蘇陸軍四十六標第一營軍醫副軍校三十四年應南洋大臣考試醫學得有優等証書宣統二年考升四

十六標二營軍醫正軍校軍界中咸嘖嘖稱之

蕭挽瀾號伯常又號立之年三十二歲廣東嘉應州人中學師範最優等畢業生教育會會員現充委江巡警分局巡記員為人堅剛強毅愛國熱誠根諸天性遇地方公益必實力提倡研究中西醫學亦有心得

楊熑字曉秋年三十三歲廣東嘉應州籍廣東高等警察堂畢業員候補縣丞現充委江巡警分局官提倡醫學頗具熱誠

黃道開號筱辛年四十五歲廣東嘉應州籍嘉應德濟醫院中文教員嘉應教育會會員平遠礦務發起人熱心提倡公益熟諳岐黃篤好東西醫學

葉秉剛號心根年二十八歲廣東嘉應州籍廣東教育會會員水南作新小學堂堂董嘉應商務會會董辦地方公益成效卓著

侯澤民號應昌又號公念年二十一歲廣東嘉應州籍嘉應德濟醫院醫科畢業生識見明敏精通醫理為嘉應德濟醫院醫務幇理員

吳廷珠號葆三鎮江丹徒附生前寧波府中學堂算學教員著有中學算學講義現充鎮江玉英貧兒院教員精中西醫學著有醫書數種待梓現與袁君桂生陳君也愚

合編中西藥物教科書並製中藥標本亦醫界之有心人也

蔣凱號頌南又號谷珍年二十一歲揚州甘泉籍內外各科無不精通

吳蘭雲江蘇揚州人精通內外諸科

姚雨人江蘇揚州籍精內外科

董揖周泰州籍精內外科

凌乃耕字莘農年二十四歲本埠中日醫學校學生研究醫學孟晉不倦

馮薇馨號盟餘年三十五歲江蘇通州人光緒三十四年由南洋大臣考試醫學得有優等內科醫士文憑在通設立試驗醫會研究普通醫學現充通州監獄學傳習所衛生教習熱心醫學不可多得

施光遠號曉庭年三十六歲江蘇通州附生世習醫學善詩古文詞現充江南高等學堂書記員見義勇爲頗具熱忱

王寶昌號楚卿年四十歲山東沂州人現充蘇州陸軍二十三混成協副軍醫官軍界中人稱爲國手

張世偉字異度年二十九歲江蘇通州人南洋陸軍獸醫學堂畢業生

湯之盤字警銘號滌生年二十三歲江蘇通州人騎岸鎮公立初等教員研究醫學多所闡發

葉希伯字少之安徽黟縣人年三十歲專精內科九江尊生送診施藥局內科醫士

江英字濟才號仲孫安徽旌德縣人年三十一歲世習內科

陳善鈞字伯衡年二十三歲通州西亭人南洋陸軍衛生學堂最優等畢業生江北軍醫局醫生秉助賑醫會義務員精諳西醫學術尤善外科

黃學禮號履安蘇州常熟縣感化鄉羊尖鎮人精通內科

席裕涵號君育蘇州常熟縣西南歸政鄉釣渚渡人精通內科

張荃字影三又號戟生常州金匱縣東懷仁鄉羊尖鎮人精通內外科

孫茂銓字選廷安徽黟縣人旅燕日本東英師範優等畢業生熱心公益提倡不倦

毛壽仁字相伯年三十六歲蘇州吳縣附生精中西醫理現充蘇省醫學研究所評議員

程國祥字可均泰興監生年二十四歲泰興法政講習所最優等畢業學員平時熱心公益提倡醫學

施嘉猷字采臣無錫人三十四歲精究內外喉科諸症現充上海集成紗廠醫員旅滬同鄉經其治愈者每歲不下數百人

朱勞雲字晉卿無錫縣附生蘇州高等學堂畢業生奉天師範學堂算學敎習廣東師範學堂算學敎習留學日本名古屋受知醫學專門學校

單毓元字穉樨號孝毅江蘇泰州人丙午科優貢浙江補用同知改就農工商部主事熱心公益提倡醫學

王德基號厚齋年二十四係浙江溫州府瑞安人研究內外科有年頗有心得爲浙歐新新醫局何開基先生高足後入安徽聖公會兼習西醫畢業後充當陸軍六十一標軍醫

浦煥唐字度梅號雪香年六十歲江蘇金匱縣懷仁鄉潘墅西陸家巷人爲長涇夏蓉川先生高足弟子精通內科

馬明號艮伯又字壽亞年三十四歲江蘇崑山附貢生熱心地方公益創辦安亭同鄉會及安亭同鄉會報有志研究中西醫學

汪世璋字士宜一名禹圭三十七歲浙江仁和附生世業鹺嘉寶引商吳淞商會議董

專習醫學內科著有藥要治要各一卷待刊

汪鼎字莘調年十九歲江蘇嘉定人世業鹺嘉寶引商曾肄業嘉定清鏡蘇州聖公會上海中西書院分塾各學堂曉英文算術體操唱歌各科學現習醫學內科

張茂滉號少荃年四十七歲湖南甯鄉廩生四品銜分部主事奏保經濟特科前湖南求賢館提調兼算學分校博通經史工古文辭尤精於算學一科寢饋於其中者幾三十年

陳德暐字伯清福建泉州府南安縣人泉州府城小學堂及厦門鼓浪嶼英美兩公會中學堂畢業生光緒二十七年入泉州府城英國自立惠世醫院教授者爲英國醫學博士白瑜純先生光緒三十二年畢業得優等文憑光緒三十四年設衛生醫館宣統元年游歷日本東京半年

陳德曦字伯廉福建泉州府南安縣人泉州府城小學堂及厦門鼓浪嶼英美兩公會中學堂畢業生光緒二十八年永春直隸州英國自立紅十字醫院教授者爲英國醫學博士駱約翰馬士敦兩先生光緒三十三年畢業得優等文憑光緒三十四年協理本紅十字醫院宣統元年任衛生醫館醫生

函授新醫學講習社謹啟

一第五期講義內之實驗良方一夕談。所選之藥品。共二十四種。每種一小瓶。（內有極貴之藥）本社可以零售。其價目如下。

篤利亞那兒	一瓶	一元
吐根	一匣	五角
格魯兒阿母紐謨	一瓶	三角
安母尼亞茴香精	一瓶	三角五分
甘草羔	一匣	五角
單舍利別		各人自製
重曹	一匣	二角
知母兒	一瓶	三角
燐酸古垤乙涅	一瓶	一元二角
攝涅瓦根	一匣	四角
鹽酸歇魯因	五十包	一元
非沃斯越幾斯	一瓶	四角
珊篤寧	一瓶	六角
石榴根皮	一匣	五角
那布答林	一瓶	三角
撒酸	一匣	三角

函授新醫學講習社謹啓

水銀軟膏	一匣	三角	鹽化アトリナリン	一瓶	一元四角
鹽酸古加乙涅	一瓶	六角	實芰答利斯藥	一匣	五角
鉛糖	一瓶	四角	麥角	一匣	三角
醋剝	一瓶	三角	斯篤落仿司丁幾	一瓶	三角

一凡輕症咳嗽。可用二十六及二十九方。重症可用二十七及二十八方。或用三十及三十一方。老年咳嗽。氣管內無刺戟性者。用二十五方。皆有特效。

一鹽酸歇魯茵治咳嗽有奇效。每服僅可服〇〇〇四。恐學者一時不易秤正分量。故本社將此藥分好包好。可以免秤錯分量之危險。令患者每服一包。一日服三包。每五十包。價洋一元。併能治氣喘。可與他藥同服。服時宜在食後。

一第四期講義內。有杏仁水、蓖麻油二種。郵局因液體恐瓶破污及他物。不肯遞寄。第五期講義內。又有液體四種。擬將六瓶。裝洋鐵匣內郵寄。以免破裂污及他物之虞。

敬贈醫學扶輪報第一期　本報以灌輸新理發明舊學造成完全之醫學爲宗旨玆特贈閱一期欲閱本報者請寄郵票二分至揚州南河下中西醫學研究會或鎮江小街衛生醫院註明姓氏住址即照寄不誤

丁福保啓事　鄙人所作關於鼠疫（百斯篤）之論說已見十月十四日申報時報民立報天鐸報十五十六等日新聞報時報民立報天鐸報中外日報故本報不贅述

敬謝捐欵　駐英參贊張杏生先生熱心提倡醫學捐助本會經費洋十元敬識於此以鳴謝忱中西醫學研究會敬啓

廣贈新書　上海四川路青年會總委辦處承善士囑託印送免痨神方一書願閱者可往面取外埠函索須附郵費二分

敬謝贈書　張樾侯君熱心提倡醫學寄贈本會外科証治全生集一部特此鳴謝

中西醫學研究會敬啟

診斷學大成

是書爲日本橋本節齋著。無錫丁福保譯。共分三編。一旣往症診査。二現症診査。三應用診斷學。其內容爲視診、觸診、打診、聽診、檢溫、檢痰、檢糞、檢尿、檢細菌等。又詳論診査全身皮膚、呼吸器、血行器、消化器、泌尿器、生殖器、神經系等法。全書博大浩瀚。章節分晰明瞭。圖畫精緻入微。誠吾國醫學界從來未有之大診斷書也。每部四元。

歷代醫學書目

無錫丁福保編輯。其第一類、曰素問靈樞。凡六十一種。第二類、曰難經。凡十七種。第三類、曰甲乙經。凡三種。第四類、曰本草。凡百五十九種。種採炮製附焉。第五類、曰傷寒。凡百一十種。第六類、曰金匱。凡一十九種。第七類、曰脈經。凡九十七種。太素脈附焉。第八類、曰五臟。凡三十三種。骨與經絡附焉。第九類、曰明堂鍼灸。凡八十五種。第十種、曰方書及寒食散。凡三百七種。第十一類、曰疾病總。凡二百三種。皆一書兼備數科不能分隸者也。第十二類、曰婦科。凡五十六種。而胎產居泰半焉。第十三類、曰小兒科。凡八十七種。而痘疹居少半焉。第十四類、曰瘡腫。凡五十種。癰疽、瘰癧、發背、痔漏、外傷等。皆屬於此。第十五類、曰五官。凡三十六種。耳目口齒咽喉等。皆屬於此。第十六類、曰脚氣。凡八種。第十七類、曰雜病。凡五十二種。痎瘧、癆瘵、痧症、吐血等皆備焉。第十八類、曰醫案。凡二十四種。第十九類、曰醫話。凡一十六種。名醫傳、醫史之類附焉。第二十類、曰衛生。凡六十四種。服食導引之法附焉。第二十一類、曰祝由科。凡一十一種。五運六氣之說附焉。第二十二類、曰獸醫。凡六種。退殿末簡。貴人賤物之義也。每部二角。

寶威大藥行製藥公司廣告

疾病者、爲人生無形勁敵、恒使人惴惴恐怖、與吾人性命相搏擊、欲抵禦之、當以良藥爲最利之器械、然天下良藥、無過寶威大藥行之所製、

自古以來、人之於疾病、專心研究、欲得醫治之藥、逮至今日、而醫學成精美專科、故藥物精奇、終不外乎醫學之發達、寶威大藥行製造各藥、均依科學最近發明妙用、寰球藥品、殆無出其右焉、

近來東西各國、其藥品輸入中華、不勝枚舉、然皆未有如寶威大藥行之良藥、名傳遐邇、亦無能如本行良藥、素蒙世上著名醫士、羣所稱揚樂用者也、

本公司製造藥物、品極純正、權量準確、携帶靈便、雖經寒帶赤道、其性質不稍改變、尤爲特色、非他家所能及也、又本公司良藥適口易服、或備家用、或水陸旅行、隨身携帶、均極利便、且每種藥品、均詳明服法用法、本公司所製品物、曾往近世最大博覽會陳賽、所得奬賞功牌、數逾二百二十餘事、均揄揚本公司所製良藥、有奇特之化學妙工、

倘中外醫學界　諸君、欲索各種新藥說明書、或華文仿單、請函致上海四川路四十四號本藥行、當即郵奉、郵資不取、　（祈寫明因閱中西醫學報云云）

商標 解百勒麥精魚肝油

Trade ·KEPLER’ mark

SOLUTION

解百勒麥精魚肝油。名著寰球。爲最妙之强壯身體品。其創製之法。實爲醫學奇功。以其能將可貴之鰵魚肝油。熬成濃膏。使其味如佳蜜。

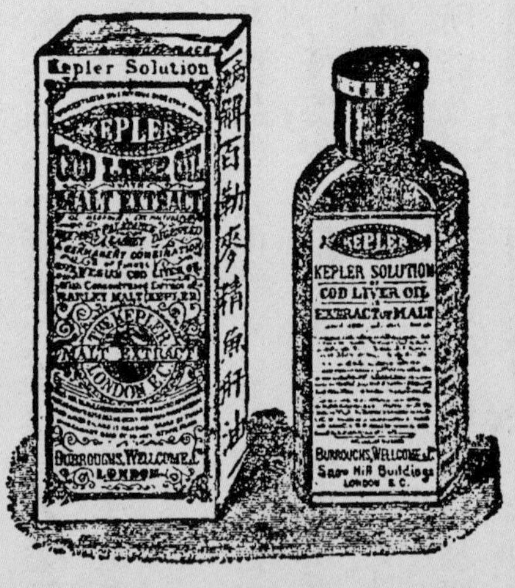

解百勒麥精魚肝油。乃涵最純粹補益之油。和以美味之麥精。即肥壯大麥內之滋養料。

凡患肺病。及各種虛損勞傷症。當以此麥精魚肝油爲最要良藥。功能平胃。進飲食。助消化。止咳嗽。又能使病者瘦陷之兩頰。漸形豐滿。

用玻瓶裝置。各埠大藥房均有發售。

總發行所上海四川路四十四號寶威大藥行